常见眼科疾病诊疗技术

主编　陈　陟等

常见眼科疾病诊疗技术

主编　陈　陟等

上海：上海科学普及出版社出版发行

上海科学普及出版社

图书在版编目(CIP)数据

常见眼科疾病诊疗技术 / 陈陟等主编. —上海：上海科学普及出版社, 2023.6
ISBN 978-7-5427-8485-8

Ⅰ. ①常… Ⅱ. ①陈… Ⅲ. ①眼病—常见病—诊疗 Ⅳ. ①R77

中国国家版本馆CIP数据核字(2023)第113080号

策划统筹　　张善涛
责任编辑　　陈星星　　郝梓涵
装帧设计　　王培琴
技术服务　　曹　震

常见眼科疾病诊疗技术
陈陟等主编
上海科学普及出版社出版发行
(上海中山北路832号　邮政编码200070)
http://www.pspsh.com

各地新华书店经销 北京四海锦诚印刷技术有限公司印刷
开本　787×1092　1/16　印张24.5　字数575 000
2023年6月第1版　　2023年6月第1次印刷

ISBN　978-7-5427-8485-8
定价：108.00元
本书如有缺页、错装或坏损等严重质量问题
请向工厂联系调换
联系电话：010-60349960

编 委 会

主　编

陈　陟（陇南眼科医院）

闫家金（滕州市中医医院）

霍显青（临清市中医院）

胡怀彬（中国中医科学院眼科医院）

陈　酉（中日友好医院）

陈　梅（贵州中医药大学第一附属医院）

前　言

视觉器官主要由四个部分组成：眼球、眼附属器、视路和视觉中枢。眼球接受外界信息，由视路向视觉中枢逐渐传递，完成视觉功能。眼球是一部生物照相机，万紫千红的世界景观、人们的喜怒哀乐全都靠这部精美的相机捕捉，这些信息通过视神经传到大脑，经过大脑处理后就逐渐形成了人们的世界观和人生观：外界信息约90%由眼睛获得。因此，眼睛是否健康、视力是否正常，直接影响人们的生活质量。

眼科是一门独立的临床学科，按病种可分为眼表病专科（含眼干燥症、结膜病、角膜病和巩膜病）、泪道病专科、眼睑及眼眶病专科、视光专科、准分子激光专科、青光眼专科、白内障专科、斜弱视专科、眼底病专科、葡萄膜炎专科、视神经与视路专科，以及眼外伤专科等。眼科疾病与许多全身疾病密切相关，如全身免疫性疾病会导致葡萄膜炎和重度眼干燥症；糖尿病会引起白内障、眼底出血、眼部肌肉麻痹和屈光不正；重症高血压可以通过眼底检查来判断疾病进展程度等。人从出生到离世在不同的年龄段容易患某些特定性眼病，遗传和性别也会使某些疾病存在选择性。

当前，随着时代的发展和医学科学技术的进步，一些全新的医疗手段和方法不断涌现、发展。临床实践要求医务工作人员不断学习，更新知识，掌握新的技术手段，包括具备熟练、扎实的基本技能。

本书突出基础研究、技术进步对眼科疾病诊断和治疗的促进和指导作用，结合国内外的最新进展撰写而成，涵盖了眼科领域里重要的专题。重点介绍了眼科基础研究的常用方法和技术、临床诊断技术和手术方法、眼科药物的作用特点及药物治疗的最新进展等方面。本书内容涉及面较广，包括眼科领域的各个方面，是一本比较完善、全面而扼要的眼科临床实用参考书。本书内容丰富新颖、资料可靠，科学实用、可操作性强，可供临床眼科医师及在校医学生参考阅读。

另外，作者在撰写本书时参考了国内外同行的许多著作和文献，在此一并向涉及的作者表示衷心的感谢。由于作者水平有限，书中难免存在不足之处，恳请读者批评指正。

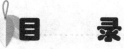

目　录

第一章 眼科检查

第一节 眼科疾病的常规检查

一、一般检查

（一）眼眶及眼球

眼眶检查应注意有无炎症、肿瘤和外伤等。眼眶急性炎症常有明显疼痛、体温升高和全身不适等症状，并有眼睑红肿、结膜水肿。水肿的球结膜可遮盖整个角膜，或脱出于睑裂外，眼球可以突出，活动受限或完全固定，局部可有压痛。应进一步鉴别是眼眶潜在性炎症，还是眶深部炎症。对于有外伤史的患者要注意检查眼眶及其周围组织有无伤口和异物。

眼球检查应注意眼球大小、眼球突出度和眼位等。

眼球增大见于水眼（先天性青光眼）、牛眼（后天性婴儿青光眼）、角膜或巩膜葡萄肿等。眼球缩小见于眼球萎缩、先天性小眼球。

眼球突出是眼眶肿瘤和眶血管异常的主要症状。首先应观察眼球突出的方向，检查眼球的运动，并进一步用手指沿眶缘向眶深部触诊；若扪及肿块，则应注意有无压痛，是实质性还是囊性，以及表面是否光滑。还要观察眼球突出是否为搏动性，或是间歇性，局部按压或头位改变是否影响突出度。动静脉瘘（颈内动脉和海绵窦沟通）常导致搏动性突眼，而眶静脉曲张则常与间歇性突眼有关。

眼球突出度的测定方法是先粗略对照两眼相互位置，推测眼球是否突出，然后进一步用 Hertel 突眼计，以测定眼球突出度。医生和患者相对而坐，取突眼计平放于患者眼前，将两内侧端凹面分别支撑在两眼眶外侧壁前缘上，患者向前平视，医生从第一反射镜中观察角膜顶端与第二反射镜中所示的毫米数的相当位置，作为眼球的突出度数记录下来，同时还应记下眶距的毫米数。以便用同一眶距标准进行复查。我国人群正常眼球突出度是男性为 13.76mm，女性为 13.51mm，平均值为 13.64mm。眶距男性为 99.3mm，女性为 96.7mm，平均为 98.0mm，两眼突出度一般相差不超过 2mm。

眼球内陷少见，多由眶骨骨折或交感神经损伤所致，前者有明确的外伤史，可通过 X 线眼眶摄片明确诊断；后者则是 Horner 综合征的一部分。

对有斜视的患者要检查是内斜还是外斜，斜度多少，是共同性还是麻痹性。注意有无眼球震颤，震颤的方向（水平性、垂直性、旋转性）、振幅和速度（快相、慢相）。

（二）眼睑

检查眼睑应注意有无先天异常，眼睑位置和睑缘的改变，同时观察睑皮肤、睫毛和眉部的情况。

检查眼睑位置时，应注意两侧是否对称，睑裂大小如何，有无睑裂闭合不全，睑球粘连，眼睑退缩或痉挛；上睑是否下垂，有无上、下睑内翻、外翻，有无倒睫、睫毛乱生、秃睫，并了解其发生原因；睫毛根部有无充血、鳞屑、溃疡，还应注意睫毛和眉毛的色泽有无改变。

正常睑裂宽度在两眼平视时，约为 7.5mm，遮盖角膜上缘约 2mm；上、下睑应平服地附贴于眼球表面。对上睑下垂的患者，应观察瞳孔被上睑遮盖的程度，并用如下方法测定提上睑肌的功能情况：用两拇指紧压双侧眉弓部，阻止额肌帮助睁眼的动作，然后在睁眼的尝试下，观察睁眼的程度。如完全不能睁眼则为完全性上睑下垂；如仍能不同程度地睁眼，则为部分性上睑下垂。先天性上睑下垂与重症肌无力引起的上睑下垂，亦要很好地鉴别。

最后尚应观察眼睑皮肤有无红肿、溃疡、瘘管、皮疹、瘢痕、脓肿、肿块，以及有无水肿、皮下出血、皮下气肿等情况。

（三）泪器

泪器包括分泌泪液的泪腺和排出泪液的泪道两部分。

泪腺位于眶外上方，分为较大的眶部泪腺和较小的睑部泪腺。正常时泪腺不能触及，只有在炎症、肿瘤或脱垂时，方可用手指由眶外上方向后向上触及：将上睑近外眦部尽可能向外上方牵引时，亦可暴露肿大的睑部泪腺，炎症时尚可有压痛。

泪腺的功能为分泌泪液，泪液分泌减少或者组成成分异常可引起干眼症。诊断干眼症常采用 Schirmer 试验和检查泪膜破裂时间。

泪道检查应注意有无炎症、肿瘤，以及是否通畅。

检查泪囊部应注意有无红肿、压痛、瘘管，有无囊性或实质性肿块。指压泪囊部时，如有泪水、黏液或脓液从泪小点反流出来，则说明存在慢性泪囊炎和鼻泪管阻塞情况。根据黏液、脓液反流的多少，可粗略地估计泪囊囊腔的大小。

鼻泪管开口于下鼻道，可由于鼻腔病变而被阻塞，引起溢泪，因此对溢泪患者，应了解鼻腔情况。眼部方面，应注意下睑和泪小点位置是否正常。如泪小点位置正常，可用下述方法检测泪道是否通畅：滴有色液体于结膜囊内（如1%~2%荧光素或25%弱蛋白银），同时塞棉片于同侧鼻腔内，1~2min后，嘱患者做擤鼻动作，如鼻腔内棉片染色，则说明泪道通畅；如不染色，则应进一步冲洗泪道，以确定后者的阻塞部位。

（四）结膜

1. 单手法

先嘱患者向下看，医生将示指放在睑板上缘，拇指放在睑缘中央稍上方，两指轻轻挟提上睑皮肤，在示指向下压的同时，拇指向前上方翻卷，就可使上睑翻转，然后把睑皮肤固定于眶骨上缘，注意不要压迫眼球。

2. 双手法

先嘱患者向下看，检查者在用一手的示指和拇指挟提上睑缘中央部皮肤往上翻卷的同时，用另一手示指或棉棒，对准睑板上缘，将其向下压迫，即可将上睑翻转过来。

在大多数情况下，只有单手法遇到困难时（如患者欠合作，上穹隆过短，上睑板肥厚，眼球内陷等），才采用双手法。

为了暴露下睑结膜和下穹隆部结膜，只需将下睑向下牵引，同时嘱患者向上看即可。但如果要暴露上穹隆部结膜，则需要在用一手翻转上睑后，嘱患者向下注视，用另一手的拇指，由下睑中央把眼球轻轻往上推压，同时将上睑稍向上牵引，使上穹隆部结膜向前突出。

检查球结膜时，只要用拇指和食指把上下睑分开，然后嘱患者向上、下、左、右各方向注视，各部分球结膜就能完全暴露。

小儿常因眼睑紧闭，检查时，需要家长协助，即医生与家长面对面坐着，将患儿两腿分开，仰卧于家长双膝上，家长一面用两肘压住患儿双腿，一面用手握住患儿两手，医生则用双膝固定患儿头部，以两手拇指，分别在上、下睑板的近眶侧处，轻轻向后施加压力，就可使上、下睑翻转，暴露睑结膜，以至穹隆部结膜。

检查结膜时应注意其颜色、透明度、光滑性，有无分泌物、肿块和异物等情况。

睑结膜在正常情况下可透见部分垂直走行的小血管和睑板腺管，后者开口于近睑缘处。上睑结膜在距睑缘后唇约 2mm 处，有一与睑缘平行的浅沟为睑板沟，此处较易存留异物。正常儿童睑结膜上可以看到透明的小泡状隆起为滤泡，成人很少看到。

检查穹隆结膜时还应注意有无结膜囊变浅、睑球粘连等。

（五）角膜

角膜病变常以示意图来表示部位，分为周边部和中央部，前者可进一步以钟点位置加以表达。另外，亦可将部位分为内上、内下、外上、外下四个象限以记录之。病变的深度可按角膜上皮层，前弹力层，基质浅层、中层和深层，后弹力层以及内皮层描述之。

检查角膜应注意其大小、弯曲度，有无角膜混浊，是水肿、浸润、溃疡，还是瘢痕，后者进一步分成云翳、斑翳和白斑。

正常角膜光亮透明。角膜的大小平均横径为 11mm，垂直径为 10mm。上角膜缘为 1mm。一般以横径来表示其大小，小于 10mm 者为小角膜，大于 12mm 则为大角膜。

用聚光灯配合放大镜检查，角膜病变观察得更清楚，同时可发现细小的病变和细小异物。其操作方法是：一手用聚光灯照在角膜病变处，另一手拇指和食指拿一个 10 倍的放大镜，中指分开上睑，无名指分开下睑，开大睑裂，放大镜随意调节距离，以使焦点落在角膜病变处，这时角膜病变就显得大而清楚。这种检查方法简便有效，常被采用，亦常用此法来检查结膜、巩膜、前房、虹膜、晶状体等。

用裂隙灯显微镜检查，病变处可看得更清楚，并能确切了解病变的深浅和范围。

1. 角膜染色法

本方法用以了解角膜有无上皮缺损。在结膜囊内滴 1 滴 2%消毒荧光素钠溶液，然后用无菌生理盐水或抗生素滴眼液冲洗，正常时角膜透明光亮，如角膜上皮有缺损，病损处就被染成绿色。亦可用无菌荧光素钠试纸，涂于下睑结膜，不需冲洗。

2. 角膜瘘管试验

如怀疑有角膜瘘管时，可在滴 2%消毒荧光素钠溶液后，不加冲洗稀释，即用一手拇指和食指分开睑裂，同时轻轻压迫眼球，观察角膜表面，如发现有一绿色流水线条不断溢流，则说明有瘘管存在（角膜瘘管试验阳性），瘘管就在流水线条的顶端。

3. 角膜知觉试验

角膜感觉神经来自三叉神经（第 V 对脑神经）的眼支，角膜知觉的降低或丧失，常是感觉神经受损的表现。检查角膜知觉的方法是：取消毒棉棒抽成细丝，将其尖端从侧面轻触角膜，避免被患者觉察或触及睫毛和眼睑，引起防御性瞬目而影响检查结果。如角膜知觉正常，则当棉絮触及其表面时，立即发生瞬目反应。如反应迟钝或消失，则可对角膜知觉的受损程度做出判断。如将双眼检查结果进行比较，更有助于得出正确结论。

Placido 圆盘检查法，是根据映照在角膜表面的影像来检查角膜弯曲度是否正常，有无混浊等情况。该盘直径为 20cm，表面绘有黑白相间的同心圆环。中央有一小圆孔，有的孔内装上一块 6 个屈光度的凸透镜，盘侧装有手持把柄。检查时，患者背光而坐，检查者坐在患者对面约 0.5m 距离，一手拿圆盘放在自己眼前，另一手的拇指示指撑开患者的上、下睑，通过圆盘中央的小孔观察角膜上所映照的同心环影像。

第一，同心环形态规则。表示角膜表面完整透明，弯曲度正常，为正常角膜。

第二，同心环为椭圆形表示有规则性散光。

第三，同心环出现扭曲表示不规则形散光。

第四，同心环呈梨形表示圆锥角膜。

第五，同心环线条出现中断表示角膜有混浊或异物。

检查小儿角膜需家长或医护人员协助，方法同小儿结膜检查。亦可置患儿于治疗台上，助手用两手固定患儿头部，两肘压住患儿两臂，检查者用眼睑拉钩拉开上、下眼睑，已暴露角膜（对角膜溃疡、角膜软化症或角膜外伤穿孔患者，在暴露角膜时，切忌对眼球施加压力，以免造成人为的角膜穿孔或眼内容物脱出）。如怀疑有角膜溃疡或角膜上皮缺损，可先用荧光素染色，然后暴露角膜。亦可不用拉钩，用一手的拇指和食指或两手的拇指将上下睑缘轻轻分开，但不可使眼睑翻转，否则结膜可遮盖角膜，影响角膜的完全暴露。尤不可使用暴力，以防导致角膜穿孔。

（六）巩膜

检查巩膜最好采用明亮的自然光线，检查者用手指分开被检眼的眼睑，令患眼向各方向转动，同时检查各部分的巩膜。

正常巩膜外观呈白色，在前部睫状血管穿过巩膜处，可呈青黑色斑点。小儿巩膜较薄，可透露葡萄膜色调而稍呈蓝色；老年人的巩膜色稍发黄检查巩膜应注意有无充血、黄染、结节、葡萄肿及压痛等。

（七）前房

检查前房应注意其深浅度及其内容，必要时还须检查前房角。

正常前房的深度约为 2.5~3mm，又称前房轴深，系指角膜中央后面到虹膜或晶状体表面的距离。前房的深度可随着年龄的增长而变浅。在闭角型青光眼、白内障晶状体膨胀期、扁平角膜、虹膜前粘连或膨隆以及远视状态，前房一般较浅；而在先天性青光眼、开角型青光眼、无晶状体状态、圆锥角膜以及近视状态等，前房一般较深。

正常房水无色透明，当眼内发生炎症或外伤时，房水可变为混浊，透明度下降。轻度混浊，需用裂隙灯显微镜检查才能发现。混浊严重时，房水内出现棉絮状纤维素性渗出物或胶冻样渗出物，以及脓样积液或积血。

用裂隙灯显微镜检查，前房改变能看得更清楚。

（八）虹膜

检查虹膜时，应双侧进行比较。注意其颜色、位置、纹理，有无色素脱落、萎缩、前粘连（与角膜粘连）、后粘连（与晶状体粘连），有无虹膜缺损、瞳孔残膜、根部断离、虹膜震颤，以及囊肿、肿瘤、异物、新生血管等。虹膜震颤检查：在裂隙灯显微镜下令患者上下或左右迅速转动眼球后向前注视，观察虹膜有无震颤现象。晶状体脱位或无晶状体眼常有虹膜震颤。

黄种人正常虹膜表面的颜色呈均匀的棕褐色，可因色素的多寡而有深浅差异。虹膜局限性的色素增殖可形成色素痣。正常的虹膜纹理清晰可见，但可因炎症充血肿胀而变为模糊。虹膜异色症和萎缩时色泽变淡，组织疏松，纹理不清。

（九）瞳孔

检查瞳孔要注意其大小、位置、数目、形状，两侧是否对称，以及直接、间接对光反应等，并应双侧对照。正常瞳孔呈圆形，直径一般在 2.5~4mm，两侧对称，边缘整齐。瞳孔的大小与照明光线的强弱、年龄、调节、辐辏等情况有关。老年人和婴幼儿的瞳孔较小。当眼在弥漫光线照射下，注视远距离目标时，瞳孔直径小于 2mm，称为小瞳孔，可为先天性、药物性或病理性。

瞳孔的扩大，亦可以是药物性、外伤性或因眼内异物或交感神经兴奋、动眼神经麻痹、青光眼或视神经、中枢神经疾患所致。

瞳孔反应检查在临床上具有重要意义。眼部疾病、视神经疾病以及中枢神经系统疾病均可能出现瞳孔反应的改变。常用的瞳孔反应检查有以下四种。

1. 直接光反应检查

令患者双眼向前注视，检查者用灯光对着瞳孔照射，注意瞳孔的反应，同时进行双侧比较，注意其对光反应的速度和程度。正常瞳孔在强光刺激下立即缩小，并能保持片刻，再稍放大些，两侧反应的速度和程度应是完全相同的，如反应迟钝或反应消失，则属于病态。

2. 间接光反应检查

令患者双眼向前注视，检查者用灯光照射一侧瞳孔，并注意对侧瞳孔的变化。在正常情况下，当光照射一侧瞳孔时，对侧瞳孔应同时缩小。如一眼失明，另一眼正常，失明眼瞳孔的直接光反应消失，而间接光反应则仍然存在；在正常眼，则瞳孔的直接光反应存在，而间接光反应消失。

3. 调节反应（或称辐辏反应）检查

检查者伸出一手指于患者的前正方，注意患者在注视由远而近移至其眼前的手指时所发生的瞳孔变化。在正常情况下，当手指移近至眼前时，患者双眼向内移动，同时两侧瞳孔也随之缩小。

4. 相对性传入性瞳孔障碍

相对性传入性瞳孔障碍亦称 Marcus-Gunn 瞳孔。一眼传入性瞳孔障碍时，用手电筒照射健眼，双眼瞳孔缩小，随即迅速移动手电筒照射患眼，见患眼瞳孔不但不缩小，反而扩大。

（十）晶状体

检查晶状体时，最好充分散大瞳孔，注意晶状体表面有无色素，质地是否透明，位置是否正常（脱位或半脱位）以及晶状体是否存在等。

晶状体表面色素附着，如伴有虹膜后粘连或机化膜组织，是为虹膜、睫状体炎症的后果。晶状体囊膜下的棕黄色色素颗粒沉着，为眼内铁锈症的表现；前后囊下皮质及后囊表面呈现黄色细点状沉着物，则为眼内铜锈症的表现。在晶状体中央区出现的细小孤立的色素沉着，不伴有机化组织及虹膜后粘连，一般属于先天性色素沉着的范畴。

晶状体失去其透明性而出现混浊时，称为白内障，瞳孔区域呈灰白色调。临床上，根据混浊的形态和部位、发病原因、发展过程，可将白内障分为各种类型和各种时期。

晶状体是否完全混浊，可通过虹膜投影检查法以确定之。用聚光电筒以 45°角斜射于瞳孔缘上，如晶状体尚未全部混浊而有部分透明皮质，则可在瞳孔区内见到由虹膜投射的半月形阴影；如晶状体已全部混浊，则投影检查为阴性。

晶状体是由悬韧带与睫状体发生联系而被固定在正常的位置上。正常位置发生改变时，称为晶状体脱位。

晶状体缺如称为无晶状体状态，可以是先天性或外伤性（由于囊膜破裂，导致晶状体的吸收），或为手术摘除的结果无晶状体的眼球，可见前房变深、虹膜震颤、眼底结构比正常显得缩小（因晶状体的放大作用已不存在）。

通过裂隙灯显微镜检查，可更精确和细致地观察晶状体的病变。

（十一）玻璃体

正常玻璃是透明的，当积脓或有肿瘤侵入时，可以引起黄光反射；当有炎症、积血时可见玻璃体混浊，有时呈大片絮状，或机化组织。通过直接检眼镜转盘上的+8～+20屈光度的透镜，常可在玻璃体内发现各种形状的混浊物，或闪辉性结晶体。混浊物可随眼球的转动而摆动。较精确的玻璃体检查，需用裂隙灯显微镜来进行。后部的玻璃体，需用前置镜或三面棱镜进行检查。

（十二）眼底

眼底检查在眼科中占有极其重要的地位。它的意义不仅限于对眼底病的诊断，还在于对全身疾病提供有价值的线索。临床上采用的检眼镜可分为直接和间接两种。

检查眼底的顺序通常是先查视神经乳头，然后查黄斑和其他部位。先让患者朝正前略偏内上方注视，以便先查视盘，然后将检眼镜光源稍向颞侧移动（约2个多乳头距离），或嘱患者正对光注视，以便窥视黄斑，最后将光源向眼各个不同部位移动，逐一检查，同时让患者眼球亦朝各相应方向转动，以示配合。

眼底病变的描述和记录：通常将眼底分为后极部和周边部；后者又可分为外（颞）上、外（颞）、外（颞）下、内（鼻）上、内（鼻）、内（鼻）下六个不同方位。或用时针方位表达之。此外，亦可将病变部位与视神经乳头、黄斑或血管的位置和方向的关系记录下来。病变的大小和距离视盘的远近，通常是以视盘的直径（PD）为衡量单位。对于病变的隆起或凹陷程度，一般以屈光度数（D）表示之（3个屈光度约等于1m）。比较简便明了的记录方法是将病变描绘在眼底示意图上。

1. 视神经乳头

视神经乳头要注意其大小、颜色、形状，边缘是否清晰、是否凹陷或隆起。正常视盘边缘整齐，颜色淡橘红色（颞侧常较鼻侧淡些）。视盘呈圆形或椭圆形，直径约1.5mm（也称为盘，用D表示），中央有一漏斗状凹陷，颜色较淡，是为生理性凹陷（也称为杯，用C表示），视盘杯盘的比值（C/D），是估测生理凹陷是否增大的常用指标，在青光眼的诊治中尤为重要。在凹陷底部有时可见灰暗斑点，代表视神经纤维通过巩膜筛板的小筛值（C/D），是估测生理凹陷是否增大的常用指标，在青光眼的诊治中尤为重要。在凹陷底部有时可见灰暗斑点，代表视神经纤维通过巩膜筛板的小筛孔。生理凹陷的大小与深度，各人不一：在正常情况下，凹陷范围一般不超过 1/2 视盘直径（C/D = 0.5），且两侧相似（两侧差异一般在 0.2 以内），否则为病理性凹陷。凹陷的扩大与加深常与眼压增高（青光眼）有关。在视盘颞侧边界有时可见色素或巩膜弧形斑。有时尚可在视盘附近的视网膜上见有羽毛状或火焰状的白色不透明组织，将部分视网膜血管遮盖，为有髓鞘神经纤维束（在一般情况下，眼底上视神经纤维是无髓鞘的，因此是透明的），为先天异常，常不影响视力。若视盘边界模糊、隆起，应考虑颅内压增高所致的视盘水肿或视盘炎、缺血性视盘病变，如色泽苍白，为视神经萎缩。

检查视网膜中央血管时，应注意血管的粗细、弯曲度、动静脉管径的比例、动脉管壁的反光程度，以及视盘处的动脉无搏动现象。视网膜中央动脉从视盘进入眼底时，分为上下两主支，然后又分成颞上、颞下、鼻上、鼻下四大分支，最后分成很多小支，分布于视网膜各部位，但所有动脉分支间均无吻合，属于终末动脉结构。中央静脉与动脉伴行，命名亦同。有时在视盘黄斑区之间，可见一小支视网膜睫状动脉，形如手杖，由视盘颞侧缘穿出，系来自睫状血管系统，不与视网膜中央血管发生联系。在视网膜中央动脉阻塞的情况下，视网膜睫状动脉供血区可不受血流中断的影响。

正常动静脉比例约为 2：3，动脉管径略细，色鲜红；静脉稍粗，色暗红。动脉管壁表面可呈现条状反光。近视盘处有时可见到静脉搏动，一般属生理现象，如有动脉搏动，必然是病理性的，可以是高眼压（青光眼）的表现。

2. 黄斑区

黄斑区应注意有无水肿、渗出、出血、色素改变及瘢痕等情况。黄斑区是一个圆形区域，约一个视盘大小，位于视盘颞侧略偏下，距离视盘 2~2.5PD（3~3.5mm），具有敏锐的中心视力。该处无血管，颜色较其他部位略暗，周围可有一不很明显的反光晕轮（小儿较为明显）。黄斑区中心可见一亮点，为中心凹反光。

3. 视网膜

视网膜应注意有无出血、渗出、隆起等。正常视网膜呈弥漫性橘红色，是脉络膜毛细血管内血流透过色素层和透明的视网膜反射所致。色素上皮层色素的多寡与眼底所显示出的色调有密切的关系。色素多者，眼底反光较暗：色素少者，眼底反光比较明亮。所谓豹纹状眼底，是由于脉络膜色素较多，充实于血管间隙内，使红色脉络膜血管受反衬而更清晰可辨，状似豹皮样花纹，故得其名。白化病患者由于缺乏色素，眼底反光呈红色。儿童的眼底，光反射较强，形态上易与视网膜水肿相混淆，应注意鉴别。

二、视功能检查

（一）视力

1. 视力表的种类及视力的表示方法

常用的视力表有国际标准视力表、对数视力表。国际标准视力表常用小数记录法、分数记录法表示视力，这种视力表存在着视标增进率不均，以及视力统计不科学的特点。对数视力表是我国缪天荣设计，以 3 画等长的 E 字作为标准视标，视标阶梯按倍数递增，视力计算按数字级数递减，相邻 2 行视标大小之比恒比为 1.26 倍，这种对数视力表采用的 5 分记录法。视力值分别为 4.0、4.1、4.9、5.0、5.1、5.2、5.3。

2. 视力检查法

（1）远视力检查

①注意事项

将视力表挂在日光灯照明或自然光线充足的墙壁上，检查距离为 5m，表上第 1.0 行视标与被检眼向前平视时高度大致相等。检查时两眼分别进行，先查右眼后查左眼；检查一侧眼时，以遮眼板将另一侧眼遮住。但注意勿压迫眼球。如戴镜者先查裸眼视力，再查戴镜视力。

②检查方法

嘱被检查者辨别视标的缺口方向，自视标 0.1 顺序而下，至患者不能辨认为止，记录其能看清最下一行的视力结果。正常视力为 1.0 以上；不足 1.0 者为非正常视力。

若被检查者在 5m 处不能辨明 0.1 视标时，则嘱被检查者逐渐向视力表移近，至恰能辨清为止，按公式：视力=被检查者与视力表距离（m）/5m×0.1 计算。

若在 0.5m 处不能辨别 0.1 时，则嘱被检查者背窗而坐，检查者置手指于被检眼前，由近至远，嘱患者辨认手指的数目，记录其能够辨认指数的最远距离，如数指/30cm。若在最近处仍无法辨别指数，则改为检查眼前手动，记录其眼前手动的最远距离。若手动也不能辨别，则在眼前以灯光照射，检查被检眼有无光感，如无光感则记录视力为无光感。

有光感者，为进一步了解视网膜功能，尚须检查光定位，方法是嘱被检者注视正前方，在眼前 1m 远处，分别将烛光置于正前上、中、下，颞侧上、中、下，鼻侧上、中、下共 9

个方向，嘱被检者指出烛光的方向，并记录之，能辨明者记"十"，不能辨出者记"一"。

③标准对数视力表：对数视力表检查方法与国际视力表相同。如在 5 处仅能辨认第 1 行视标者，记为 4.0；辨认第 2 行者，记为 4.1…辨认第 11 行者，记为 5.0。5.0 及 5.0 以上为正常视力，表中共 14 行视标，最佳视力为 5.3。记录时，将被检眼所看到的最小一行视标的视力按 5°分记录法记录。

（2）近视力检查

常用的为标准近视力表。检查时需在自然光线充足或灯光下进行。将标准近视力表置受检眼前，距离 30cm，两眼分别进行检查，由上而下，若能辨别 1.0 以上，则该眼近视力正常；若不能辨别者，可以调整其距离，至看清为止，然后将视力与距离分别记录，如 0.8/25cm、0.2/35cm 等。

（二）视野

1. 对比视野检查法

本方法简单易行，但准确性较差。受检者与检查者相对而坐，距离约 1m，双方眼睛维持在同一高度；如检查右眼，则遮盖被检查者左眼和检查者右眼，另一眼互相注视，固定不动；检查者伸出手指于两人之间假定的平面上，从上下左右各方位的周边逐渐向中心移动，嘱受检者觉察到手指时即告知，比较受检者与检查者的视野：如双方同时察觉，则受检者视野大致正常，如检查者已察觉到而受检者没有察觉，则受检者视野缩小。以同样方法检查左眼。

2. 周边视野计检查法

（1）弧形视野计检查法

属动态检查。检查者嘱受检者下颌搁在下颌架上，调节下颌托，使受检眼与视野计中央在同一水平上，并固视固定点不动，另一眼严密遮盖。视野计为 180°的弧形，半径为 330mm，选用适宜的视标，检查者将视标由周边向中央慢慢移动，当患者初见视标时即将弧度数记于视野图纸上；旋转弧板，以同样方法检查（正常每隔 30°查 1 次，共 12 次）：如需结合做颜色视野，方法同上，以正确辨别视标颜色为准。将视野图纸上所记录的各点以线连接，即得出受检眼的视野范围，同时记录视标的大小、颜色及光线的强弱。一般常检查白色及红色视野。

（2）Goldmann 视野计

背景为半径 330mm 的半球，用 6 个可随意选用的不同大小光点作视标，光点的亮度可以调节，可用来做动态与静态检查。

3. 中心视野检查

（1）平面视野计检查

用平面视野计可检查中心视野。

（2）小方格表法

小方格发表用以检查中心视野，特别是检查黄斑部早期病变的一种精确方法。检查距离为 30cm，检查前不应扩瞳或做眼底检查。检查时应询问被检者，能否看清整个表，有些小方格是否感到似有纱幕遮盖，线条是否变色、变形（弯曲或粗细不匀），小方格是否正方形，是否变大变小。并让被检者直接在小格上用铅笔描出弯曲变形的形态，借以判断视网膜黄斑部有无病变及其大致的范围。

（三）色觉

凡不能准确辨别各种颜色者为色觉障碍。表明视锥细胞功能有缺陷。色觉障碍是一种性连锁遗传的先天异常；也有发生于某些神经、视网膜疾病者，后者称获得性色觉障碍。

临床上按色觉障碍的程度不同，可分为色盲与色弱。颜色完全丧失辨别能力的，称色盲；对颜色辨别能力减弱的，称色弱。色盲中以红绿色盲较为多见，蓝色盲及全色盲较少见。

检查色觉最常用的方法是用假同色图检查。

（四）光觉

光觉是视器辨别各种不同光亮度的能力。明适应是当人眼从暗处进入明处时，极为短暂的适应过程。当人眼从明处进入暗处，最初一无所见，等待片刻后才能看到周围的一些物体，这个适应过程是视杆细胞内的感光色素视紫红质复原的过程，称为暗适应。暗适应的快慢主要反应视网膜视杆细胞的功能。视紫红质复原的过程需要维生素 A 才能合成，当维生素 A 缺乏时，视杆细胞的作用减弱，至暗处看不见物体，称为夜盲。

暗适应与夜间或黄昏时的弱光下视力直接有关。暗适应能力减退或障碍的人，弱光下视力极差，行动困难，使得夜间工作受到影响甚至无法进行。因此暗适应检查，在临床上具有重要的意义。

（五）立体视觉

立体视觉又称深径觉，是用眼来辨别物体的空间方位、深度、凸凹等相对位置的能力。立体视觉一般须以双眼单视为基础。对于高空作业等许多工作，尤其对飞行员来讲，深度觉是重要的项目之一。

检查用同视机、哈一多深度计检查或立体视图法。

三、眼球运动检查

（一）随意运动检查法

1. 眼球运动范围检查法

检查者与被检者面对面端坐，检查者用手电光源作视标，向正面、向左、右、上、下、右上、右下、左上、左下 9 个方向移动。被检者注视光源并做各方向的眼球随意运动，此时观察眼球运动正常与否。两眼运动正常范围：眼球外转时角膜外缘达到外眦角；眼球内转时瞳孔内缘达到小泪点；上转时角膜下缘达到内外眦角连线（或瞳孔上缘达到上睑缘）；下转时角膜上缘达到内外眦角连线（或者瞳孔下缘达到下睑缘）；辐辏时角膜内缘达到上下泪点连线上。

这种检查方法可粗略判定眼球运动正常与否，适合于幼儿或者不合作的儿童。

2. 注视野检查法

本法是用周边视野计较精确地测得眼球运动范围。首先使患者固定头位，令患者用一眼注视检查者手中 1cm 直径的白色视标，视标中间写有"注"字（或者用手电筒的灯泡做光源），然后检查者在视野计弧上按 8 个方向移动视标，被检者眼可随视标移动至看不清视标上的字迹，按 8 个方向记录视野弓上的度数。正常者各方向约 50°，然后再检查另一眼。如某一方向度数超过 50°，该作用方向肌肉功能亢进，如某一方向度数小于 50°，该作用方向的肌肉功能减退。一般地说某一方向的度数大于或小于 5°以上有参考价值。

如果将眼球运动用 mm 数表示，平均外转运动距离是 9.3mm，内转运动距离平均 10.4mm，1mm 按 5°计算，易计算出其度数。

3. 牵引试验

牵引试验可做如下疾病的鉴别诊断：

（1）下直肌外伤性不全麻痹和眼眶骨骨折

下直肌外伤性不全麻痹时，无眼球上转受限，眼眶骨骨折时有眼球上转受限。

（2）上斜肌腱鞘综合征和下斜肌不全麻痹

上斜肌腱鞘综合征时，眼球呈内转位，眼球上转运动受限。下斜肌不全麻痹时，眼球呈内转位，但无眼球上转运动受限。

（3）Duanes 眼球后退综合征

Duanes 眼球后退综合征时，用本法检查可发现眼球内转功能明显受限，推测外直肌纤维化改变。

（二）两眼共同运动检查法

1. 共同性和非共同性斜视

当两眼做回转眼位时，不论哪只眼作固视眼和向任何方向注视，其斜视角不发生变化的称共同性。当两眼做回转眼位时，其向各方向注视眼位，只要变更固视眼，斜视角发生变化的称非共同性。共同性者并不是绝对所在回转眼位时其斜视角完全一致，微小的变化应当看做是正常的。

2. 第一斜视角和第二斜视角

无论是共同性斜视或非共同性斜视，遮盖固视眼（健眼）时，斜视眼的偏斜度为第一斜视角，偏斜眼（麻痹眼）固视时，健眼的偏斜度称为第二斜视角。在非共同性斜视时，根据 Hering 法则（即在两眼运动时，两眼协同肌所接受的神经冲动和所发生的效果是一致的），麻痹眼固视时，健眼的协同肌所接受的神经冲动明显大于患眼的协同肌，故其功能过强引起第二斜视角大于第一斜视角。比如左眼的外展神经麻痹时，左眼外直肌所接受的神经冲动很弱，左眼外直肌的协同肌——右眼内直肌所接受的神经冲动强于左眼外直肌，故右眼内斜度大于左眼（患眼）内斜度。

3. 功能过强与减弱

当检查两眼回转眼位时，如果发现其斜视角有改变，说明向某一方向作用的肌肉有功能过强或减弱。功能过强常由于其固视眼的拮抗肌作用减弱及另一眼的协同肌作用减弱所引起的继发性改变。明确功能过强或减弱对斜视手术时选择肌肉及手术量是很重要的。

检查时首先用遮盖法观察向哪一个方向注视时垂直偏斜。比如注视右上方或左上方时垂直偏斜最大，是上转肌群（上直肌或下斜肌）的异常。在注视右下方或左下方时，垂直偏斜最大，则是下直肌或上斜肌等下转肌群的异常。

在上、下肌群中要区别直肌和斜肌，看其垂直偏斜度在内转位时大或在外转位时大。若在内转位时垂直偏斜大则上、下斜肌异常，若在外转位时垂直偏斜大则上、下直肌异常。

在第一眼位遮盖右眼，左眼固视，移去遮盖时发现右眼处于上斜状态，若偏斜角小不易发现，再遮盖左眼，此时上斜视的右眼固视注视点从上转位向下移位，可证明右眼上斜，左眼处于下偏斜。

当交替性上隐斜时，两眼被遮盖都出现上转眼位（上斜），不遮盖可控制眼位不出现眼位偏斜。

垂直偏斜与垂直肌肉功能过强，可参考下列几种情况鉴别：①水平共同性斜视（内斜视或外斜视）合并垂直偏斜的，多为垂直肌肉功能过强，小部分属于交替性内斜视或交替性外斜视；②突然发生垂直性复视的垂直性偏斜多为垂直肌肉麻痹或者不全麻痹。

当有垂直肌肉麻痹，眼球向麻痹肌肉作用方向转动时，出现功能减弱：①下斜肌麻痹时，眼球运动方向内上不能或明显减退；②下斜肌麻痹时，眼球运动方向内下不能或者减退。

垂直肌肉功能过强：①上斜肌功能过强时，眼球向内下转，其下转功能过强；②上直肌功能过强时，眼球向外上转，其上转功能过强；③下直肌功能过强时，眼球向外下转，其下转功能过强；④下斜肌功能过强时，眼球向内上转，其上转功能过强。

（三）异向运动检查法

1. 辐辏运动检查

辐辏运动包括如下 4 个因素：①调节性辐辏；②融像性辐辏；③接近性辐辏；④紧张性辐辏。

上述 4 种辐辏因素可单独发生或联合发生，唯有紧张性辐辏是在睡醒后就经常发生。由内直肌紧张而发生，临床上很难测定。

相对性辐辏和调节性辐辏的测定：一般用同视机测量，在同视机两个画片夹中放置融像功能画片，然后令患者向辐辏位移动镜筒至物像变成模糊，此点为相对辐辏近点。此时再借用调节力使物像变清楚。再将镜筒向辐辏位移动至融像画片变为两个，此为调节性辐辏近点，此两种辐辏近点很难分清。

2. 开散运动检查

检查开散运动前，为了消除调节的影响，有屈光异常者戴矫正眼镜。然后距离 5m 远处放置一目标将基底向内的三棱镜置于一眼前，逐渐增加其度数至 5m 远处的目标变为两个时的三棱镜度数为视远时开散，再用同样的方法测定近处时（眼前 50cm 距离）的开散，即融像性开散的终末点。

3. 上下方分离运动检查

其检查方法与辐辏、开散法相同，只是三棱镜的基底方向不同罢了。若检查向上分离运动，三棱镜的基底向下，检查向下分离运动，则三棱镜的基底向上。

(四) 眼外肌麻痹与代偿头位

正常情况下，头位倾斜时出现姿势反射，眼球发生旋转，两眼的角度垂直于子午线维持平行，使两眼位于正常垂直体位方向相同。此功能是在眼球上方的上直肌和上斜肌的内旋作用和在眼球下方的下直肌和下斜肌的外旋作用相互调整完成的。比如头向左侧方向倾斜时，两眼角膜垂直线向左旋转，出现右眼上直肌与上斜肌的内旋作用，和左眼下直肌与下斜肌的外旋作用，以此矫正头向右肩倾斜所致的眼位异常，以维持两眼角膜垂直线的平行。

当眼外肌麻痹时，为了避免复视，可出现一种适应性精神反射现象，从而引起头位异常，称为代偿头位。代偿头位可出现头位倾斜、面部回转、下颌上抬或下收等三种异常现象。

1. 头位偏斜

当右眼的内旋肌群上直肌和上斜肌麻痹时，为了避免复视，出现头向左肩倾斜，左眼上直肌和上斜肌麻痹时，头向右肩倾斜，即内旋肌群麻痹时，头位向对侧（健侧）方向倾斜。当右眼的外旋肌群下直肌和下斜肌麻痹时，头位向右肩倾斜，左眼外旋肌群麻痹时，头位向左肩倾斜（患侧）。

2. 面部回转

右眼外直肌麻痹时，为了避免复视，面向右侧（同侧）回转，两眼向左侧方向转动（对侧），左眼外直肌麻痹时，面向左侧回转，两眼向右侧方向转动，即外转肌群麻痹时，面部向同侧（患侧）回转，两眼向对侧（健侧）转动。当右眼内直肌麻痹时，面部向左侧回转，两眼向右侧转动，左眼内直肌麻痹时，则相反面向右回转，两眼向右侧转动，即内转肌群麻痹时，面部向对侧（健侧）回转，两眼球向同侧（患侧）移动。

3. 下颌上抬或下收

当两眼的上转肌群，即上直肌和下斜肌麻痹时，下颌上抬，两眼的下转肌群麻痹时，下颌下收。

4. Bielschowsky 头位倾斜试验

在一眼上斜肌麻痹时，头位向健侧方向倾斜，以维持两眼角膜垂直子午线平行，避免复视，不出现患眼的垂直偏斜。当检者将患者的头位突然向健侧倾斜时，患眼出现垂直偏斜和复视，此现象称为 bielschowsky 头位倾斜实验阳性。比如右眼上斜肌麻痹时，头位向左肩倾斜，此时两眼球向右旋转（右眼外旋与左眼内旋），使两眼球向右旋转是由右眼下直肌和下斜肌、左眼上直肌和上斜肌完成，不必动用右眼麻痹的上斜肌内旋作用，故可保持两眼角膜垂直子午线保持平行，从而避免了复视。

四、眼压检查

（一）眼压常用的检查方法

1. 指测法

指测法简便易行，但不够精确。检查时嘱患者向下看，检查者用两手食指尖置于上睑，在眼球上方，睫状体部触压，凭指尖触动眼球的弹性，估计眼压。正常者用 Tn 表示。眼压轻度、中度、极度增高时，分别用 T+1、T+2、T+3 表示，反之分别以 T-1、T-2、T-3表示眼压偏低。

2. 眼压计测量法

（1）压陷式眼压计

压陷式眼压计常用的是 Schiotz 眼压计，应用一定重量砝码以压陷角膜，根据压陷的深度或加压重量推算出眼压。因在测量眼压时造成眼球容积的改变较大，眼球壁（主要是巩膜）硬度（E 值）可以影响测量值的准确性。所以对 E 值异常者需做矫正眼压测量（用轻重不等的砝码 5.5g 与 10g 或 7.5g 与 15g 测量查表求出）。

检查方法：①患者平卧，0.5%丁卡因眼部表面麻醉。②眼压计底盘用 75%酒精消毒后备用。③嘱患者伸出食指作为注视目标。检查者用手指分开被检查者上下睑，在不压迫眼球情况下，另一手持眼压计，将眼压计底盘轻轻置于角膜中央，依靠眼压计自身的重量压陷眼球。④读出刻度数值，如读数小于3，应增加砝码重量，记录使用的砝码重量和测出的读数，如 5.5/3，7.5/5 等，查表换算出眼压数值。

（2）压平式眼压计

压平式眼压计是用可变重量将角膜压平一定的面积（直径 3.06mm），根据所需重量来测知眼压。压平式眼压计是安装在裂隙灯显微镜上，检查时当所加压力恰好使角膜的压平面积直径为 3.06mm 时，可以在裂隙灯显微镜下借助荧光素和钴蓝光片照射，看到两个绿色水平半环的内缘互相交接，从而读出压力的数值。由于这种眼压计使角膜压平面积小，所以引起眼内容积量的改变也很小（仅增加 0.56mm^3），受眼球壁硬度（E 值）影响也较小，较 Schiotz 眼压计测出的数值更为精确。

（3）非接触眼压计

非接触眼压计测量眼压时不接触角膜，仪器内气流脉冲使角膜压平一定的面积（直径3.06mm），根据压平所需的时间，经过计算机换算得出眼压数值。不需要局部麻醉，不损伤角膜，但注视困难者测量不出。

（二）眼压描记

正常眼压的情况下，房水的分泌和从Schlemm管排出的量基本相同，维持着一种相对稳定的平衡状态，如果房水的排出受阻，就会引起眼压异常。正常状态下用Schiotz眼压计放在角膜上4min，在反复持续的眼压计重量压迫下，房水逐渐排出，眼压下降。但在青光眼病理情况下，房水通道障碍，外力重量压迫下，眼压下降也不明显。

第二节　双眼视力检查

一、眼位检查

（一）遮盖试验

1. 遮盖试验

检查目的：判断被检者有无隐斜、斜视，并对其进行定量测量。

检查设备：视力表、遮盖板（可用手代替）、笔灯、棱镜排或块状三棱镜。

2. 交替遮盖试验

检查步骤：①对有屈光不正的被检者进行屈光矫正。②远距眼位检查让被检者注视差眼最好视力上一行视标，近距眼位检查可注视笔灯也可用注视控制调节的单个视标。③将遮盖板遮盖被检者右眼2~3秒，迅速移动遮盖板至左眼，观察去遮盖瞬间右眼的移动方向。④将遮盖板遮盖被检者左眼2~3秒，迅速移动遮盖板至右眼，观察去遮盖瞬间左眼的移动方向。⑤如果交替遮盖眼球无运动，则不需要遮盖——去遮盖试验：若交替遮盖试验有眼球运动，则需要进行遮盖——去遮盖试验，确诊被检者斜视是显性斜视和隐性斜视。

3. 遮盖——去遮盖试验

检查步骤：①检查左眼，遮盖右眼，在遮盖右眼瞬间观察左眼是否运动。如果左眼动了，则说明被检者具有显性斜视。②检查右眼，遮盖左眼，在遮盖左眼瞬间观察右眼是否运动。如果左眼动了，则说明被检者具有显性斜视。③如果①②步检查双眼均无运动，则被检者无隐斜。④如果第①步检查时，遮盖右眼时，左眼动，去遮盖右眼时，右眼不动，则被检者为交替性斜视。如果右眼动转变为注视眼，则被检者为右眼固定性斜视。⑤如果第②步检查时遮盖左眼时，右眼动，去遮盖左眼时左眼不动，则被检者为交替性斜视。如果左眼动转变为注视眼，则被检者为左眼固定性斜视。

（二）Von Graefe 测试

1. 检查目的

使用棱镜破坏被检者的双眼融像后测量双眼视轴远距或近距的水平相当位置和垂直相对位置。

2. 检查设备

综合验光仪、远视力表、近视力表。

3. 检查步骤

①在综合验光仪上矫正被检者屈光不正。②选择最好视力的上一行的单个视标（远距）。③嘱被检者闭上双眼，右眼加 B12 棱镜，左眼加 BU6 棱镜。④嘱被检者睁开双眼，询问被检者看见几个视标，并且用手比划其位置关系：被检者报告只看见一个视标，检查是否有一眼被遮盖；被检者报告看见两个视标，但是一个在左上，一个在右下，应该增加右眼的棱镜度，直到出现视标一个在右上，一个在左下。⑤嘱被检者注视下方的视标并且告知被检者将移动上方视标，当其在垂直线对齐时，告知视光师。⑥以棱镜度/秒得速度减少右眼棱镜度，并且配合交替遮盖尽可能破坏被检者的融像。⑦记录右眼的棱镜度和基底方向。⑧在第⑤步时，嘱被检者注视上方的视标并且告知被检者将移动上方视标，当其在水平线对齐时，告知视光师。⑨记录左眼的棱镜度和基底方向。

（三）马氏杆镜片测试

1. 检查目的

使用棱镜破坏被检者的双眼融像后，测量双眼视轴远距或近距的水平相当位置和垂直相对位置。

2. 检查设备

综合验光仪、马氏杆视标、笔灯（近距）。

3. 检查步骤

①在综合验光仪上矫正被检者屈光不正。②投放马氏杆视标（远距）。③嘱被检者闭上双眼，右眼加红色水平马氏杆测量水平隐斜（RMH）。④嘱被检者睁开双眼，询问被检者是否看见一条红色的垂直线和一个点并且用手比出其位置关系。⑤如果被检者报告只看见一个点没看见线，那医师应该遮盖被检者左眼，帮助被检者找红色的垂直线后才打开双眼。⑥询问被检者点和线的关系，线在点的右边还是左边。⑦根据线交叉眼不交叉原则判断被检者内、外、上、下隐斜。⑧根据不同隐斜添加相应的棱镜。

二、调节幅度检查

（一）移近法

1. 检查目的

检查被检者调节系统功能是否正常，老视调节幅度检查。

2. 检查设备

近视力表、综合验光仪。

3. 检查步骤

①在综合验光仪上矫正被检者屈光不正。②先检查被检者右眼，同时遮盖左眼。③嘱被检者注视最好视力的上一行视标。④告知被检者医师将移动近视力表，当视标出现模糊时告知视光师。⑤逐渐向被检者移动视力表，当被检者告知视标模糊时停下，此时再次嘱被检者看视标是否模糊，如果被检者告知模糊，那此位置就是其模糊点，如果被检者看视标还清楚，那还要继续移动视力表。⑥测量视标到被检者镜片平面的距离，再折算成屈光度，即为被检者调节幅度（AMP）。⑦根据线交叉眼不交叉原则判断被检者存在哪种隐斜。⑧同样步骤测量左眼。

（二）负镜片法

1. 检查目的

检查被检者调节系统功能是否正常，老视调节幅度检查。

2. 检查设备

近视力表、综合验光仪。

3. 检查步骤

①在综合验光仪上矫正被检者屈光不正。②近视力表放在 40cm。③嘱被检者注视近视力表最好视力的上一行视标。④告知被检者视标出现模糊时告知视光师。⑤逐渐在被检者双眼前加负镜片。⑥当被检者告知视标模糊时，嘱其再看视标，如果被检者还是报告模糊，那么记下此时所加负镜片度数。⑦所加度数再加 2.50DS 即被检者的调节幅度（AMP）。

（三）公式法

第一，最小调节幅度 = 15-0.25×年龄。

第二，平均调节幅度 = 18.5-0.30×年龄。

第三，最大调节幅度 = 25-0.40×年龄。

三、集合近点及远、近距水平聚散度检查

（一）集合近点检查

1. 检查目的

检查被检者在保持双眼融像下其最大辐辏能力。

2. 检查设备

近调节视标、笔灯。

3. 检查步骤

①矫正被检者屈光不正。②笔灯或近调节视标从 40cm 开始向被检者移近。③嘱被检者当看见两个视标或出现两个灯时告知医师。④部分被检者看不到复像，此时医师就要通过观察被检者的眼位来判断集合近点，被检者眼位向外偏时，此位置到被检者角膜前表面的距离即被检者的集合近点（NPC）。⑤当被检者告知医师出现复像时，此位置到被检者角膜前表面的距离即被检者的集合近点。⑥记录结果：NPC/距离。

（二）远距水平聚散度检查

1. 检查目的

使用棱镜使被检者水平视网膜移开，使被检者动用其运动性聚散、感觉性聚散、调节性聚散补偿移开的视网膜保持双眼单视，从而测量被检者远距水平聚散度。

2. 检查设备

综合验光仪、视力表。

3. 检查步骤

①在综合验光仪上矫正被检者屈光不正。②嘱被检者注视远视力表最好视力的上一行单个视标。③在视孔前加上 Risley 棱镜，棱镜度刻度初始设置为 0，并位于垂直位上。④嘱被检者注视 5m 处视标，同时以每秒 1$^\triangle$ 的速度匀速增加基底向内的棱镜度数。⑤嘱被检者出现模糊点时告知医师，记录此时双眼棱镜总量，例如，出现模糊点时右眼 5$^\triangle$，左眼 4$^\triangle$，则模糊点为 9；继续增加棱镜度数；被检者告知视光师破裂点时，记录此时双眼棱镜总量。⑥把双眼旋转棱镜刻度调回 0 点，嘱被检者仍然注视 5m 处视标，同时以每秒 1$^\triangle$ 的速度匀速增加基底向外的棱镜度数，如上所述，令被检者报告模糊点、破裂点和恢复点并记录棱镜总量。⑦结果记录。远距聚散力：基底向内（BI），模糊点/破裂点/恢复点。基底向外（BO），模糊点/破裂点/恢复点（无模糊点时的记录标记为×）。

（三）近距水平聚散度检查

1. 检查目的

使用棱镜使被检者水平视网膜移开，使被检者动用其运动性聚散、感觉性聚散、调节性聚散补偿移开的视网膜保持双眼单视，从而测量被检者近距水平聚散度。

2. 检查设备

综合验光仪、视力表。

3. 检查步骤

①在综合验光仪上矫正被检者屈光不正。②嘱被检者注视远视力表最好视力的上一行单个视标。③在视孔前加上 Risley 棱镜，棱镜度刻度初始设置为 0，并位于水平位上。④嘱被检者注视 40m 处视标，同时以每秒 1$^\triangle$ 的速度匀速增加基底向内的棱镜度数。⑤令被检者出现模糊点时报告，记录此时双眼棱镜总量，例如出现模糊点时右眼 4$^\triangle$，左眼 3$^\triangle$，则模糊点为 7$^\triangle$；继续增加棱镜度数；被检者报告破裂点时，记录此时双眼棱镜总量。⑥把双眼旋转棱镜刻度调回 0 点，嘱被检者仍然注视 40m 处视标，同时以每秒 1$^\triangle$ 的速度匀速增加基底向外的棱镜度数，如上所述，令被检者报告模糊点、破裂点和恢复点并记录棱镜总量。⑦结果记录。近距聚散力：基底向内（BI），模糊点/破裂点/恢复点；基底向外（BO），模糊点/破裂点/恢复点（无模糊点时的记录标记为×）。

第三节　屈光状态检查

一、客观检查法

（一）检影验光

1. 检影验光的概述

检影是一种客观测定屈光（如正视、近视、远视、散光）的方法。不论年龄、屈光状态，只要能安静下来，保持向前注视，即可完成其屈光的检查。

2. 检影镜分类

根据检影镜投射光斑块的不同可分为以下类型：

（1）点状光检影镜

投射的光影为点状斑块。此种检影镜在找散光轴位难度较大，需要具备多年临床经验，目前，还有部分老一辈验光师或眼科医师使用，大部分使用此种检影镜的检查者都是使用球柱检影法。

（2）带状光检影镜

投射的光影为带状斑块。此种检影镜在找散光轴位比较容易，是目前普遍验光师常用的一种检影镜，在其临床上使用比较广泛应用的一种检影镜类型，但是为便于交流合作，我们验光师必须学会使用点状和带状两种检影镜，这也是对一个验光师的最基本要求。

3. 检影镜光学系统

（1）照明系统

①光源：分点状和带状。

②聚光镜：汇聚光源强度。

③反光镜：使光线转 90°传播。

（2）观察系统

①窥孔。

②矫正镜窥孔。

③照亮的眼底。

4. 带状光检影镜结构功能

①带状光检影镜的散光轴位控制钮，可使光带 360 度旋转，检查不同子午线的反光光带特征，判断轴位方向。

②带状检影镜光带的活动推板钮：下拉则可精确其散光轴位。

5. 检影验光原理

（1）近视眼远点

眼前某个距离，当检影镜光带由 A′向下运动到 A，其像由 F 向上远动到 F′，运动方向相反，故大于检影工作距离镜的近视在检影时出现逆动（图 1-1）。

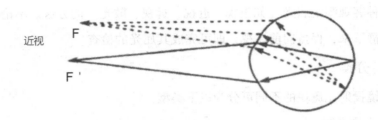

图 1-1　近视的逆动现象

（2）远视眼远点

眼球后某处，当检影镜光带由 A 向下运动到 A′，其像由 F′向下远动到 F，运动方向相同，故小于检影工作距离镜的近视或远视屈光状态在检影时出现顺动（图 1-2）。

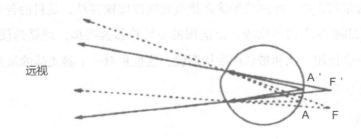

图 1-2　远视的顺动现象

6. 球性屈光不正的检影

（1）正球镜性屈光状态检影

未加镜片时，看见每个方向眼底反射光和检影镜光带移动方向相同即顺动，且每个方向光带的亮度、宽度、速度三度相同，即各条子午线运动的映光相同。根据顺正逆负原则，顺动加正镜片中和，所加度数加上人工近视即为被检者的屈光不正度数的结果。

（2）负球镜性屈光状态检影

未加镜片时，看见每个方向眼底反射光和检影镜光带移动方向相反即逆动。且每个方向光带的亮度、宽度、速度三度相同，即各条子午线运动的映光相同。根据顺正逆负原则，逆动加负镜片中和，所加度数加上人工近视即为被检者的屈光不正度数的结果。

（3）中和点

反射光填满整个瞳孔呈不动状，瞳孔满圆红。临床检影很少能看到这种理想中的状态，所以中和点是理论性的中和点，其实是一块区域。只能在实践中慢慢感觉，形成一种印象，再应用到实践中去。

（二）电脑验光仪检查

1. 电脑验光仪概况

又称电子验光机。结合现代光学、计算机技术研制而成的，用于客观检测眼睛屈光状态的一种自动化仪器，目前一些电脑验光仪在散瞳后检查的准确性可以高达98%，小瞳下检查的散光度数和轴位可信度非常高，虽然目前一些仪器准确性高，但是还是不能省略人工检影验光和主觉验光对其进行验证和调整。

2. 常用电脑验光仪结构

①电脑验光仪的测量头部装置；

②电脑验光仪的颌托装置结构。

3. 电脑验光仪优点

①自动化程度较高。

②操作简单。

③测量迅速。

4. 电脑验光仪缺点

①测量精度低。

②儿童不合作。

③存在近感知性调节。

5. 电脑验光仪使用方法

①常规消毒。

②使患者坐好、舒适，固定好额、下颌。

③测量先右眼，后左眼。

④使患者注视视标（告之放松）。

⑤测量光圈对准患者瞳孔中央。

⑥测量数据分析。

（三）角膜曲率计检查

1. 角膜曲率的应用

角膜曲率计主要用于测量角膜的曲率半径、角膜前面散光、指导配戴角膜接触镜、眼科手术，同时，也可以用于诊断疾病，如：圆锥角膜、角膜扁平等等。是验光配镜过程中不可缺少的仪器。

2. 角膜曲率分类

（1）可变双像法角膜计

又称一位（或一向）角膜曲率计，测试光标固定而改变双像距离的角膜曲率计，找出呈环曲面样角膜的一条主子午线，就不必再旋转仪器沿第二主子午线做半径测量，代表性角膜曲率计：Bausch&. Lomb 角膜曲率计。

（2）固定双像法角膜计

又称二位（或二向）角膜曲率计，双像距离固定而改变光标大小的角膜曲率计，需要旋转 90 度测量第二主子午线，如 Javal Schiotz 角膜曲率计。

二、主观检查法

（一）插片验光

1. 验光前的问诊

（1）一般询问

一般询问主要包括姓名、年龄、职业、住址、电话等等。其中年龄推断其调节力，选择散瞳验光［阿托品、赛飞杰（盐酸环喷托酯滴眼液）、托比卡胺］或常态验光等，为客观验光与主观验光提供参考。职业可在开具处方与选配眼镜时提供依据。

（2）特殊询问

特殊询问主要包括戴镜史、眼病史、全身病史、视功能情况以及验光的目的等。其中戴镜史主要了解是否初诊，上次验光配镜时间及配戴过程中的视觉症状，是否常戴还是间歇配镜等；眼病史和全身病史主要了解是否患有眼部疾病，如角膜炎、白内障等；全身疾病如糖尿病、高血压等；视功能情况主要了解视力变化的时间和程度，是否有复视等；验光目的主要了解验光对象的屈光状态，根据年龄、职业、眼部健康情况、视力需求等，为其提供清晰、舒适、持久的个性化处方。

2. 验光前眼部检查

（1）视力检查

①视力在 0.1~0.4 时，在检查中要求每行视标均能正确辨认，才能记录该行视标数据。否则，只能记录上一行的视力。

②视力在 0.5~0.6 之间，在检查中允许每一行视标有一个认错，可记录该行视标数据。但是，要在视力数值右上角标"−1"。如果认错两个或者两个以上，只能记录上一行的视力。

③视力在 0.7~1.0 时，在检查中允许每行视标有两个认错，可记录该行视标数据。但是，要在视力数值右上角标"−2"。如果认错三个或者三个以上，只能记录上一行的视力。在视力大于 1.0 均可以每行读错两个，仍然可记录该行视标数据。

（2）眼部常规检查

①裂隙灯眼前段检查：外眼、结膜、角膜、前房、虹膜、晶状体、部分玻璃体。

②直接检眼镜检查：眼底检查、注视性质检查（弱视被检者）。

③眼压的初步测试：以指测法即用双食指尖交替轻压眼球，以其感觉的眼球紧张度来估计被检者眼压的高低。

（3）主视眼检查

即穿孔方位试验：睁开眼睛，伸出双手用手掌组成个三角形，将稍远处目标物放入其中。闭左眼，该目标物如仍在三角形内，而闭右眼时，该目标已移动，则表明右眼为主视眼，反之，则左眼为主视眼。

3. 主观验光的操作

（1）测量瞳距

第一，远用瞳距测量（必要时需测量单眼瞳距）。直尺法：令被检者双眼注视检查者左眼，检者闭右眼，以左眼注视被检者右眼瞳孔，将直尺零刻度对准右瞳孔缘，再令被检者双眼注视检者右眼，检者闭左眼，以右眼注视被检者左眼瞳孔，记下其左瞳外缘所对直尺上刻度，即为视远瞳距。

第二，近用瞳距测量。直尺法：与被检者处于近工作距离，检者左眼灯筒应正对被检者双眼中间。被检者双眼都注视检者左眼。直尺水平向贴靠于被检者鼻根部，与眼镜离眼距离相似。检者闭右眼，以左眼注视，将直尺零刻度对准其右瞳反光点，再看被检者左瞳反光点所对直尺上刻度即为视近时瞳距。

（2）置入客观验光结果

因目前多数电脑验光的结果可能略有偏高，故若使用电脑验光进行客观检查，可将所得验光结果的数值减低-0.50D 左右球镜再置入。

（3）雾视

①雾视法的原理

通过添加适量的正球镜的方法让进入被检眼内光线的焦点会聚在视网膜的近前方，使其处于人工近视状态，达到放松调节的目的。雾视的状态下，被检者如果再使用调节，焦点便会更远离视网膜，物像会变得更加模糊，故其不会再使用调节。而若其想看清远处视标，会迫使自己放松调节，因只有在放松调节的情况下焦点才会离视网膜更近，使物像变得更清晰。人眼有将物体看清晰的倾向，故在此情况下被检者会放松调节使物像更清晰，从而达到雾视的目的。

②雾视的步骤

A. 遮盖被检者左眼，在右眼前加+1.00～+0.75DS 球镜进行雾视，一般雾视到 0.3～0.5。B. 在视力稍觉清楚后，逐渐减少右眼正球镜片度数。初时可递减+0.50DS，而后递减+0.25DS。换片时一定是先加正球镜片，后撤去原片，使睫状肌持续缓解，测右眼视力，直至达到最好视力为止。

（二）综合验光仪检查

1. 综合验光仪的操作

（1）准备工作

①开启电源，检查投影仪、近读灯、座椅制动开关是否接电。

②视孔试片回"0"。

③调整被测眼位置。

④调整顶杆长度。

⑤调整水平轴向手轮。

⑥调整垂直轴向手轮。

⑦调整平衡手轮。

⑧调整瞳距手轮。

⑨调整镜眼距。

2. 综合验光仪规范验光程序

①初次 MPMVA。

②初次红绿测试。

③交叉柱镜精确散光。

④再次 MPMVA。

⑤再次红绿测试。

⑥双眼平衡。

3. 综合验光仪规范验光简要步骤

①客观检查（电脑验光/检影验光/原镜度数）。

②输入客观数据（近视、远视、散光的度数及轴位）。

③双眼同步雾视（雾视的视力要求在 0.5 以下）。

④右眼去雾视（遮盖左眼，每次减少+0.25DS，直至视力达到 0.8 或以上）。

⑤右眼双色试验（先绿后红再绿，直至红绿一样清晰）。

⑥右眼交叉柱镜（先精确调整柱镜轴向，再调整柱镜度数）。

⑦右眼再次双色试验。

⑧左眼同右眼的检查方法。

⑨双眼平衡检测（先双眼雾视+0.75DS，再作双眼调节平衡）。

⑩双眼去雾视（双眼每次减少+0.25DS，直至视力达到 1.0 或以上）。

三、散瞳验光

（一）概述

1. 散瞳验光目的

通过散瞳检查，不仅是让眼睛看清物体，更重要的是眼睛和眼镜的协调使用，达到医疗保健目的。它是根据配镜者的不同情况，将传统验光与眼部检查密切结合，更注重眼部视觉功能的发展，按照综合的检查结果来正确评估其视觉功能和屈光状态，然后给予合理的屈光矫正处方及视觉功能训练方案，并将有眼部疾病者及时转诊眼科医生。

2. 散瞳验光的应用

使用药物将眼睛的睫状肌完全麻痹，让其失去调节作用的情况下进行验光。这主要是因为被检者眼睛的调节力较强，验光时如果不散大瞳孔，睫状肌的调节作用可使晶状体变凸，屈光力增强，不能把调节性近视即所谓假性近视成分除去，而影响结果的准确性。所以对于调节力较强的被检者，散瞳验光是很有必要的。

（二）适应证

第一，15岁以下小孩，由于其眼调节作用很强，而且年龄越小调节越强，如果不将调节麻痹，验光结果误差极大，所以必须散瞳。一般用强效的散瞳剂——阿托品。

第二，16~30岁的近视、16~40岁的远视，第一次验光都需要散瞳，但可以使用中效散瞳剂——后马托品。第二次及以后配镜时，可根据情况散瞳或不散瞳。

第三，对比较复杂的屈光不正，如度数比较高的近视散光、混合性散光、高度近视、高度散光等，散瞳验光比较准确，如不散瞳误差比较大。

第四，某些诊断性验光，眼底及屈光间质均正常，而视力较差，需要用验光手段来判断有无屈光不正时，需散瞳验光。

第五，小瞳孔验光后，视力矫正不好或者有屈光间质混浊，应进行散瞳验光。

第六，青少年视力减退或视力不稳定（视力时好时坏），应当散瞳验光。

（三）禁忌证

第一，诊断为原发性闭角型青光眼或疑似者，或者检查发现前房浅、眼压偏高，禁用散瞳剂。因为散瞳可以诱发闭角性青光眼发作、眼压升高，后果比较严重。散瞳剂必须在医生指导下使用。

第二，40岁以上患者调节力已弱，一般对验光影响较小，可以不散瞳。

第三，严重屈光间质混浊，如白内障、重度玻璃体混浊，无法验光，不必散瞳。

第二章　药物治疗与治疗方法

第一节　眼科疾病的常用药物治疗

一、眼科全身用药

（一）卵磷脂络合碘

1. 别名

活丽汀。

2. 作用与用途

治疗中心性浆液性视网膜脉络膜病变、中心性渗出性视网膜脉络膜病变、玻璃体混浊、玻璃体积血、视网膜中央静脉阻塞等。

3. 用法与用量

口服，成人每次 1~3 片，每日 2~3 次。不良反应：偶发皮疹及胃肠不适。

4. 注意事项

对碘过敏者禁用。慢性甲状腺疾病者、曾患突眼性甲状腺肿者、内源性甲状腺素合成不足者慎用。

（二）左旋多巴

1. 别名

羟基酪氨酸、思利巴、Hydroxv Tvrosinc。

2. 作用与用途

用于儿童、青少年中屈光不正性弱视、屈光参差性弱视以及斜视性弱视患者。

3. 用法与用量

5~6 岁儿童，每次 125mg，开始 3 天每日 50mg，每日 2 次。7~12 岁，每次 250mg，开始 3 天每日 125mg，每日 2 次，早晚饭后口服。4 周为 1 个疗程，一般用 1~3 个月。

4. 不良反应

较常见的反应有恶心、呕吐、心悸、直立性低血压等。一般程度较轻，不需处理。

5. 注意事项

本品不宜连续使用 1 年以上。5 岁以下儿童慎用。

（三）复方樟柳碱

1. 作用与用途

含氢溴酸樟柳碱 0.2mg，普鲁卡因 20g，适用于缺血性视神经、视网膜、脉络膜病变。

2. 用法与用量

患侧颞浅动脉旁皮下注射，每次 2mL（急症、重症者可加球旁注射，每日 1 次），每日 1 次，14 次为 1 个疗程。

3. 不良反应

少数患者注射后轻度口干，15~20min 消失。

4. 注意事项

脑出血及眼出血急性期禁用；有普鲁卡因过敏者禁用。用过扩血管药和激素治疗无效者，可适当增加疗程。青光眼和心房纤颤患者慎用。

（四）递法明

1. 作用与用途

能增加静脉张力及起到保护血管的作用，适用于糖尿病引起的视网膜病变。

2. 用法与用量

每日 3~6 片，每月服用 20d。不良反应：可致骨、胃肠道不适症状。

3. 注意事项

用药期间，散步、穿合适的袜子会改善血液循环。

（五）眼氨肽

1. 别名

眼明、艾欣舒、眼生素。

2. 作用与用途

本品是由牛、羊眼球中提取精制而成的生化制剂，主要含甘氨酸、谷氨酸、谷胱甘肽、核苷酸等。适用于非化脓性角膜炎、葡萄膜炎、中心性浆液性视网膜脉络膜病变、玻璃体混浊、巩膜炎、早期老年白内障、视网膜色素变性、轻度近视、视力疲劳等眼病。

3. 用法与用量

肌内注射，每次 1~2mL，每日 1 次，15~20d 为 1 个疗程。结膜下注射，每次0.5mL，每日 1 次，12~15d 为 1 个疗程。滴眼，每次 2~3 滴，每日 4 次。

4. 注意事项

化脓性眼病禁局部用药。

（六）普罗碘铵

1. 别名

安妥碘、Entodon。

2. 作用与用途

为眼病的辅助治疗药，吸收后能促进组织内病理沉着物的吸收和慢性炎症的消散。适用于晚期眼底出血、玻璃体积血或浑浊、虹膜睫状体炎、视网膜脉络膜炎及角膜斑翳等的治疗。

3. 用法与用量

肌内注射，每次 2mL，每日或隔日 1 次。10 次为 1 个疗程，一般用 2~3 个疗程。

4. 不良反应

久用可偶见轻度碘中毒症状，如恶心、发痒、皮肤红疹等。出现症状时可暂停使用或少用。如发现皮疹、恶心等，可减量或暂时停药。

5. 注意事项

对碘过敏者禁用。

二、滴眼液、眼膏

（一）抗生素类药

1. 氨基糖苷类

（1）新霉素

①作用与用途

适用于敏感细菌引起的结膜炎、角膜炎及眼睑炎等感染性眼病。

②用法与用量

滴眼，每次 1~2 滴，每天 4~6 次。

③不良反应

滴眼后全身吸收甚微，无任何全身毒性反应，对眼无刺激性。

④注意事项

对新霉素及其他氨基糖苷类药物过敏者禁用。

（2）庆大霉素

①作用与用途

适用于细菌性眼部感染。

②用法与用量

滴眼，每次 1~2 滴，每天 3~4 次。

③不良反应

本品有轻度刺激性，患者可耐受。

④注意事项

对庆大霉素及其他氨基糖苷类药物过敏者禁用。孕妇及哺乳期女性慎用。

（3）妥布霉素

①别名

托百士、信妥明。

②作用与用途

适用于敏感菌引起的角结膜炎、泪囊炎、睑缘炎、巩膜炎、化学伤、化脓性感染等。

③用法与用量

滴眼液：滴眼，每次 1~2 滴，每天 3~4 次。眼膏：涂眼，晚上涂 1 次。

④不良反应

常见眼局部的毒副反应与变态反应，如眼睑发痒与红肿、结膜红斑，发生率低于3%；局部应用其他氨基糖苷类抗生素也会出现这些不良反应。尚无应用妥布霉素出现其他不良反应的临床报道。

⑤注意事项

局部用氨基糖苷类抗生素可能会产生变态反应。如果出现过敏，应停止用药。与其他抗生素一样，长期应用将导致非敏感性菌株的过度生长，甚至引起真菌感染。如果出现二重感染，应及时给予适当的治疗。

（4）卡那霉素

①作用与用途

适用于轻度结膜炎、角膜炎等。

②用法与用量

滴眼，每日3~5次，每次1~2滴。

③不良反应

偶有眼部轻度刺激不适，无全身不良反应。

（5）小诺霉素

①作用与用途

适用于对硫酸小诺霉素敏感的葡萄球菌、溶血性链球菌、肺炎双球菌、结膜炎杆菌、铜绿假单胞菌所引起的外眼部感染，如眼睑发炎、睑腺炎、泪囊炎、结膜炎、角膜炎等患者。

②用法与用量

滴于眼睑内，每次1~2滴，每天3~4次。

③不良反应

少数患者可能出现皮疹等变态反应。局部可出现瘙痒、眼痛等刺激症状，偶见表层角膜炎、雾视及分泌物增加。

④注意事项

对氨基糖苷类抗生素及杆菌肽过敏者禁用。听力减退或重听者慎用，肝肾疾患者慎用。不宜长期使用。

2. 氯霉素类

（1）氯霉素

①别名

爱明、Cholomycetin。

②作用与用途

适用于结膜炎、角膜炎、泪腺炎、泪囊炎、眼内炎及沙眼等。

③用法与用量

滴眼，每次1~2滴，每天3~4次。

④不良反应

全身用药时氯霉素对造血系统毒性大，但在眼科局部用药影响较小。

⑤注意事项

国内外都曾报道用本品滴眼发生再生障碍性贫血的病例，尤为小儿，用时应注意。本品应避光保存。

（2）复方氯霉素

①作用与用途

适用于结膜炎、角膜炎、巩膜炎、泪囊炎、眼内炎、沙眼、眼球干燥症及泪液缺乏等患者。

②用法与用量

滴眼，每次1~2滴，每天4~6次。

③注意事项

参见氯霉素滴眼液。

（3）润舒

①作用与用途

主要成分为氯霉素。适用于干眼病、急性或慢性结膜炎、眼部灼伤等。

②用法与用量

滴眼，每次1~2滴，每日滴数次。

3. 四环素类

（1）四环素

①作用与用途

适用于沙眼、结膜炎、角膜炎及术后常规用药。用法与用量：涂眼，每晚1次。

②不良反应

少见。

③注意事项

对四环素类药物过敏者禁用。

（2）金霉素

①作用与用途

适用于细菌性外眼感染和衣原体所致的沙眼。

②用法与用量

涂眼，适量，每晚1次。

③不良反应

轻微刺激感，偶见变态反应，出现充血、眼痒、水肿等症状。应用本品后可感到视力短暂模糊。

④注意事项

同四环素。

4. 大环内酯类红霉素

（1）作用与用途

适用于细菌性结膜炎、角膜炎和眼睑炎等。

（2）用法与用量

涂眼，适量，每晚1次。

（3）不良反应

偶见眼睛疼痛，视力改变，持续性发红或刺激感等变态反应。

（4）注意事项

对本品过敏者禁用。

5. 喹诺酮类

（1）诺氟沙星

①别名

氟哌酸。

②作用与用途

适用于各种细菌性外眼感染，包括铜绿假单胞菌性感染的眼病、沙眼及新生儿急性滤泡性结膜炎等。

③用法与用量

滴眼，每次1~2滴，每日3~4次。

④不良反应

偶有局部一过性刺激症状，如刺痛、痒、异物感等。

⑤注意事项

使用过程中若发现过敏现象，应立即停药。

（2）氧氟沙星

①别名

泰利必妥、迪可罗、Tarivid.

②作用与用途

适用于细菌性结膜炎、睑腺炎、泪囊炎、眼睑炎、睑板腺炎、角膜炎、角膜溃疡、术后感染。

③用法与用量

滴眼液：每次1~2滴，每日3~4次。眼膏：每晚涂1次。

④不良反应

可出现眼刺激感（0.08%）、眼睑瘙痒感（0.06%）、眼睑炎（0.05%）、结膜充血（0.04%）、眼痛（0.04%）、眼睑肿胀（0.04%）。

⑤注意事项

对氧氟沙星过敏患者改用其他抗菌药。本品不可长期使用。为了防止耐药菌的出现等，原则上应确认敏感性；将用药期限制在治疗疾病所需的最少时间以内。

（3）左氧氟沙星

①别名

海伦、Levsaxin。

②作用与用途

适用于治疗敏感细菌引起的细菌性结膜炎、细菌性角膜炎。

③用法与用量

滴眼，每次1~2滴，每日3~4次。

④不良反应

暂时性视力下降，发热、过性眼睛灼热、眼痛或不适及畏光，发生率1%~3%；眼睑水肿，眼睛干燥及瘙痒，发生率低于1%。

⑤注意事项

对左氧氟沙星或其他喹诺酮类药物及本品任何组分过敏者禁用。

6. 其他类抗菌药

（1）利福平

①作用与用途

适用于结膜炎、角膜炎、睑缘炎、巩膜炎、泪囊炎、眼内炎及沙眼等眼科病。

②用法与用量

滴眼，每日 3~4 次，每次 1~2 滴。

③注意事项

利福平滴眼液为橙红色澄明溶液，如变暗色则表明药物已氧化。本品应置于 2~8℃ 避光保存。

（2）磺胺嘧啶钠

①作用与用途

适用于细菌性结膜炎、角膜炎、沙眼及泪囊炎等，尤其适用于葡萄球菌和链球菌引起的眼部感染，因这类细菌感染后使泪液偏酸性，使用偏碱性滴眼液，既可抑杀病菌，又可中和偏酸性的泪液，有利于眼病的治愈。

②用法与用量

滴眼，每次 1~2 滴，每日 3~4 次。

③注意事项

细菌对本品易产生耐药性，为减少耐药性的产生及提高疗效，应与其他抗菌药物滴眼液交替使用。

（3）磺胺醋酰钠

①作用与用途

主要用于敏感菌所致浅表性结膜炎、角膜炎、睑缘炎和沙眼的治疗，也可用于眼外伤、慢性泪囊炎、结膜、角膜及眼内手术的感染预防。

②用法与用量

滴眼，每次 1~2 滴，每日 3~5 次。

③不良反应

主要为局部过敏性反应，如眼睑、球结膜红肿，眼睑皮肤红肿、痒，皮疹等。

④注意事项

禁用于对磺胺类药物过敏者。当药品性状发生改变时禁止使用。在使用过程中，如发现眼睛发红、疼痛等应立即停药，并及时就诊。

（二）抗病毒药

1. 非选择性抗疱疹病毒药

（1）碘苷

①别名

疱疹净、IDU。

②作用与用途

适用于治疗浅层上皮型单纯疱疹病毒性角膜炎，急性期效果尤佳。本品也可用于治疗盘状角膜炎。

③用法与用量

滴眼，急性期每 0.5h 或 1h 滴眼 1 次，或视病情而定，每次 1~2 滴。

④不良反应

长期应用本品滴眼，偶尔会引起眼睑肥厚症状，停药后自行消失。

（2）安西他滨

①别名

环胞苷、Cyclocytidine。

②作用与用途

适用于单纯疱疹病毒性角结膜炎、角膜溃疡、单纯疱疹病毒性虹膜炎等。

③用法与用量

滴眼，每次 1~2 滴，每日 4~12 次。

2. 选择性抗疱疹病毒药

（1）阿昔洛韦

①别名

无环鸟苷、acyclovir ACV。

②作用与用途

用于单纯性疱疹角膜炎。

③用法与用量

滴眼液：急性期每 0.5h 或 1h 滴眼 1 次。眼膏：晚上涂眼 1 次或遵医嘱使用。

（2）更昔洛韦

①别名

丙氧鸟苷、Cymevene、GCV。

②作用与用途

适用于单纯疱疹病毒性角膜炎、急性流行性出血性结膜炎等。

③用法与用量

滴眼，每次1~2滴，每日6~12次。

④不良反应

可有短暂刺痛、灼热感及出现角膜斑点。

⑤注意事项

如温度低于10℃可能会有沉淀析出，升高环境温度沉淀随之溶解，溶解后的滴眼液可正常使用，不影响疗效。

（3）膦甲酸钠

①别名

膦甲酸三钠、PFA。

②作用与用途

适用于耐阿昔洛韦的单纯疱疹病毒性角膜炎。

③用法与用量

滴眼，开始每日6次，每次2滴，3日后每日4次。

④疗程

树枝状、地图状角膜炎2周，盘状角膜炎4周。

⑤不良反应

短期8日应用的不良反应表现为少数患者有过性可耐受的眼部刺激症状。

⑥注意事项

本品如遇低温析出结晶，可置于温热水中轻摇溶解继续使用。对膦甲酸钠过敏者禁用。避光，密闭保存，勿冷藏。

3. 广谱抗病毒药

（1）利巴韦林

①别名：病毒唑、Virazole。

②作用与用途：适用于腺病毒性角膜炎、急性流行性出血性结膜炎、角膜炎等。

③用法与用量：滴眼，每次1~2滴，每日4~6次，急性期每0.5h或1h滴1次。

（2）阿糖腺苷

①别名

Vira-A。

②作用与用途

适用于单纯疱疹病毒性角膜炎，对牛痘苗性角膜炎和睑结膜炎的疗效优于 0.5%碘苷眼膏。适用于对碘苷无效或使用碘苷过敏患者。

③用法与用量

滴眼，每次 1~2 滴，每日 4~6 次。涂眼，每晚 1 次或遵医嘱。

④注意事项

本品溶解度低，常用眼膏或混悬液局部应结膜下注射、肌内注射刺激性大，易产生肉芽肿。

（三）抗真菌药

1. 抗真菌抗生素

（1）两性霉素 B

①作用与用途

适用于真菌性眼内炎、角膜溃疡、眶蜂窝织炎及外眼真菌感染。

②用法与用量

滴眼液：每 1~2h 一次或每日 4~6 次。眼膏：晚上涂 1 次。注射液：结膜下注射，每次 0.1~0.15mg。前房内注射，每次 0.02mg。玻璃体内注射，每次 0.005mg。

③不良反应

本品对眼有轻度刺激，但能耐受。

④注意事项

本品配制滴眼液时，要用注射用水配制，不能用生理盐水稀释，因为在无机盐溶液中易析出沉淀。水溶液不稳定，需新鲜配制并于冰箱保存。

（2）复方两性霉素 B

①别名

抗真菌 II 号。

②作用与用途

本品含 0.25%两性霉素 B 与 0.1%利福平。适用于眼部真菌感染。

③用法与用量

滴眼，每次 1~2 滴，每日 12~24 次。

④注意事项

注意避光，冰箱（4℃）保存。

（3）那他霉素

①别名

那特真、natacyn。

②作用与用途

适用于对本品敏感的微生物引起的真菌性睑炎、结膜炎和角膜炎，包括腐皮镰刀菌性角膜炎。

③用法与用量

滴眼，最初白天每小时滴 1 滴，夜间每 2h 滴 1 滴。3~4d 后，可减至每日 6~8 次。应连续治疗 14~21d。

④不良反应

据报道出现过 1 例球结膜水肿和充血的病例，实际上是因为过敏引起的。

⑤注意事项

使用本品 10d 后，若角膜炎没有好转，则提示引起感染的微生物对那他霉素不敏感。应根据临床再次检查和其他实验室检查结果决定是否继续治疗。将本品涂于上皮溃疡处或涂于穹隆部，可于 2~8℃ 冰箱内保存，或在 8~24℃ 室温下保存，不宜冰冻，避免光照或过热。

2. 抗真菌化学合成药

（1）克霉唑

①作用与用途

适用于眼部浅层感染，对深层感染疗效不理想。

②用法与用量

滴眼液：每次 1~2 滴，每日 4~6 次，用时摇匀。眼膏：每晚涂 1 次或遵医嘱。

（2）氟康唑

①作用与用途

适用于真菌性角膜溃疡、真菌性眼内感染等。

②用法与用量

滴眼液：滴眼，每日 4~6 次，重症每小时 1 次，每次 1~2 滴。眼膏：每晚睡前涂眼 1

次，每次将 1~1.5cm 长的眼膏涂入结膜囊内。

③不良反应

偶见眼部刺激反应和变态反应。

④注意事项

本品与其他咪唑类药物之间可发生交叉过敏，因此对任何一种咪唑类药物过敏者不可使用本品。

（3）咪康唑

①作用与用途

适用于真菌性角膜溃疡及眼内感染。

②用法与用量

滴眼液：滴眼，每小时 1 次，每次 1 滴或每次 1~2 滴，每日 4 次。注射液：结膜下注射，每次 5~10mg，加适量普鲁卡因可减轻疼痛。

③不良反应

本品滴眼和结膜下注射对眼有一定的刺激性，有灼热感、瘙痒感。

④注意事项

禁用于对本品过敏者。

（四）散瞳药与睫状肌麻痹药

1. 阿托品

①作用与用途

在眼科方面的用途包括测定屈光度，治疗角膜炎、虹膜炎及外伤等情况的炎症，防治近视眼，治疗恶性青光眼。

②用法与用量

测定屈光度，用于儿童散瞳验光，麻痹调节。每 3~5min 滴眼 1 次，共 3 次，每次 1~2 滴。角膜炎、虹膜炎及外伤等情况：每次 1~2 滴，每日 3~4 次。防治近视：长期坚持用 0.1%~1% 阿托品滴眼，对 1.50D（150）以下的假性近视，不但可预防其发展，有的患者还能提高视力。本品的缺点是畏光，经过一段时间大部分人能适应。每晚滴眼 1 次。用于恶性青光眼，滴眼，每日 2~4 次。

④不良反应

局部滴眼后可出现口干、皮肤潮红、心率加快及烦躁不安等不良反应。

⑤注意事项

滴眼时应用棉签压住泪囊，减少药液流入鼻腔吸收入体内；闭角型青光眼和开角型青光眼、球形角膜、晶状体半脱位及 Marian 综合征忌用；角膜边缘部穿孔的角膜溃疡患者及 40 岁以上的患者慎用。

2. 后马托品

①作用与用途

检查眼底：测定屈光度。

②用法与用量

检查眼底：滴眼，每 10min 滴眼 1 次，共 3 次，30min 后检查。测定屈光度：滴眼，每 10min 滴眼 1 次，共 4~5 次，30min 后检查。此外尚可用于术前散瞳及青光眼激发试验。眼膏，每晚涂眼 1 次。

③注意事项

同阿托品。

3. 溴甲托品

①作用与用途

具有扩瞳及眼睫状肌麻痹作用。适用于眼底检查、散瞳验光和相应的眼科治疗（如虹膜睫状体炎）。

②用法与用量

滴眼。散瞳检查：每次 1 滴，于滴药后 30~50min 后进行眼底检查和照相。验光检查：每次 1 滴，每 10min 一次，连续 3 次，待瞳孔完全扩大，对光反射消失后进行验光。治疗性用药每次 1~2 滴，每日 2 次。

③不良反应

少见。但敏感者往往出现口渴、排尿困难、便秘等。

④注意事项

儿童用药后应密切注意有无不良反应发生，按常规压迫泪囊部，对个别出现面红、口干、脉速、类似阿托品样反应者，应适当对症处理。前列腺肥大、幽门梗阻及有心脏疾病患者慎用。青光眼患者或可疑青光眼患者禁用。7 岁以下儿童及 40 岁以上患者禁用。

（五）抗青光眼药

1. 拟胆碱药

（1）毛果芸香碱

①别名

匹罗卡品。

②作用与用途

适用于治疗闭角型青光眼，原发性开角型青光眼，调节性内斜视等。

③用法与用量

滴眼液：每次 1~2 滴，每日 3~4 次。治疗闭角型青光眼，急性期：用 1%~2% 滴眼液，每 10~15min 滴眼 1 次，共 2~3h。如无效，应给予口服碳酸酐酶抑制药，或静脉滴注高渗降压剂。前期和先兆期：不能做虹膜切除手术的病例，如一眼在急性期已作处理，而另一"正常眼"仍应使用缩瞳药，以防止发展为急性期闭角型青光眼。间歇期：用 0.5% 毛果芸香碱每晚滴 1 次即可，因高于 0.5% 的滴眼液或增加点药次数，容易引起虹膜充血，发炎，加速房角粘连及病情发展。眼膏：每晚涂眼 1 次。

④不良反应

局部滴眼可能有变态反应，长期使用可能会损害角膜上皮细胞和促进近视的发展，还可导致强直性瞳孔缩小或瞳孔后粘连，特别是单纯性青光眼患者更易发生，高浓度毛果芸香碱滴眼液频繁滴眼可引起吸收中毒，在数小时内可发生水肿、流涎、出汗、恶心、呕吐、腹痛、支气管痉挛、呼吸中枢受抑制等，故滴眼后留在结膜囊内的多余药液应拭去，以免药液从鼻泪管吸收，造成全身中毒，可引起调节性痉挛。

⑤注意事项

如需长期应用，应与左旋肾上腺素等具有散瞳作用的抗青光眼药物交替使用，以防止强直性瞳孔缩小或瞳孔后粘连。

（2）毒扁豆碱

①别名

依色林、Eserine。

②作用与用途

适用于青光眼、调节肌麻痹等。

③用法与用量

滴入结膜囊内，用量视病情而定。

④注意事项

用药后要压迫泪囊，以防吸收中毒。溶液避光保存，变红则不宜使用。

2. 拟肾上腺素药

（1）左旋肾上腺素

①别名

L-Epinephrine。

②作用与用途

适用于开角型青光眼：具有降压效果好和维持时间长的优点。因滴眼后不引起调节改变，更适合于青年青光眼和晶状体浑浊的青光眼患者使用，若和缩瞳药交替使用可抵消其散瞳作用，并增加视力，在继发性开角型青光眼的急性炎症期，使用本品有助于消炎和降低眼压。此外，也可用于治疗外伤性青光眼和青光眼睫状体炎综合征。用于已切除周边虹膜的闭角型青光眼：局部滴本品散大瞳孔，对未经手术的闭角型青光眼禁用，但对已进行周边虹膜切除的患者滴眼有散瞳和降眼压作用，对残留的外流障碍亦十分有用，可获得最大的降眼压效果，滴眼 2h 后作用显著，至少维持 8h。

③用法与用量

滴眼液：每次 1~2 滴，每日滴眼 2 次。

④不良反应

滴眼后可出现眼痛、头痛及结膜充血等症状，对无晶状体眼的青光眼患者常引起黄斑囊样水肿。个别患者可能发生过敏性眼睑炎及角膜水肿等。

⑤注意事项

本品遇光易变色，应放阴凉处避光保存，如颜色变暗变红不应再用；高血压，甲状腺功能亢进、心脏病及单纯疱疹病毒感染者（上皮型）禁用：2~8℃避光保存。

（2）溴莫尼定

①别名

阿法根、酒石酸溴莫尼定、alphagan、briomonidine、tartrate。

②作用与用途

本品适用于降低开角型青光眼及高眼压症患者的眼内压。部分患者长期使用本品时，其降低眼内压的作用逐渐减弱。作用减弱出现的时间因人而异，因此应予以密切监视。

③用法与用量

滴眼液：每次 1 滴，每日 2 次。眼内压在下午达高峰的患者或眼内压需额外控制的患者，下午可增加 1 滴。

④不良反应

有 10%~30% 的受试者曾出现以下不良反应：按顺序排列，包括口干、眼部充血、烧灼感及刺痛感、头痛、视物模糊、异物感、疲劳/倦怠、结膜滤泡、眼部变态反应以及眼部瘙痒。有 3%~9% 的受试者曾出现以下不良反应：按顺序排列，包括角膜染色/糜烂、畏光、眼睑红斑、眼部酸痛/疼痛、眼部干燥、流泪、上呼吸道症状、眼睑水肿、结膜水肿、头晕、睑炎、眼部刺激、胃肠道症状、虚弱无力、结膜变白、视物异常以及肌肉痛。有不足 3% 的患者曾出现不良反应：包括眼睑痂、结膜出血、味觉异常、失眠、结膜分泌物增多、精神抑郁、高血压、焦虑、心悸、鼻干以及昏厥。

⑤注意事项

严重心血管疾患的患者使用时仍应谨慎。由于未进行肝或肾功能受损患者使用本品的研究，故在治疗此类患者时应慎用。精神抑郁、大脑或冠状动脉功能不全、雷诺现象、直立性低血压、血栓闭塞性脉管炎的患者，使用本品均应慎用。本品中使用的保存剂为苯扎氯铵，而苯扎氯铵有可能被软性接触镜吸收。因此应向戴软性接触镜的患者说明在滴用本品后至少等 15min 再佩戴眼镜。与各种肾上腺素能受体激动剂一样，本品也可使某些患者产生疲劳或倦怠，因此应提醒从事危险作业的患者使用本品有出现精神集中力下降的可能性。

（3）地匹福林

①别名

肾上腺素异戊酯、特戊肾上腺素、保目明、普鲁品、Propine、Diopine、Dipivaly、Epinephrine、DPE。

②作用与用途

适用于慢性开角型青光眼、色素性青光眼、新生血管性青光眼。

③用法与用量

滴眼，每次 1 滴，每日 2 次，滴后用手指压迫内眦角泪囊部 3~5min。

④不良反应

滴眼后对血压和心率影响较小，但能引起散瞳（未经手术的闭角型青光眼禁用）和无晶状体性黄斑病变。局部滴眼后有轻度烧灼和刺痛感，其他有滤泡性结膜炎、结膜血管收缩后反跳性充血等，停药后消失。

⑤注意事项

本品禁用于闭角型青光眼、高血压、甲状腺功能亢进症患者。哺乳期妇女慎用。

3. β受体阻滞药

（1）噻吗洛尔

①别名

噻吗心安、Timoptic。

②作用与用途

适用于慢性开角型青光眼、无晶状体青光眼、继发性青光眼及高眼压症的治疗。与毛果芸香碱或左旋肾上腺素联合有增效作用。

③用法与用量

滴眼液：每次1~2滴，每日2次。

④不良反应

偶尔出现变态反应、头痛、疲倦、恶心等。

⑤注意事项

β受体阻滞药可引起支气管平滑肌和心肌的兴奋性增高，对慢性支气管哮喘、窦性心动过缓、右心室衰竭继发肺性高血压、充血性心力衰竭及有心脏病史者禁用。孕妇慎用。

（2）复方噻吗洛尔

①别名

弗迪、Fotil。

②作用与用途

适用于青光眼及高眼压症。

③用法与用量

滴眼液：滴眼，成人每次1滴，每日2次。眼膏：涂眼，每晚1次。

④不良反应

可引起轻微眼部刺激感，孔缩小，年轻患者往往出现一时性的近视和暗视力下降。偶尔引起心率降低和血压下降，结膜充血、嗜睡和头痛，极少数患者可能出现可逆性的眼干、点状角膜损伤、轻度的结膜炎和眼睑炎、气管疼痛、心律不齐和头痛、过敏等。

⑤注意事项

禁用于心功能不全、心动过缓或房室传导阻滞、哮喘或重度阻塞性肺疾患、急性虹膜炎、角膜损伤患者及小儿。因本品中的防腐剂可能会在软性隐形眼镜上产生沉淀物，滴眼时应摘下隐形眼镜，滴眼15min后再装用。本品应置于2~8℃避光保存。

（3）卡替洛尔

①别名

美开朗、Mikelan。

②作用与用途

适用于原发性青光眼、高眼压症及其他类型青光眼。

③用法与用量

滴眼，每次1滴，每日2次。滴于结膜囊内，滴后用手指压迫内眦角泪囊部3~5min。效果不明显时，改用2%制剂，每次1滴，每日2次。

④不良反应

偶见下列局部不良反应：视物模糊、畏光、角膜着色，出现暂时性眼烧灼、眼刺痛及流泪、结膜充血。长期连续用于无晶状体眼或眼底病变者时，偶可发生黄斑部水肿、浑浊，故需要定期测定视力，进行眼底检查。偶见下列全身不良反应：心率减慢、呼吸困难、无力、头痛、头晕。罕见不良反应：恶心。

⑤注意事项

禁用于支气管哮喘者或有支气管哮喘史者，严重慢性阻塞性肺部疾病。窦性心动过缓，Ⅱ度或Ⅲ度房室传导阻滞，明显心力衰竭，心源性休克。对有明显心脏疾病患者应用本品应监测心率。本品含氯化苯烷胺，戴软性角膜接触镜者不宜使用。

（六）防治白内障的药物

1. 抗氧化作用类药

（1）谷胱甘肽

①别名

依士安、去白障、Isethion、Tathion、Thioglutan。

②作用与用途

适用于早期各类白内障，也可用于治疗单纯疱疹性角膜炎。

③用法与用量

滴眼，每次1~2滴，每日3~4次。使用时将主药于溶酶中溶解后使用。

（2）法可林

①作用与用途

适用于老年性、先天性、外伤性、并发性白内障的防治，以早期应用效果较好。

②用法与用量

滴眼，每次 1~2 滴，每日 4~6 次。

（3）吡诺克辛钠

①别名

卡他灵、卡林优、白内停。

②作用与用途

适用于老年性、糖尿病性及其他类型的白内障。

③用法与用量

滴眼，每次 1~2 滴，每日 4 次。部分制剂使用时将主药片于溶酶中溶解后使用。

④不良反应

对极少数患者偶有弥散性表层角膜炎、睑缘炎、结膜充血、刺激感、瘙痒等症状。出现以上症状时，应停止用药，停药后可自行缓解。

⑤注意事项

当片剂投入溶剂后，应连续使用，在 20d 之内用完。本品宜避光、密闭保存，若外出时，也可随身携带使用。

2. 营养类药

（1）利眼明

①作用与用途

适用于早期老年性白内障的辅助治疗。

②用法与用量

滴眼，每次 1~2 滴，每日 3~4 次。

（2）氨碘肽

①作用与用途

适用于早期老年性白内障、玻璃体混浊等眼病的治疗。

②用法与用量

滴眼，每次 1~2 滴，每日 3~4 次。

③不良反应

少数病例滴眼后有局部刺激感和（或）结膜囊分泌物增多，一般在继续用药过程中症状会减退或消失。极少数特异性过敏体质的患者使用本品后可能出现结膜、眼睑充血和严重不适感。

④注意事项

开启后应在 1 周内用完，如发现药液浑浊，切勿再用。如出现碘过敏应停药。如用药后有持续性结膜充血或刺痛不适感，应停药就诊。甲状腺功能亢进者和低血压或其他内分泌紊乱者慎用。

3. 视明露

①作用与用途

适用于老年性白内障和外伤性、糖尿病性白内障，适用于由多种原因引起的白内障所产生的视觉模糊症。

②用法与用量

滴眼，每次 1~2 滴，每日早、晚用药。

③不良反应

有一过性刺激症状，个别患者会引起变态反应。若发生过度刺激症状，最好将药液适当稀释或停止使用，如过度刺激扩展，应立即找医生检查。

④注意事项

禁用于对本品过敏者。

（七）皮质醇类

1. 醋酸可的松

①作用与用途

适用于虹膜睫状体炎、虹膜炎、角膜炎、过敏性结膜炎等。

②用法与用量

滴眼液：滴眼，每次 1~2 滴，每日 3~4 次，用前摇匀。眼膏：每晚睡前 1 次，涂于结膜囊内。

③不良反应

长期频繁用药可引起青光眼、白内障。

④注意事项

眼部细菌性或病毒性感染时应与抗生药物合用。单纯疱疹性或溃疡性角膜炎禁用。

2. 醋酸泼尼松

①作用与用途

适用于过敏性结膜炎、角膜炎、结膜炎、睑炎、眼红、泪囊炎等。

②用法与用量

涂于眼睑内，每日 3 次。

③不良反应

可诱发真菌性眼睑炎、上传性角膜炎、青光眼，频繁长期使用也可出现全身性不良反应。

④注意事项

单纯疱疹性或溃疡性角膜炎禁用（可恶化病变以发展成非可逆性角膜混浊）。眼部细菌性或病毒性感染时应与抗菌药物合用。应定期检查眼压和有无疱疹性角膜炎或真菌性角膜炎早期征象。

3. 醋酸氢化可的松

①作用与用途

适用于虹膜睫状体炎、角膜炎、虹膜炎、结膜炎等。

②用法与用量

滴眼液：滴眼，每日 3~4 次，用前摇匀。眼膏：涂于眼睑内，每日 3 次。

③不良反应

长期频繁用药可引起青光眼、白内障，大剂量时可能引起眼睑肿胀。

④注意事项

单纯疱疹性或溃疡性角膜炎禁用。眼部细菌性或病毒性感染时应与抗菌素药物合用。青光眼者慎用。孕妇慎用。

4. 地塞米松

①别名

氟美松。

②作用与用途

适用于外眼炎症，如急性及慢性结膜炎、过敏性睑缘炎、巩膜炎、葡萄膜炎、虹膜睫状体炎、角膜移植排斥反应及术后炎症反应等。

③用法与用量

滴眼，每次 1~2 滴，每日 1~4 次。

④不良反应

长期或大剂量使用激素类药物可能引起青光眼，视神经损伤，视野缺损，激素性白内障，激素性上睑下垂，激素性葡萄膜炎，角膜、巩膜变薄及穿孔。

⑤注意事项

对本药过敏者禁用。

5. 泼尼松龙

①别名

百力特、Pred Forte。

②作用与用途

适用于眼球结膜、角膜及其他眼前节组织对糖皮质激素敏感的炎症。

③用法与用量

滴眼，每次 1 滴，每日 2~4 次。治疗开始的 24~48h 可以每小时滴 2 滴，不宜中途终止治疗，注意逐步减量停药。

④不良反应

长期或大剂量地使用激素类药物可能引起眼压升高，导致视神经损害、视野缺损；也可能导致后囊下白内障形成，继发眼部真菌或病毒感染；角膜、巩膜变薄的患者，使用后可能引起眼球穿孔；另外可能引起伤口愈合延缓。含糖皮质激素的制剂也可能引起急性眼前节葡萄膜炎或眼球穿孔。偶有报道眼部应用糖皮质激素引起瞳孔散大、眼睛调节能力降低和上睑下垂。

⑤注意事项

禁用于抗感染治疗的急性化脓性眼部感染，急性单纯疱疹病毒性角膜炎（树枝状角膜炎）、牛痘、水痘及其他大多数的角结膜病毒感染，以及对该药成分过敏者。急性眼部化脓性感染时局部应用糖皮质激素，可能掩盖病情或使病情恶化。糖皮质激素的长期应用可抑制眼部的免疫反应，从而增加眼部继发感染的可能性。

6. 氟米龙

①别名

氟甲龙、氟美瞳、拂雷、Flucon、Oxylone、FML。

②作用与用途

适用于对本品敏感的眼球结膜、角膜及其他眼前节组织炎症，以及 PRK 术后的抗感染治疗。

③用法与用量

滴眼，每次 1~2 滴，每日 2~4 次。

④不良反应

本品长期使用可引起眼压升高、激素性青光眼，偶致视神经损害、激素性白内障、继发性眼部感染、眼球穿孔和延缓伤口愈合。

⑤注意事项

禁用于急性单纯疱疹病毒性角膜炎、眼组织的真菌感染、接种牛痘及水痘病毒感染、大多数其他病毒性角膜和结膜感染、眼结核及对本品过敏者。治疗期间，应常测眼压。

（八）非类固醇消炎药

1. 吲哚美辛

①别名

消炎痛、露奇、Indocin。

②作用与用途

用于眼部的多种感染性和非感染性炎症，如角膜炎、结膜炎、虹膜睫状体炎、巩膜炎、春季卡他性结膜炎、色素膜渗出性炎症及电光性眼炎等。

③用法与用量

滴眼，用时摇匀，每次1~2滴，每日3~4次。不良反应：滴眼有短暂烧灼、刺痛。

④注意事项

非激素类抗炎药滴眼液长期使用安全系数高，没有激素不良反应；对某些因前列腺素作用引起的血管通透性增加，渗出液增多的病变，如非感染性睫状体炎、玻璃体炎及色素膜渗出性炎症等，使用激素类滴眼药疗效往往不理想，而非类固醇消炎药则效果良好，且有镇痛作用。但对内源性葡萄膜炎、交感性眼炎等免疫性炎症疗效则不如激素类。

2. 酮咯酸氨丁三醇

①别名

安贺拉、酮咯酸氨丁三醇、Ketorolac Tromethamine、Acular。

②作用与用途

适用于暂时解除季节性过敏性结膜炎所致的眼部瘙痒，也可用于治疗白内障摘除术后的炎症反应。

③用法与用量

滴眼，每次1滴，每日4次，连用2周。

④不良反应

可见暂时性的刺痛及烧灼感，少见变态反应、浅层眼部感染、浅层角膜炎，以及眼部干燥、角膜浸润、角膜溃疡及视力模糊。

⑤注意事项

本品应慎用于对乙酰水杨酸、苯乙酸衍生物及非类固醇消炎药有变态反应者，已知有出血倾向或因接受其他药物可致出血时间延长的患者；孕妇及哺乳期女性。避光保存于15~25℃。

3. 双氯芬酸钠

①别名

迪非。

②作用与用途

适用于眼部的多种感染性和非感染性炎症，如角膜炎、结膜炎、虹膜睫状体炎、巩膜炎、葡萄膜炎、春季卡他性结膜炎、电光性眼炎等及手术后的抗感染治疗。

③用法与用量

滴眼，通常眼手术前滴眼4次，分别为手术前3h、2h、1h及30min各1次，每次1~2滴。眼手术后，每次1滴，每日4次。非手术滴眼，每次1滴，每日4~6次。

④不良反应

未见明显不良反应。

⑤注意事项

本品与缩瞳药不宜同时使用。青光眼患者术前3h停止使用。

（九）抗变态反应药

1. 变态反应介质阻释剂

（1）色甘酸钠

①别名

宁敏、咽泰、Intal。

②作用与用途

适用于春季卡他性结膜炎及其他过敏性眼病。

③用法与用量

滴眼，每次1~2滴，每日4次，重症患者每小时1次。

④不良反应

滴眼后有轻微刺痛感但可耐受。

（2）洛度沙胺

①别名

阿乐迈、乐免敏、草氨酸氨丁三醇、Alomide、Lodoxamid、Trome-thamine。

②作用与用途

本品适用于各种过敏性眼病、春季卡他性结膜炎、卡他性结膜炎、巨大乳头性睑结膜炎、过敏性或特异反应性角结膜炎。本品还对那些速发性变态反应（或肥大细胞）引起的炎症性眼病有效。

③用法与用量

滴眼，成人及儿童每次1~2滴，每日4次。

④不良反应

本品一般耐受性良好，最常见的不良反应是滴药后轻微短暂的眼部不适感，如灼热、刺痛、瘙痒和流泪，约在8.7%的患者中发生。

⑤注意事项

对洛草氨酸或本品其他成分高度敏感者禁用。孕妇慎用。与所有含有氯化苄烷胺的制剂一样，软性（亲水性）角膜接触镜佩戴者用药时勿佩戴角膜接触镜。需在中止滴药后数小时方可戴镜。勿任意增加规定的滴药次数。

（3）吡嘧司特钾

①别名

研立双、Alegysal。

②作用与用途

适用于过敏性结膜炎、春季卡他性结膜炎。

③用法与用量

滴眼，每次1滴，每日5~6次。

④不良反应

个别患者使用本品会出现结膜充血、刺激感等症状。

⑤注意事项

对本品有过敏症，如眼睑炎、眼睑皮肤炎等症状时停止使用。室温保存（1~30℃）。

2. 抗组胺药

（1）酮替酚

①别名

贝卡明、富马酸酮替酚。

②作用与用途

适用于过敏性结膜炎、角膜炎、春季卡他性结膜炎等。

③用法与用量

滴眼，每次 1~2 滴，每日 4 次。

（2）依美斯汀

①别名

埃美丁、Emadine。

②作用与用途

可用于缓解过敏性结膜炎的体征和症状，3 岁以上儿童、成人可安全使用。

③用法与用量

患眼每次 1 滴，每日 2 次。

④不良反应

最常见的不良反应是头疼，小于 5% 的患者可能出现下列并发症，如流泪、乏力等。

⑤注意事项

对富马酸依美斯汀中任何成分过敏者禁用，3 岁以下小儿用药的安全性尚未确立。

（十）人工泪液

1. 右旋糖酐-70

①别名

泪然、Tears Naturale Ⅱ。

②作用与用途

减轻眼部干燥引起的灼热、刺激感等不适症状，保护眼球免受刺激，减轻由于暴露于风沙或阳光下造成的眼部不适。

③用法与用量

根据病情需要滴眼，每次 1~2 滴。

④不良反应

使用后如果感到眼部有疼痛、视物模糊、持续性充血及刺激感或病情加重持续 72h 以上时，应停药并进行诊治。

⑤注意事项

药液变色或浑浊时勿用。

2. 羟丙甲纤维素

①别名

怡然、人工泪液、Artificial Tears、HPMC。

②作用与用途

滋润泪液分泌不足的眼睛，消除眼部不适。戴硬性隐形眼镜时也可使用。

③注意事项

使用后如眼部持续刺激，则停止使用。切勿将滴瓶头接触眼睑及其他表面，以防污染。本产品含有氯化苄烷胺，戴软性隐形眼镜时不宜使用。

④用法与用量

成人及儿童均可使用。每次 1~2 滴，每日 3 次。

3. 玻璃酸钠

①别名

透明质酸钠、爱丽、Hialid。

②作用与用途

适用于眼干燥病、手术后、外伤和戴隐形眼镜等引起角膜上皮损伤的患者。

③用法与用量

滴眼，每日 5~6 次，可根据症状适当增减。

④不良反应

个别患者会出现瘙痒感、刺激感等症状。戴软性隐形眼镜患者须取下隐形眼镜后才使用本品。

三、洗眼液

（一）氯化钠

1. 作用与用途

可用于眼部异物伤口的冲洗，也可用于急性结膜炎及术前结膜囊的冲洗。

2. 用法与用量

洗眼。

（二）硼酸

1. 作用与用途

可用于急性结膜炎、过敏性眼炎、睑缘炎、碱性化学烧伤等的结膜囊冲洗。

2. 用法与用量

洗眼。

（三）升汞

1. 作用与用途

可用于术前洗眼以杀灭眼部的细菌。

2. 用法与用量

洗眼。

3. 注意事项

冲洗后再用灭菌生理盐水将眼部残存的升汞彻底冲净。升汞对破损组织有较强烈的刺激性，用时应注意。

四、眼科术中用药

（一）透明质酸钠

1. 别名

爱维、玻璃酸钠、海诺特、派隆、奇胜、Amvisc、Amvisc Plus、Duovisc。

2. 作用与用途

透明质酸可在包括眼房水及玻璃体液在内的组织和细胞内液中广泛分布。透明质酸钠黏液应用于眼部外科手术中，通过一根细管或针将本品引人前房或后房部位，使组织得到分离，免受手术损伤。透明质酸和透明质酸钠也可关节内注射，并已试用于关节炎的治疗。眼科手术辅助用药，用于白内障囊内、囊外摘除术，抗青光眼手术，角膜移植手术等。

3. 用法与用量

术中眼内注射：1%~1.4%溶液适量。

4. 不良反应

眼内注入可引起一过性眼压升高，需予以对症处理。

5. 注意事项

禁用于对本品任何成分过敏者。本品应置于 2~8℃储藏，忌 0℃以下保存。

（二）羟丙甲纤维素

1. 别名

HPMC、Ocucoat、Isopto Tears。

2. 作用与用途

作为眼科手术辅助剂，眼前节手术中注入前房，使前房加深，便于手术操作。用于白内障囊内、囊外摘除术，抗青光眼手术，角膜移植手术等，亦用于干眼症治疗。

3. 用法与用量

前房注入 0.2~0.5mL，术后需将该药物冲洗出前房。

4. 不良反应

手术中前房如有残留物，则术后短时间内眼压升高。

5. 注意事项

使用后如眼部持续刺激，则停止使用。保存时应旋紧瓶盖，并于室温（8℃~30℃）下保存。

（三）硫酸软骨素 A

1. 别名

康得灵、硫酸软骨素 A 钠、CSA。

2. 作用与用途

适用于白内障人工晶状体植入术、角膜移植术等。

3. 用法与用量

前房注入：10%~20%溶液适量。

4. 不良反应

极少数患者偶有发痒、红肿等过敏现象发生。注意事项：粘弹性不如透明质酸钠。

（四）平衡盐溶液

1. 别名

BSS、必施。

2. 作用与用途

可用于玻璃体切割术时灌注入玻璃体腔作为置换液体、白内障手术时的前房灌注液以及穿透角膜移植术终形成前房。

3. 用法与用量

前房或玻璃体腔注入适量。

4. 不良反应

当角膜内皮异常时，灌注或其他创伤会导致角膜病变。

5. 注意事项

不宜做静脉注射，避免加热。

（五）必施佳

1. 作用与用途

可用于玻璃体视网膜手术中玻璃体腔灌注。

2. 用法与用量

玻璃体腔注入适量。①250mL 无菌溶液，每毫升溶液含：氯化钠 7.44mg，氯化钾 0.395mg，磷酸二氢钠 0.433mg，碳酸氢钠 2.19mg，盐酸和（或）氢氧化钠（用于调节酸碱度），溶于注射用水中。②20mL 浓缩液，每毫升溶液含二水合氯化钙 3.85mg，六水合氯化镁 5mg，葡萄糖 23mg，二硫谷胱甘肽（氧化硫谷胱甘肽）4.6g，溶于注射用水中。将②加入①中，配成溶液每毫升含氯化钠 7.14mg，氯化钾 0.38mg，磷酸二氢钠 0.42mg，碳酸氢钠 2.10mg，二水合氯化钙 0.154mg，六水合氯化镁 0.2mg，葡萄糖 0.92mg，二硫谷胱甘肽（氧化硫谷胱甘肽）0.184mg，盐酸和（或）氢氧化钠（用于调节 pH），溶于注射用水中，pH 约为 7.4。

3. 不良反应

偶有角膜混浊。

4. 注意事项

两部分完全相溶才能使用，开盖后 6h 内使用。

（六）复方电解质眼内冲洗液

1. 别名

世可。

2. 作用与用途

眼科手术辅助用药，用于眼内冲洗。

3. 用法与用量

做眼内冲洗时，按以下用量，根据手术方式和时间适当增减。白内障手术 20~500mL；玻璃体手术 50~4000mL；青光眼手术 20~500mL，也可用于外眼冲洗。

4. 注意事项

只供眼冲洗用，禁注射。因本品不含防腐剂，使用后剩余的残液要倒掉，以免产生二次污染。

（七）硅油

1. 作用与用途

可用于其他充填物难以治愈或治疗失败的复杂性视网膜脱离、合并增生性玻璃体视网膜病变的视网膜脱离、巨大裂孔性视网膜脱离、后极部裂孔的视网膜脱离、牵拉性视网膜脱离等。

2. 用法与用量

手术医生酌情使用。

3. 不良反应

硅油充填的术中并发症有视网膜及视网膜下出血、视网膜新裂孔形成、硅油异位。硅油充填的术后并发症有白内障、青光眼、低眼压、角膜病变、硅油乳化、视网膜毒性。

（八）过氟三丁烷胺

1. 别名

重水、过氟化碳液体、DK-line、F-Decalin、全氟萘烷。

2. 作用与用途

作为液体器械用于视网膜病变手术，巨大视网膜裂孔手术，晶状体、人工晶状体脱入玻璃体腔的手术处理。

3. 用法与用量

手术医生酌情使用。

4. 不良反应

术中并发症，如过氟三丁烷胺进入视网膜下，在液泡周围产生小滴残留，分散乳化，影响眼底观察，不易吸净。术后并发症，如过氟化碳液体残留，大滴残留应取出，小滴残留长期观察无特殊影响。

5. 注意事项

有原发性青光眼病史者禁用。

（九）吲哚菁绿

1. 作用与用途

可用于黄斑部手术中内界膜的染色。

2. 用法与用量

术中玻璃体切除后，气液交换，然后于后极部黄斑区注入少量 0.5% 的 ICG，10~30s 后将 ICG 吸取干净。

3. 不良反应

高浓度时可能对视网膜有毒性。

4. 注意事项

用附带的灭菌注射用水稀释，不能用其他溶液，如生理盐水等。注意浓度一般不超过 0.5%，另外染色时间不需过长，染色范围也不需过大（直径 3PD 左右）。

（十）台盼蓝

1. 别名

Typan Blue。

2. 作用与用途

可用于成熟期白内障、全白内障前囊染色。

3. 用法与用量

白内障术中前房穿刺后，前房注入少量 0.3% 台盼蓝（0.1L），5~10s 后用生理盐水冲洗干净。

4. 注意事项

浓度为 0.3%，注入量不要太大。

第二节 眼科治疗方法

一、滴眼液法

（一）目的

1. 治疗眼病

是眼病治疗的主要手段之一，如眼部的炎症、过敏、药物控制眼压等。

2. 眼部检查

荧光素染色检查，检查角膜上皮有无脱落和损伤。

3. 散瞳和缩瞳

散瞳查眼底、验光和内眼手术。通过缩瞳降低眼压。

（二）操作方法

1. 双分上、下眼睑法

患者取坐位或仰卧位，头稍后仰，操作者用左手拇、示指分开上、下眼睑，嘱患者眼向上注视，暴露下穹隆，右手持眼液滴 1~2 滴在结膜囊内，轻提上睑，用棉球将溢出的眼液擦干，嘱患者闭眼休息 3~5min。

2. 提上眼睑法

患者取坐位或仰卧位，头稍后仰，操作者用左手拇、示指轻提上睑，嘱患者眼向下注视，暴露下穹隆，右手持眼液滴 1~2 滴在结膜囊内，嘱患者闭眼，用棉球将溢出的眼液擦干，嘱患者闭眼休息 3~5min。

3. 分下眼睑法

患者取坐位或仰卧位，头稍后仰，操作者用左手拇、示指轻拉下睑，嘱患者眼向上注视，暴露上穹隆，右手持眼液滴 1~2 滴在结膜囊内，嘱患者闭眼，用棉球将溢出的眼液擦干，嘱患者闭眼休息 3~5min。此操作方法适用于上眼睑肿胀和内眼手术后切口未愈者。

（三）注意事项

第一，滴眼液前应洗手或用速干手消毒液，防止交叉感染的发生。

第二，严格执行查对制度滴眼液之前应认真检查眼液的质量（有无混浊及沉淀），有效期、药名、眼别等，如为住院患者滴药，应严格遵循三查七对的操作原则，尤其是核对标志腕带，防止医疗差错的发生。

第三，滴眼液时应将眼部的脓性分泌物或软膏擦净，保证治疗效果。

第四，先滴健眼后滴患眼，为传染性结膜炎患者滴眼液时应保证一眼一支眼液。

第五，先滴眼液后涂眼膏，先滴刺激性弱的再滴刺激性强的滴眼液，如滴用多种滴眼液，滴药顺序是水溶液、混悬液（如妥布霉素地塞米松滴眼液）、油性液（如环孢素滴眼液）。

二、涂眼膏法

（一）目的

第一，内眼手术后或外伤，需要长时间包扎的患者。

第二，治疗眼睑闭合不全，防止暴露性角膜炎的发生。

第三，睑球粘连的分离。

（二）操作方法

1. 软管法

患者取坐位或仰卧位，操作者用左手示指拉开下睑，嘱患者眼球向上转动，暴露下穹隆，右手持软管将眼膏挤入下穹隆，闭眼休息。

2. 玻璃棒法

患者取坐位或仰卧位，操作者用左手示指拉开下睑，嘱患者眼球向上转动，暴露下穹隆，用玻璃棒蘸取眼膏少许，将眼膏连同玻棒从外眦部平放入结膜囊，闭眼，慢慢捻转取出玻棒。

（三）注意事项

第一，严格执行查对制度，防止用药错误。

第二，操作前注意检查玻璃棒的头端是否光滑和钝圆，有无破损，防止刺伤结膜。

第三，软管眼膏每次使用前应疑为污染，将前段眼膏挤出少许，弃之不用。

第四，涂眼膏时不要将眼睑和睫毛卷入结膜囊，避免刺激角膜。

第五，玻璃棒应保持无菌，每次用后及时消毒备用。

三、泪道冲洗

（一）目的

第一，检查泪道有无狭窄或阻塞。

第二，向泪道内注入药物，治疗慢性泪囊炎。

第三，内眼术前冲洗泪道。防止术后感染。

（二）方法

患者取坐位或仰卧位，将浸湿卡因溶液的棉片放在上、下泪小点之间，嘱附患者闭眼3~5min，先用泪点扩张器扩大泪点，冲洗时拉开下睑，眼球向上转动，暴露泪小点，右手持注射器将针头插入泪小点，垂直进针1~1.5mm转向水平方向再进入5~6mm，注入冲洗液。冲洗时应注意观察冲洗液流出的方向及有无脓性分泌物，准确判断冲洗结果。通畅者，注入液体自鼻孔流出或患者感觉咽喉部有水流入；如冲洗液从原路返回，为泪小管阻塞；冲洗液从上泪小点流出，为鼻泪管或泪总管阻塞，伴有脓性分泌物溢出，为慢性泪囊炎；如注入液体通而不畅，有液体从鼻腔流出，提示有鼻泪管狭窄。

（三）注意事项

第一，泪点狭小者，先用泪点扩大器扩大泪点再冲洗。

第二，进针有阻力时，不可强行进针，防治穿破泪道形成假道。

第三，冲洗时如发现皮下气肿应停止冲洗，必要时口服抗生素。

第四，不要反复冲洗，避免黏膜损伤或粘连引起泪小管阻塞。

第五，急性炎症时不宜进行泪道冲洗。

四、结膜囊冲洗

(一) 目的

第一，清除结膜囊内异物及脓性分泌物。

第二，减轻酸碱化学性物质对眼组织的损伤。

第三，手术前清洁结膜囊，防止术后感染。

(二) 操作步骤

患者取坐位或仰卧位，头偏向一侧，受水器（或弯盘）放在颞侧或面颊部，分开上下眼睑，冲洗结膜囊，嘱咐患者眼球向各个方向转动，轻轻拉动眼睑，注意将结膜囊冲洗干净，尤其是穹隆结膜皱褶较多，要反复冲洗，直至干净为止。

(三) 注意事项

第一，分泌物较多或有眼膏时，先用干棉球擦净，以免影响冲洗效果。

第二，向患者解释操作的步骤，取得配合。

第三，结膜囊冲洗前，先用冲洗液过面颊部，给患者有所示意，避免在患者毫无准备的情况下冲洗而急躁。

第四，酸碱化学物质烧伤时，性质明确选用中和液进行冲洗，性质不明确时选用注射用水或生理盐水。

第五，冬季气温低时，可将冲洗液适当加温使患者感到舒适，温度以 32℃～37℃为宜。

五、球结膜下注射

(一) 目的

为使药物在眼内获得较高的浓度，达到致病目的，常采用眼结膜下注射。其方法是将药液注入球结膜与巩膜的疏松间隙内，提高药物在眼内的浓度，延长作用时间，同时刺激局部血管扩张，渗透性增加，有利于新陈代谢和炎症吸收。常用于治疗眼前节疾病。

(二) 操作方法

操作前洗手，患者取坐位或仰卧位，结膜囊滴表面麻醉剂（0.5%丁卡因溶液或盐酸奥布卡因滴眼液）1~2次，每次1滴。充分麻醉后用左手分开眼睑，嘱患者固视，右手持注射器抽吸药液，针头与眼球成10°~15°角，进针方向与角膜缘平行，避开血管刺入结膜下，缓慢注入药物，见球结膜鱼泡样隆起。

（三）注意事项

第一，严格执行查对制度，认真核对患者的姓名、眼病、药物的名称、浓度、剂量和有效期。

第二，操作前向患者解释操作的步骤、取得患者的配合。

第三，需多次注射的患者同一部位不能反复注射，防止粘连。

第四，进针时针尖不能向着角膜，避免划伤角膜。

第五，刺激性强的药物不可行结膜下注射。

六、球后注射

（一）目的

内眼手术时的球后麻醉、治疗眼底疾病。

（二）操作方法

患者取仰卧位，核对医嘱、患者姓名、眼别无误后，消毒下睑皮肤，嘱患者向鼻上方注视，在眼眶下缘的外、中1/3交界处将注射器针头垂直刺入皮肤约20mm转鼻上方倾斜30°角，入针达30~35mm时抽吸无回血后缓慢推注药液。

（三）注意事项

第一，严格执行查对制度和无菌操作原则。

第二，进针深度<35mm，如有抵触感，停止进针。

第三，反抽注射器如有回血，应立即拔针，并积极给予处理。

第四，注射完毕，用手掌轻压迫眼球3~5min。

第五，注射后出现眼球突出、运动受限为球后出血，应加压包扎。

七、眼表异物剔除术

（一）目的

取出角膜表层或结膜表层的异物，减轻刺激症状，避免感染。

（二）操作方法

取仰卧位或坐位，表面麻醉，嘱患者固视，表浅异物可用棉签擦去，如异物嵌入较深可用异物铲或灭菌注射器剔除，涂抗生素眼膏，敷料遮盖。

（三）注意事项

第一，所有物品必须无菌，严格执行无菌操作。

第二，木刺类植物异物可用镊子夹出。

第三，深层异物应在手术室用手术显微镜进行手术，铁性异物可用磁铁吸出。

第四，多发性角膜浅层异物，可分期取出。

第五，铁质异物将锈环一并剔除。

第三章　眼外伤

第一节　眼部创伤与钝挫伤

一、眼部创伤

眼球及其附属器因受外力或锐器如刀、剪、针、钢片、竹片等的损害，使其组织遭受破坏，统称眼部创伤。如眼球壁发生裂伤，使眼球内部与外界沟通，则称为穿孔伤。眼球穿孔伤是较为常见，且较为严重的创伤，不论其伤口大小如何，都有可能引起眼内感染，眼内异物存留和交感性眼炎，以致对双眼视力产生严重的威胁，必须积极抢救处理。

（一）眼睑裂伤

眼睑裂伤深度各异，深者要警惕眶骨或眼球创伤的可能。

治疗：

眼睑伤口应予清创缝合，按下列原则处理。

第一，与睑缘及眶缘平行的小伤口，如对合良好，一般不做缝合，只需保持清洁，防止感染，可自行愈合。较大较深的伤口，应分层对位缝合。

第二，复杂的撕裂伤，创缘常不规则，需要耐心整理对合，不要轻易剪除皮肤碎片，应用小针细线"5-0"丝线缝合。以免粗大瘢痕影响眼睑活动。

第三，上下睑缘和内外眦角的位置尽可能恢复正常，以免造成睑闭合不全及眼睑内翻和外翻畸形。

第四，眼睑全层裂伤，包括睑缘裂伤，缝合的关键在于睑板对位良好，睑缘做劈裂错位缝合以免造成睑缘切迹和全层瘢痕。

（二）结膜裂伤

球结膜裂伤时应警惕巩膜的裂伤，对伤口应进行仔细检查，对伴有结膜出血水肿者尤应特别注意。

治疗：

第一，较小的结膜伤口，如无筋膜嵌顿或巩膜裂伤，无须缝合。用抗生素药水、药膏包扎可自愈。

第二，较大的裂伤或伴有筋膜脱出时，需做缝合。

（三）泪小营断裂

内眦部眼睑裂伤，常可导致泪小管断裂（尤以下泪小管为常见）在修复眼睑裂伤时，应细心寻找泪小管两端断端，予以对合，插入探针或塑料管，直接缝合，并加以固定。若内眦韧带断离时，亦应予缝合，以免造成溢泪及内眦皮肤加宽的畸形状态。

（四）角巩膜穿孔伤

诊断：

第一，有锐器外伤史，伤后有怕光、流泪、疼痛等刺激症状。

第二，视力有不同程度减退。

第三，角膜或巩膜上有穿孔伤口，小的伤口需裂隙灯检查；大的伤口常伴有眼内容脱出，包括葡萄膜、晶状体、玻璃体。

第四，由于房水外流或眼内容脱出，故眼压减低。

第五，角膜穿孔时前房变浅或消失，可伴有积血。巩膜穿孔时前房可加深。

第六，角膜穿孔伤常致晶状体损伤，引起外伤性白内障。

第七，瞳孔变形或偏位。

第八，外伤性虹膜睫状体炎或葡萄膜炎：穿孔后由于虹膜睫状体受到刺激，前房可有轻度丁道征和少量 KP，或玻璃体轻度混浊，有细小炎症细胞（灰白色颗粒）。

第九，眼内感染（前房积脓和眼内容炎）任何穿孔伤都有可能把细菌带入眼内，引起感染。一般发生在受伤后 1~7 天之内，如伤后 2~3 天疼痛加重，结膜充血显著，角膜水肿混浊，前房明显混浊或积脓，虹膜后粘连，晶状体表面有絮状黄白色渗出物，玻璃体呈黄光反射，视力急剧下降至光感，为眼内容炎。如不积极治疗，感染可向眼外发展，越过巩膜，侵入眶内组织，引起球结膜水肿、眼睑水肿、眼球突出和运动障碍，称全眼球炎。

治疗：

第一，伤口小而整齐，无虹膜组织嵌顿或脱出时，可不需缝合，受伤眼结膜下注射抗生素，滴扩瞳剂，轻压包扎，减少眼球活动。

第二，修补伤口，伤口大于3mm，起翘不平，或有组织脱出者应予缝合。先恢复或剪除脱出的虹膜，然后以"10-0"尼龙线缝合伤口，注意线结要埋入角膜内。

第三，在伴有外伤性白内障情况下，一般先做伤口修补手术：10天后再行白内障手术；如前房内皮质脱落较多，则在伤口修补时应适当做前房冲洗。

第四，巩膜伤口应与结膜伤口分层缝合，脱出的睫状体可用抗生素冲洗后推回眼内。较长的巩膜伤口，可边缝边暴露直至末端为止。离角膜缘8mm以后的巩膜伤口，缝合后应加电凝或冷凝，必要时作预防性巩膜外加压或环扎术，防止视网膜脱离。

第五，术毕结膜囊内涂抗生素和激素眼膏，如妥布霉素地塞米松眼膏，目前不做结膜下庆大霉素注射。

第六，使用1%阿托品药水或眼膏，尽量将瞳孔放大，防止虹膜后粘连。

第七，术后常规用抗生素和激素静脉滴入2~3天。

第八，有眼内感染时，按眼内炎治疗：①眼内注射抗生素，如万古霉素0.8mg，头孢他啶（复达欣）2.25mg，丁胺卡那200μg，克林霉素450ug，二性霉素5g，妥布霉布0.45μg。②玻璃体切割。

第九，在穿孔性外伤整个治疗过程中，以及后来的随访期间，都需要密切注意交感性眼炎发生的可能性。

二、眼部钝挫伤

眼球受到锐器打击产生的损伤称为眼钝挫伤。

病因：

皮带、梭子、大的金属块、高压液体和气浪冲击、拳击、球类、弹弓、泥块、砖头等击伤眼球。

（一）眼睑皮下瘀血和气肿

诊断：

第一，轻者眼睑皮下青紫色，重者眼睑高度青紫、肿胀、睁眼困难。

第二，眼眶内侧壁较薄弱，眼睑钝伤常导致筛窦纸板骨折，窦内气体进入眼睑皮下，常在用力换鼻后发生，触之有捻发音。

第三，X线片可见筛窦纸板骨折和皮下气体。

治疗：

第一，轻度皮下瘀血，一般都可自行吸收，无须治疗。

第二，眼睑血肿伴有气体时，禁忌擤鼻，必要时可用绷带加压包扎1～2天，并用抗生素预防感染。

（二）结膜下出血

诊断：

（1）结膜下有色调均匀，边界清楚的红色斑。

（2）出血多时，使球结膜呈紫红色隆起，一般1～2周后可自行消退。

治疗：

第一，少量出血无须特殊处理。

第二，出血量多时先冷敷，1～2日后再作热敷。

（三）角膜水肿和层间裂伤

诊断：

第一，轻者角膜上皮擦伤，荧光素染色阳性。

第二，重者角膜基质水肿增厚，后弹力膜皱折，有些亦可为弥漫性混浊。

第三，裂隙灯检查角膜伤口深达基质层，有些可表现为瓣状撕裂，伤口斜行，一边可掀起。

第四，患者可怕光、流泪、疼痛、睫状充血及视力下降等症状。

治疗：

第一，上皮擦伤，局部用抗生素药水药膏包扎，或使用软性角膜接触镜。

第二，角膜基质裂伤，伤口水肿，翘起，可加压包扎，直至伤口闭合为止，结膜下注射抗生素和激素，防止感染。

第三，如有瓣状撕裂伤口，且较大，需作角膜缝合，加压包扎。

第四，角膜基质水肿、混浊、后弹力膜皱折，可局部滴用和口服激素，促进水肿吸收消退。

（四）虹膜睫状体挫伤

诊断：

第一，瞳孔异常

（1）轻度挫伤，瞳孔缩小由于括约肌受刺激所致，可伴有调节痉挛和暂时性假性近视。

（2）外伤性瞳孔扩大较常见，由于括约肌麻痹所致，可伴有调节麻痹，近视障碍。

（3）瞳孔变形由于瞳孔括约肌撕裂所致，可见瞳孔缘有锯齿状裂口。

第二，虹膜根部断离虹膜根部断离处呈一半月形裂孔，离断侧瞳孔呈扁平形称"D"形瞳孔。

第三，挫伤性虹膜睫状体炎轻者表现前房闪光和细小 KP，重者可有渗出反应，并伴有眼压降低或升高。

第四，挫伤性前房角后退和小梁损伤

（1）房角镜检查可见睫状体前部与巩膜内面分离，称睫状体脱离。

（2）睫状体的纵行肌和环形肌之间分离，称"睫状肌劈裂"（房角后退），使睫状体带增宽。睫状体宽度不一致，表面污秽，并有色素沉着。

（3）小梁内可见到色素堆积，小梁结构不清，膜样物遮盖。

（4）房角后退小梁受损可导致继发性青光眼。

治疗：

第一，虹膜根部离断较大者，出现双瞳孔、单眼复视时，可行虹膜根部断离修补术。

第二，有挫伤性虹膜炎时可局部滴用和口服激素及吲哚美辛（消炎痛），能减轻前房反应。

第三，由于房角受损引起眼压升高，先用药物保守治疗，如药物不能控制，视功能受损害时，考虑手术治疗。

（五）前房出血

诊断：

第一，少量出血时房水清晰度减低，丁道尔阳性，虹膜面上和角膜内面可见有血丝，前房少量积血。

第二，大量出血时，前房可充满新鲜血液，常发生在伤后 2~5 天，如有反复多次出血，称继发性出血。出血呈暗红色或黑色，眼内压升高，同时伴头疼、恶心、呕吐、精神不振、食欲减退等症状。

第三，前房充满积血，继发青光眼时，如不及时治疗可发生角膜血染。

治疗：

第一，采取半卧位，双眼包扎，使血液沉积于前房下方，不致遮盖瞳孔，并防止眼球过多活动而继发出血。

第二，适当使用止血药：酚磺乙胺（止血敏）、卡巴克络（安络血）、维生素C、维生素 K 及中草药等。

第三，瞳孔一般情况下不缩亦不扩。

第四，前房出血，继发青光眼时先药物保守治疗，口服醋氮酰胺和甘油。局部滴 0.5%噻吗心安眼药水，高眼压可随血液吸收而逐渐好转。

第五，如出血过多继发青光眼，经药物治疗 3~5 天后未见吸收者，应及时给予前房穿刺冲洗术。

（六）眼球破裂伤

诊断：

第一，伤口较大，多发生在上方角巩膜缘和内外直肌附着处等巩膜薄弱部位。

第二，晶状体、葡萄膜及玻璃体等眼内容物大量脱出，前房变深。

第三，眼内大量出血，以致眼底检查看不见。

第四，眼压低，眼球可变形塌陷。

第五，视力急剧减退至光感或无光感。

第六，由于球结膜弹性好，破口常隐蔽在球结膜下，表现为结膜下浓密的积血，由于眼内容大量脱出而呈暗红色隆起，该处常为巩膜伤口破裂处。为了明确诊断，应及时进行手术探查。

治疗：

根据伤口探查情况，有视功能者应尽量修补缝合。如确实无法恢复视功能，眼球已变形者，应及时劝说将眼球摘除。

（七）晶状体挫伤

诊断：

第一，晶状体混浊这种晶状体混浊发生较迟，发展缓慢，轻者前、后囊出现散在点状或片状混浊，重者混浊继续增加，导致全混。

第二，晶状体脱位（有两种类型）

（1）晶状体部分脱位

由于晶状体悬韧带部分断裂，使晶状体向侧方或上、下方移位，前房深浅不一致，虹膜震荡，常有玻璃体疝入前房，瞳孔领可见到晶状体赤道部。

（2）晶状体全脱位

①晶状体脱入前房，变成球形，呈油滴状，可堵塞瞳孔引起急性青光眼。

②晶状体脱入玻璃体，前房变深，虹膜震荡，高度远视，晶状体沉于眼球下方，随体位改变而移动，有时可引起继发青光眼。

治疗：

第一，晶状体全部混浊时，应手术摘除晶状体，根据不同情况选择手术方式，囊外术、晶状体切割术或超声乳化术，视情况植入人工晶状体。

第二，晶状体脱位，若无严重视力障碍，虹睫炎或继发性青光眼等并发症者可不治疗。反之，则应将脱位晶状体摘除，手术方式可用囊内圈套术，晶状体玻璃体切割术。

（八）玻璃体混浊及积血

诊断：

第一，玻璃体混浊及积血由于睫状体和视网膜脉络膜出血和炎性渗出物，进入玻璃体内，导致不同程度玻璃体混浊和积血。

（1）少量出血，视力模糊，眼底不清，裂隙灯检查可见漂浮的血细胞和混浊块。

（2）大量积血，眼底看不进，裂隙灯检查为一片红色或黄白色陈旧积血。

（3）大量积血迟迟不吸收，可导致增殖性视网膜病变和继发性视网膜脱离。

第二，玻璃体脱离最多为上及后脱离，患者主觉黑影飘动，眼底镜可见乳头前方有灰白色环飘动。

第三，玻璃体疝常见于晶状体脱位处，玻璃体疝入前房，疝入量多时可以堵塞瞳孔和房角，引起继发性青光眼，如长期与角膜内皮接触可引起大疱性角膜病变。

治疗：

第一，玻璃体积血和混浊可先采用药物治疗以促进吸收，如维生素C、安妥碘、透明质酸酶、尿激酶、平地木散等。

第二，药物治疗期间如发生视网膜脱离；反复发生玻璃体出血；或出血虽好转，但出现睫状体脱离、牵引性视网膜裂孔，甚至有视网膜脱离危险性者必须及早行玻璃体切割手术治疗。若大量积血估计难以吸收，可在2周至1月内尽早行玻璃体切割手术治疗。

（九）视神经、视网膜脉络膜挫伤

诊断：

1. 视网膜震荡伤

第一，以周边部和黄斑部最常见。

第二，视网膜出现境界不清的灰白色水肿混浊，血管变细。

第三，黄斑区早期水肿，后期可形成囊样变性和裂孔。

2. 视网膜脉络膜出血

第一，视网膜血管破裂出血，多见为视网膜"浅层出血"，位于视神经纤维层，沿血管走向，线状或片状出血斑，出血较多时可达视网膜与玻璃体之间，即"网膜前出血"，境界清楚，有时有液平面，出血量过多时可进入玻璃体。

第二，脉络膜出血呈暗红色，大量出血时可潴于脉络膜和巩膜之间而致视网膜脉络膜隆起。挫伤的脉络膜血管扩张，通透性增加，导致水肿渗出，而形成脉络膜脱离。

第三，脉络膜裂伤，常发生在眼球后极部，乳头与黄斑之间或黄斑颞侧，呈灰白色月牙形斑，凹面朝向乳头。

3. 视神经挫伤

外力传到视神经管，视神经管骨折，视神经鞘膜下积血，都可引起视神经挤压或缺血而使视力丧失。

第一，视力急剧下降，至光感或无光感。

第二，瞳孔散大，直接光反应消失，间接光反应存在。

第三，初期眼底正常，或有乳头水肿，晚期可出现视神经萎缩。

治疗：

（1）全身激素

口服或静脉滴入。

（2）血管扩张剂

口服或静脉滴入。

（3）神经生长因子

对早期视神经损伤恢复有帮助。

（4）其他

若视神经管骨折，需结合全身情况，及时行视神经管开放减压术。

（十）眼眶出血与骨折

诊断：

1. 眼眶出血

第一，眶内出血可向前流到结膜下，量多或范围广者可扩散到眼睑皮下，呈紫红色瘀血状态。

第二，眼球可有不同程度的突出，运动障碍。

第三，视力一般不受影响，量多时可压迫视神经导致视力严重障碍。

第四，若双眼出血局限于穹窿结膜下时，应考虑颅底骨折的可能。

2. 眼眶骨折

第一，波及筛窦纸板，可导致气体进入眼眶，向前引起眼睑皮下气肿，触之有捻发音。

第二，向深部则可引起眼球突出，突出的眼球可用指压推回，但打喷嚏或擤鼻时突出度更加剧。

第三，若眶缘有骨折，局部可扪及骨质有凹陷或高低不平，并有明显压痛。

第四，眶底骨折塌陷时，可导致眼球向下移位，眶脂肪疝入上颌窦腔内。

第五，X 线检查可见骨折部位。

治疗：

第一，眼眶出血可用绷带加压包扎，选用活血化瘀药物促进吸收。

第二，预防眶内感染，适当选用抗生素。

第三，眶底骨折，眼球向下移时应采用手术治疗。

第二节　眼部异物伤与热烧伤

一、眼部异物伤

（一）结膜异物

结膜异物常黏附在上睑结膜上，尤其在睑板下沟的部位，故必须翻转上睑进行检查。较大的异物可附着于上穹窿部结膜内，故检查时应充分暴露穹窿部。

治疗：

用蘸湿生理盐水的棉签揩除。多而小的异物可先用生理盐水冲洗结膜囊，再揩除残存的异物。

（二）角膜异物

角膜异物是一种常见的眼外伤。金属性异物多见于工业性外伤，尤其在使用电扇的环境下。植物性异物（如谷粒、麦芒等）常见于农业性外伤。

诊断：

第一，有异物入眼史。

第二，角膜刺激症状。

第三，结膜充血，角膜表面有异物，细小异物需用裂隙灯检查才能发现。铁屑在角膜表面停留数小时后，即可形成锈圈或锈斑。

治疗：

第一，表面异物可用蘸以生理盐水的棉签揩除之，应取轻巧而旋转的动作，不可擦伤大片角膜上皮。必要时可先滴 1% 丁卡因作表面麻醉，然后进行揩除。

第二，较深的异物，应先滴 1% 丁卡因作表面麻醉，再以注射针头或异物刀剔除之（见常用眼科治疗操作）。

（三）球内异物

金属碎屑或边缘锐利的异物向眼球高速冲击时，常能穿透球壁进入眼内。眼内异物除造成眼内组织的机械性损伤外，尚可引起细菌感染及化学性反应，导致视力严重减退。

诊断：

1. 多数有敲击金属物质或石块等病史

或爆炸伤史，常有异物弹入眼睛的感觉。少数患者可无典型的外伤史，需详细询问受伤过程，才能找到外伤线索。

2. 检查

（1）异物入口

常可在角膜或巩膜上找到穿孔的伤口或瘢痕，必要时应借助放大镜或裂隙灯详细检查。①角膜上的线状伤口或瘢痕应高度怀疑眼内异物存在的可能。②巩膜伤口常因表面的结膜出血肿胀而难以辨认，必要时应打开结膜进行探察。③眼睑全层穿通伤口时，应注意相对部位的巩膜是否有穿孔伤。

（2）异物

异物穿入眼球时，所经路上的组织常遭受损伤。根据眼内组织病损部位常可找出异物的经路，并在其经路的尽端或其下方找到异物。①如果角膜伤口相对部位的虹膜仅有局限性萎缩，或晶状体前囊有局限性混浊，则应考虑异物在前房内或虹膜表面，必要时应作裂隙灯或房角镜检查，以追踪异物的下落。②如虹膜有穿孔，或晶状体前后层均有混浊，则应考虑异物已穿透晶状体而进入眼球后部的可能性。异物亦有可能停留在晶状体内，在散瞳和用裂隙灯检查下，有时可见到异物的金属色彩及反光现象。③若晶状体仅部分混浊，经过散瞳尚可见眼底，而发现玻璃体混浊，有视网膜水肿或出血，异物很可能在玻璃体内或视网膜上，常呈黑色或银色反光，铜质异物则常具金黄色反光。若眼内无法窥清，或异物改道而行，或异物业已穿透眼球后壁，则需进一步作眼眶 X 线摄片或 CT，以显示异物及其位置，进行追踪检查；在诊断异物在球内或球外时 CT 片比常规 X 线片更有价值。④也可借助超声波三面镜诊断异物。

（3）并发症

若发现有原因不明的单眼性白内障，瞳孔散大，反复发作的虹睫炎，继发性视网膜脱离，继发性青光眼，前房内孤立性肉芽肿，眼底内有由机化组织包裹的病灶，合并铜铁锈症（主要表现为晶状体前囊膜下有铁锈或铜锈沉着，晶状体混浊并带铜铁锈色调），则应高度怀疑眼内异物存在的可能。

（4）眼眶 X 线摄片或 CT

根据异物的不同密度，X 线下，可将异物分为不透光性（如各种金属性异物）、半透光性和透光性（非金属性异物）三种类型。对于金属性异物或半透光性异物可采用 X 线摄片加以发现，并确定其位置，但对于非金属异物或小的金属性异物，因一般 X 线摄片无法显影，必须通过详细询问病史和检查，必要时结合拍摄结膜囊插片（无骨片）及 B 超检查以作出判断。

预防：

第一，加强安全生产宣传，遵守安全操作规程。

第二，对从事有固体碎屑飞溅的特殊工种，应加强劳动防护措施，例如戴防护眼镜或在机器上安置防护罩等措施。

治疗：

任何性质的球内异物，原则上均应取出。有时由于异物位置特殊（例如近视神经旁侧），或异物为非磁性，在取出时，都可严重破坏眼球组织，在这种情况下，必须慎重衡量手术的利弊因素，再作决定。

磁性异物，一旦确诊，必须及早取出，如有炎症发生更应分秒必争，尽快取出。部分后极部磁性异物及球壁异物和非磁性玻璃体必须行玻璃体切割术取出。

①前房及虹膜异物

一般均可经角膜缘切口（切口应靠近异物部位）取出异物。术前需缩瞳，以免术中虹膜脱出，或损伤晶状体。眼压可予适当降低，切口不宜过小。如异物为磁性，可用磁铁吸出，如为非磁性时，则可用镊子夹出。如有黏连，可切除部分虹膜连同异物取出。术后结膜下注射抗生素，散瞳包扎。

②晶状体异物

一般认为如晶状体尚透明，视力尚可，可不必急于手术。如晶状体已变混浊，并逐渐发展，或已产生铁锈症，则应考虑先取出异物，亦可在白内障手术的同时取出异物。

③玻璃体和球壁异物

一般都采用后路法，即通过 X 线摄片对异物进行准确定位后，在正对异物所在的巩膜部位作一切口，取出异物，对于赤道部前的部分异物，可尝试平坦部切口取出。非磁性异物可用玻璃体切割方法取出。

（四）球外或眶内异物

高速飞溅的金属异物或弹片，贯穿眼睑组织或（和）眼球而进入眶内者，称为眶内异物。

诊断：

第一，有异物外伤史。

第二，常可见眼睑皮肤或眼球有穿通伤。贯通伤的眼球破坏常较严重。眼球有两个伤口，眼内出血常较严重。

第三，X 线定位摄片证明异物在球外（眶内）。

治疗：

因异物在眶内多能被机化物所包围，一般不至引起不良后果，只要视功能不受影响，且无疼痛，不一定需要取出。特别对位于球后的眶内异物，勉强进行取出术，反可对视功能带来一定的损害，必须加以注意。

眶内异物有下列情况时，应行手术取出。

第一，异物过大，以至压迫视神经，引起视功能障碍者。

第二，异物压迫三叉神经分支，引起疼痛者。

第三，异物过大，致使眼球移位，或妨碍眼球运动者。

第四，异物引起眶内组织炎症者。

第五，眼球功能已严重损害，异物大，患者坚决要求手术者。

手术方法：

在结膜囊或眶缘作切口，在 X 线透视下，用引导异物钳挟持取出之。

（五）铁锈症

铁质异物进入眼内，在组织内逐渐被氧化产生氧化铁（铁锈）。铁锈与组织蛋白结合成不溶性含铁蛋白质，沉着在组织内。组织对铁的反应起初为增生，以后发生变性。临床可见角膜周边基质层铁沉着，虹膜呈棕色，晶状体前囊下出现棕色颗粒及皮质混浊并呈弥漫的棕黄色，玻璃体液化并呈弥漫的棕黄色，视网膜发生变性萎缩。

（六）铜锈症

铜异物进入眼内数小时，即可在房水中查出铜含量的增加。但临床上铜沉着的表现则在伤后数月或更久出现。角膜以周边部后弹力层受累最显著，虹膜呈黄绿色；晶状体前后囊下皮质及后囊表面呈现黄绿色细点状沉着物，晶状体典型改变为葵花状白内障；玻璃体内可有一个金黄色明亮的反光团，可随光线照射的方向改变而移动；视网膜血管两侧可见金黄色反光。

有的铜异物（含铜量极高），可以逐渐前移并形成无菌性化脓，最后在眼球前部自行穿破巩膜而排出眼球外。

二、眼部热烧伤

疾病概述：

眼部热烧伤系高温通过直接传导或辐射所引起的眼组织损伤，主要分为两类：一类为火焰灼伤，一类为接触灼伤。

病因：

轻度火焰灼伤多发生在日常生活中，严重者可见于工农业生产事故或战时武器的灼伤。接触灼伤可由于沸水、沸油、灼热的炉渣、烟头或熔红的铁屑、铅、玻璃等溅入眼内引起。

临床表现：

临床症状轻重取决于热物体的大小、温度和接触时间的长短等。眼睑发生红斑、水疱，结膜充血水肿，角膜轻度混浊。热烧伤严重时，可引起眼组织深度烧伤，组织坏死。组织愈合后可出现瘢痕性睑外翻、睑闭合不全、角膜瘢痕、睑球粘连甚至眼球萎缩。

治疗：

原则是防止感染，促进创面愈合，预防睑球粘连等并发症。对轻度热烧伤，局部点用散瞳药及抗生素眼液。严重的热烧伤应除去坏死组织，处理大致同严重碱烧伤。有角膜坏死时，可行羊膜移植或带角膜上缘上皮的全角膜板层移植。晚期根据病情治疗并发症。

第三节　儿童眼外伤

一、概述

儿童眼外伤乡村较城市发生率高。儿童眼外伤的致伤原因与成人多在工作中受伤不同，儿童主要是在玩耍和运动中受伤。儿童眼外伤是很常见的眼病。

（一）致伤原因

第一，机械伤钝挫伤、穿通伤和异物伤。

第二，非机械伤热烧伤、化学伤、辐射伤和毒气伤。

（二）常见因素

第一，胎儿和新生儿常因难产、高位钳产、病理分娩时助产者操作不当，均有可能误伤眼部，包括伤及眼睑、角膜或眼外肌等。

第二，婴幼儿时因别人的手指甲，母亲的织针、钩针或缝针刺伤眼睛。眼外伤还可见于玩具、玻璃杯和碗碟破碎块扎伤，因走路不稳而导致的眼部跌伤，各种烫伤，以及不慎跌落石灰池或石灰桶而致的化学烧伤等。

第三，学龄前儿童常互相追逐、玩耍、模仿电视人物打仗格斗等镜头，手持竹枝、刀剪、铅笔等追打，或互掷石块、瓦块、泥团嬉戏，或结伴燃放烟花爆竹，或因戏耍动物如猫、狗、鸡、鸟等而被抓伤和啄伤。

（三）检查要点及注意事项

第一，耐心询问病史，了解受伤时间、地点和环境情况，致伤物的性质，受伤后的症状和视力，以及伤后曾接受过的处理等。

第二，先进行望诊，观察眼睑、结膜、角膜、有无伤口、出血等。进一步检查视力、眼位、眼球运动等情况。

第三，对于不合作的患儿，尤其是怀疑有眼球穿通伤者，切忌强行牵拉眼睑，以免因挤压眼球造成眼内容物脱出。

第四，当患儿吵闹不安时，可将患儿躺在医生和家长的腿上，医生的两膝夹住其头部，家长扶住患儿的手和胸，并紧夹患儿两腿。对严重的眼球穿通伤、爆炸伤者，要仔细分析受伤史、致伤物性质和眼部损伤等情况。

（四）急救处理要点

处理眼化学伤的患儿，首要的是就地进行抢救，而不是忙于送医院或找医生。

处理要点：

第一，尽快就地取水冲洗双眼，令患儿不断瞬目和转动双眼。

第二，翻开眼睑，充分暴露穹隆部进行冲洗，抹去眼表面的固体化学物质（如石灰），如此可极大地减轻损伤程度。

第三，清洗后点涂消炎药物，以预防感染。

第四，对于重症病例及机械性眼外伤或爆炸伤患者，先行一般的包扎止血处理后，尽快地转到上级医院做进一步治疗。

（五）病史采集

询问病史非常重要，特别是受伤时间和过程，以了解致伤原因，致伤物大小、质地，作用方向、距离；受伤场所和环境，室内还是室外，环境相对清洁还是污秽；是意外还是目标性被击伤；是否可能有眼表或球内异物；受伤即刻感受，如视力、视物重影、疼痛、流泪、流热泪、流热泪带血等。如已在其他医院就诊后转来本院的要问清楚曾经用药及处置情况。

要了解伤前眼睛视力，是否戴眼镜及屈光度，伤前是否做过眼部健康体检，结果如何。

（六）常规检查

接诊患儿后，要在基本了解受伤过程后尽早进行眼部检查，伤情较重的要先进行生命体征检查，在确保生命安全情况下尽快完成眼部初诊，拿出进一步检查治疗方案。

初次分开眼睑时必须要警惕是否有眼球开放伤的可能，不要给眼球施加任何压力，不配合儿童要在做说服工作的同时固定好身体和头部，尽快完成初步检查。对于不配合儿童我们经常使用眼睑拉钩协助开睑。一旦发现有手术指征，患儿还不能接受局部麻醉手术时，应即刻告知家长或监护人禁食水，以争取尽早在全身麻醉下手术。

全身检查时，发现生命指征不稳定、意识不清、烦躁、嗜睡、呕吐、耳道和（或）鼻腔有液体或血性液体流出时，都要迅速请神经科医生紧急会诊。

根据伤情需要和年龄应做全面的眼部检查，包括视力、眼附属器、结膜、角膜、巩膜、瞳孔、前房、虹膜、晶状体、玻璃体和视网膜、眼压、眼球运动、眼位和眼眶等检查，全面评估眼部受伤情况。

（七）特殊检查

1. X 线检查

怀疑有眼眶内出血、骨损伤或球内异物时可行此项检查。特别是对金属或不透 X 线的异物定位较有价值。

2. 计算机断层成像（CT）检查

检查适应证同上，为目前眼外伤较常规检查项目。对细小骨折线较 X 线清晰，特别是筛骨纸板骨折。并可了解异物与眼球的相对位置。

3. 磁共振成像（MRI）检查

磁共振成像术在可疑有眼内磁性异物时禁忌使用。对非磁性异物的定位、血肿和骨折的确定都较 CT 清晰。对鉴别诊断、确定受伤范围、制订治疗方案、预后随访都是极有价值的。目前因价格较高没有普及。

4. 超声检查

为眼外伤的常用检查手段，B 型超声可用于检查眼前节看不到的后部球壁裂伤、球内容脱出、晶状体脱位、玻璃体积血、视网膜脱离等情况。可检出磁性和非磁性异物。A 型超声也可检出球内异物、晶状体脱位和视网膜脱离。

5. 光学相干断层成像（OCT）检查

光学相干断层成像是检查眼后节异常的有效影像方法，可以查及眼球后段细微外伤性异常，如，玻璃体后脱离、视乳头水肿、视盘周围神经纤维层水肿、黄斑裂孔等，并在预后随访起关键作用。有报道利用 OCT 随访观察到儿童眼球振荡伤后黄斑裂孔的自然修复过程，一般需要 4~6 个月。

6. 超声生物显微镜（UBM）检查

超声生物显微镜检查在眼外伤患者使用安全有效，特别是对屈光间质混浊不清和眼复合伤时，对诊断有很大意义。对房角后退、虹膜根部离断、睫状体离断、周边虹膜黏连、后部巩膜撕裂、球内小异物等的检出诊断率明显高于其他检测手段。

7. 视觉电生理检查

包括视网膜电图（ERG）、眼电图（EOG）和视觉诱发电位（VEP）。对闭合性眼外伤的诊断和眼外伤的预后有一定价值。

ERG 检查可以了解视网膜功能，伤后其 b 波振幅下降，当波形消失说明伤情较重，预后不好。ERG 可在睡眠状态下进行，对较小儿童也可使用皮肤电极，但本实验室应有相同条件下的正常对照值。目前多焦 ERG 技术应用逐渐广泛，其主要反映黄斑中心区视网膜功能，使用角膜电机，清醒状态下进行，因此学龄前儿童不易配合检查。

VEP 应在清醒状态下检查，在视神经挫伤时是对视神经功能的客观判定，对较小不能认知视力的儿童也是了解视力的客观手段。如图形 VEP 没有记录到正常波形，婴幼儿可检查闪光 VEP。

EOG 因检查所需时间长、儿童不易配合、结果没有特异性而在儿童眼外伤较少使用。

二、泪小管断裂

病因：

锐器或暴力损伤致眼睑内眦裂伤、眼眶内侧损伤并伤及泪小管，使上、下泪小管切断发生溢泪，称为外伤性泪小管断裂。常见于玻璃割伤、铁丝或铁钩钩伤、动物咬伤或抓伤，还可见于摔伤或车祸等其他损伤。

诊断：

（一）临床表现

第一，睁眼困难，眼睑损伤，甚至外伤性上睑下垂。

第二，部分并发眼球损伤可出现视力下降。

第三，溢泪或血泪。

第四，并发眼眶骨折可出现眼球突出或凹陷，眼球运动障碍。

（二）检查

第一，仔细询问外伤史，致伤物性质及作用力方向。

第二，检查患儿视力，单纯泪小管断裂一般都不影响视力，若并发眼球损伤可导致视力下降。

第三，检查眼睑裂伤程度，有无异物残留，是否累及提上睑肌，评估术后是否会发生外伤性上睑下垂。

第四，检查是否并发结膜裂伤、角巩膜裂伤，检查眼底了解是否存在视网膜损伤。

第五，行泪道冲洗检查泪道是否通畅，寻找泪小管断端。

第六，眼眶 CT 或 MRI 检查明确是否存在眼球破裂伤、球内异物以及眼眶骨折。

（三）诊断标准

第一，有明确的眼外伤病史。

第二，常伴有颜面部及眼睑裂伤。

第三，溢泪。

第四，泪道冲洗可证实泪小管断裂。

治疗：

1. 治疗原则

恢复眼睑皮肤外观，修复泪小管的正常解剖结构，恢复泪道生理功能，避免溢泪。

2. 治疗方法

第一，根据眼睑及泪小管损伤病因注射破伤风抗毒素、狂犬疫苗。

第二，新鲜泪小管断裂：寻找泪小管两侧断端并将其吻合，同时将泪小管中置入硅胶管或硬膜外管作为支撑物；

第三，陈旧性泪小管断裂：因泪小管错位愈合并导致阻塞，术中视阻塞部位不同采用泪囊、泪点不同部位进针，去除断端的瘢痕组织再行缝合修复。

三、外伤性前房积血

病因：

眼球外伤致虹膜、睫状体撕裂出血，血液积存前房者称外伤性前房积血。常并发于眼钝挫伤、穿通伤、异物伤、爆炸伤。学龄前儿童常见，多发生于互相追逐、玩耍、模仿电视人物打仗格斗等镜头，手持竹枝、刀剪、铅笔等追打，或互掷石块、瓦块、泥团嬉戏，或被玩具手枪子弹击中眼睛，或结伴燃放烟花爆竹。

诊断：

（一）临床类型

1. 按外伤性前房积血的血液来源分类

第一，虹膜括约肌或虹膜基质损伤。

第二，虹膜根部离断。

第三，睫状体损伤。

第四，外伤致玻璃体积血流入前房。

2. 按外伤性前房积血发生时间分类

（1）原发性前房积血

受伤当时发生的出血，常见。

（2）继发性前房积血

受伤后 2~7 天发生出血，在原发基础上再次或多次出血，少见。

3. 按外伤性前房积血量分类

（1）I 级

前房积血量约为前房容积的 1/3，到达瞳孔下缘之下。

（2）II 级

前房积血量占据前房容积的 1/2，超过瞳孔下缘之下。

（3）III 级

前房积血量占据前房容积的 1/2 以上，甚至充满整个前房。

（二）检查

第一，仔细询问外伤史。

第二，检查患儿视力，少量前房积血对视力影响不大，当积血较多或伴有其他眼部结构损伤时可导致视力明显下降。

第三，检查眼睑脸皮肤有无青紫瘀血，结膜有无充血水肿，角膜是否透明，前房积血的高度及性质（活动性、陈旧性），有无虹膜裂伤或虹膜根部离断，瞳孔性质及对光反射，晶状体是否透明。

第四，扩瞳检查眼底，观察有无玻璃体积血及视网膜脱离。

第五，测眼压明确是否有继发性青光眼或因巩膜裂伤导致的眼压降低。

第六，眼部 B 超明确是否存在晶状体脱位、玻璃体积血、视网膜脱离等。

第七，进一步行 ERG、VEP 检查了解有无视网膜及视神经损伤。

第八，凝血功能检查，如出凝血时间、凝血酶原、毛细血管脆性及血小板计数等，排除血液系统疾病。

第九，前房积血吸收后 1 个月可行房角镜检查。

（三）诊断标准

第一，有明确的眼外伤病史。

第二，多数有视力下降，视力下降程度与积血量及血液在前房中的状态有关。

第三，检查不合作患儿用聚光灯手电筒检查可见前房中血液平面或凝血块；检查合作患儿行裂隙灯检查见前房闪辉，积血量大者可见血液平面或凝血块，严重者可出现角膜血染。

第四，可并发继发性青光眼、玻璃体积血、视网膜脱离等其他眼部并发症。

治疗：

1. 治疗原则

促进前房积血吸收，防止继发性出血及其他并发症的发生。

2. 治疗

（1）非手术治疗

第一，尽量制动，包扎双眼，半卧位。

第二，止血药及促进积血吸收药物：酚磺乙胺，0.25~0.5g，1次/日；可同时用氨基己酸，50~100mg/kg，每日3~4次。氨基己酸可预防继发性前房积血。

第三，适当使用睫状肌麻痹剂：目前存在争议。适当扩瞳可减轻炎症反应，预防因凝血块导致的虹膜后粘连；使用不得当可使房角变窄，阻碍积血吸收。

第四，酌情使用糖皮质激素：目前存在争议。糖皮质激素可减轻炎症反应，但部分人尤其是已并发继发性青光眼患者，使用后可导致眼压升高，出现激素性青光眼。

第五，降眼压药物：首选甘露醇，可使眼压降低并促进积血吸收。

（2）手术治疗

①手术指征

A. 眼压持续升高而使用降眼压药物无效：眼压≥50mmHg持续5天不降；眼压≥35mmHg持续7天不降；眼压≥25mmHg持续1天，既往患儿缺血性视神经病变者应尽早手术。

B. 发现角膜血染早期体征需尽早手术。

C. 前房内较大凝血块持续10天无法自行吸收，房角周边黏连或全前房积血持续5天无法自行吸收，应手术清除积血。

②手术方式

A. 前房穿刺术。

B. 前房冲洗或冲洗吸出术。

C. 睫状体透热凝固术。

四、眼部热烧伤

病因：

高温物质如铁水、火焰、沸水、沸油等溅入眼内引起眼部的烧灼伤。热烧伤的严重程度与热物体的大小、温度及接触的时间有关。

诊断：

（一）病史询问及检查

第一，详细询问外伤时间、致伤性质、部位及范围。

第二，全身情况仔细检查生命体征是否平稳，有无其他部位损伤。

第三，视力检查根据受伤情况不同视力有不同程度的影响，波及角膜者视力多数有下降。

第四，眼部检查眉毛、睫毛、眼睑及眼球组织有不同程度的烧伤。仔细检查球结膜有无充血、水肿、坏死；角膜有无溃疡、坏死与混浊。晚期有无睑球粘连、眼睑位置异常及上下睑黏连或闭合不全。

（二）诊断标准

根据病史、眼部烧伤所表现的体征可诊断。

治疗：

1. 治疗原则

积极预防感染，阻止角膜溃疡进展及角膜溶解，防止各种并发症的发生。

2. 治疗方案

第一，清除结膜和角膜表面的致伤物质、异物及坏死组织。

第二，局部用抗生素滴眼液及眼膏预防感染后包扎双眼。

第三，伴有溃疡者伤后一周开始使用胶原酶抑制剂，防止角膜穿孔。

第四，严重的热烧伤可全身静脉滴注维生素 C，促进角膜损伤的修复。

第五，积极防治或减轻并发症的发生，视受伤情况早期植皮、行睑缘缝合。

五、视神经损伤

病因：

锐器穿通眼眶直接冲击视神经或继发于颅脑损伤、眼眶骨折等病变间接损伤视神经管段，可造成视神经损伤。常见于车祸伤、坠落伤和打击伤。

诊断：

（一）临床分类

1. 根据损伤原因分类

（1）直接视神经损伤

由于骨折，碎片、锐器等直接损伤视神经，少见，多局限在眶内段。

（2）间接视神经损伤

继发于颅脑外伤，由于外力间接作用致视神经血供障碍，继而发生视神经缺血坏死等损伤。

2. 根据损伤性质分类

第一，视神经挫伤。

第二，视神经鞘内出血。

第三，视神经撕脱。

（二）检查

第一，仔细询问外伤史，明确受伤时间及受伤原因，询问是否有昏迷史、呕吐史及鼻出血。

第二，检查是否伴随颅脑损伤或眼眶骨折等其他眼部损伤，少数伴有眉弓处皮肤裂伤，仔细检查生命体征有无异常。

第三，检查是否存在视力障碍，多数表现为视力立即下降甚至无光感。

第四，检查瞳孔形状、大小，直接对光反射及间接对光反射有无异常。部分患儿因昏迷或视力检查不配合，视力障碍无法早期发现，因此早期检查瞳孔十分关键。视神经损伤后患眼瞳孔散大，直接对光反射迟钝或消失，但间接对光反射存在。

第五，扩瞳检查眼底观察视神经边界、颜色，视网膜血管有无异常。

第六，检查有无眼球运动异常及眼位偏斜，明确是否并发眶尖综合征。

第七，影像学检查，视神经孔 X 线片、眼眶 CT 或眼眶 MRI，明确视神经管骨折情况，了解眼眶内有无血肿、异物。

第八，进一步行 ERG、VEP 检查了解视功能以及评估预后情况。

第九，对于大龄患儿残存部分视力者可考虑行视野检查判断视神经损伤部位。

（三）诊断标准

第一，有明确的颅脑外伤、眼外伤病史，少数伴有昏迷史、鼻出血，眉弓处皮肤可见裂伤。

第二，眼部检查视力下降明显，多为光感或无光感。

第三，瞳孔散大，直接对光反射迟钝或消失，但间接对光反射存在。

第四，眼底检查提示视乳头色淡或苍白，视乳头水肿，边界不清。

第五，视觉电生理检查、影像学检查机视野检查结果符合视神经损伤诊断。

治疗：

1. 治疗原则

在生命体征稳定的前提下，改善循环，营养保护视神经，能量支持，尽可能地挽救视力。

2. 治疗

（1）非手术治疗

①改善循环、扩张血管

复方丹参、甘露醇。

②营养保护视神经

维生素 B_1、维生素 B_{12}、ATP 等能量合剂。

③糖皮质激素

多主张早期行甲泼尼龙大剂量冲击，儿童剂量为 20mg/（kg·d），目的为减轻视神经水肿，使用过程中需检测生命体征及药物不良反应。

④高压氧

提高血氧分压，促进视神经损伤的修复。

（2）手术治疗

①手术指征

影像学检查示视神经管骨折致碎骨片、管内出血压迫视神经，在伤后 48 小时内手术可挽救部分视力。

②手术方式

视神经管减压术，手术效果与受伤时间、术前残存视力有关。

六、化学性眼外伤

病因：

酸、碱或其他强烈刺激性的化学物品的溶液、粉尘或气体所引起的眼部损伤。损伤程度及预后与化学物质的性质、浓度、温度、渗透压及与眼部接触的时间、面积有关。

酸烧伤常见为硫酸、盐酸、硝酸、冰醋酸等烧伤。由于酸性物质的穿透力小，不易穿透类脂质丰富的角膜上皮屏障，眼部表层组织与酸结合后变成凝固的蛋白质化合物，阻止酸继续向深层渗透，组织损伤较轻。

碱烧伤常见为氢氧化钠、生石灰、氨水等烧伤。由于碱性物质既能溶于水，又能溶于脂，所以渗透性极强，碱性物质与组织接触后，除引起组织蛋白迅速凝固和细胞坏死外，还能发生皂化反应，迅速穿透角膜到达眼内组织，组织损伤严重。

诊断：

（一）临床分期

1. 根据化学性眼外伤的组织病理过程分期

（1）接触期

化学物质进入眼内瞬间，自觉眼痛、眼睑痉挛、睁眼困难，化学物质一方面腐蚀表层组织，同时进一步向深层渗透。

（2）扩散期

与组织结合或已进入深层组织的化学物质，尤其是碱性物质继续向四周或深部扩散，引起组织坏死及炎症。

（3）溃疡期

伤后数日出现角膜坏死甚至溃疡，继发感染者可出现角膜穿孔。

（4）瘢痕期

损伤组织逐渐修复愈合，角膜表面出现新生血管，最终角膜完全混浊形成黏连性角膜白斑或角膜葡萄肿。

（二）检查

1. 仔细询问外伤史

了解致伤物名称、种类、浓度、理化性质、与眼组织接触时间及面积，对于致伤物性质不明者可用 pH 试纸测定酸碱度。

2. 了解致伤方式

是否合并其他眼外伤，若合并眼穿通伤，预后差。询问采用过何种措施进行现场急救。

（三）酸烧伤的一般特点

第一，酸性物质向眼内渗透慢，病变边缘较为清晰。

第二，一般为非进行性，伤后数小时内即可判断预后。

第三，角膜上皮很少呈片状脱落。

第四，纤维蛋白性虹膜炎少见。

第五，对血管的侵犯如结膜高度水肿等较碱烧伤少见。

第六，晚期并发症较碱烧伤少见。

（四）碱烧伤检查要点

第一，视力下降明显。

第二，由于碱性物质对眼的刺激，常表现为畏光、流泪及眼睑痉挛。

第三，组织坏死修复后深层瘢痕组织收缩，从而发生睑球粘连、上下睑缘黏连甚至眼睑闭锁。

第四，球结膜充血、水肿，甚至坏死，角膜周围血管网被破坏。

第五，角膜上皮剥脱、混浊，甚至呈瓷白色，由于角膜周围血管网破坏影响角膜营养供给，重者可发生角膜溃疡及穿孔。

第六，房水混浊，若行角膜荧光素染色时出现房水绿染，说明碱性物质已进入前房。

第七，晚期常发生顽固的虹膜睫状体炎，可伴发继发性青光眼、并发性白内障甚至眼球萎缩。

（五）诊断标准

第一，有明确的化学物质导致的外伤史。

第二，视力不同程度的下降。

第三，眼部不同程度的刺激症状，如刺痛、畏光、流泪、眼睑痉挛等。

第四，眼部体征符合眼表化学伤，如眼睑、结膜、角膜的损害及并发眼内组织结构的损害。

治疗：

1. 治疗原则

及时彻底冲洗伤眼，对损伤严重的患眼根据不同阶段的病变特点进行相应的药物及手术治疗。

2. 急救及早期治疗

（1）充分冲洗

一旦发生眼化学伤，应争分夺秒急救，现场冲洗至关重要，紧急情况下可直接用自来水冲洗，要求冲洗结膜囊时间至少15~20分钟。转入医疗单位后继续用生理盐水及中和溶液冲洗，冲洗时应翻转眼睑，令患者向各方向转动眼球，充分暴露上、下穹隆部，去除存留在结膜囊内的化学物质及坏死组织。

（2）黏膜分离或黏膜移植术

大面积的化学烧伤，可每天分离上下睑穹隆部防止形成睑球粘连；也有学者主张早期行黏膜移植术防止角膜穿孔及睑球粘连。

（3）结膜切开术

若伤后出现球结膜高度水肿或球结膜成苍白贫血样，应作数个垂直于角膜缘的放射状结膜切开，用生理盐水在结膜下冲洗，有利于保护角膜周围血管网，改善血供。

（4）前房穿刺术

房水绿染是行急诊前房穿刺术的指征，手术越早越好，超过8小时则无明显作用。

（5）使用胶原酶抑制剂

防止溃疡形成及角膜穿孔。0.5%EDTA及2.5%乙酰半胱氨酸滴眼液。

（6）糖皮质激素

早期可减轻眼内外炎症反应，抑制新生血管生长及防止睑球粘连。伤后2~3周，糖皮质激素有促进角膜溶解倾向，应停用。

3. 晚期治疗

第一，睑球粘连分离及成形术碱烧伤反应完全静止后（伤后半年至一年）可考虑手术治疗睑球粘连，过早手术可使炎症加重，黏连复发，手术失败。

第二，治疗眼干燥症严重碱烧伤可导致结膜广泛坏死，破坏结膜杯状细胞，使之不能产生黏液；同时主泪腺导管破坏使泪液明显减少或缺乏，造成严重的干眼，需使用亲水性软性角膜接触镜配合人工泪液治疗，否则将影响后续的所有复明手术效果。

第三，角膜移植术伤后1~2年待眼部炎症反应，损伤稳定后可考虑行穿透性或板层角膜移植术。

第四，青光眼手术化学伤所致青光眼首选药物控制眼压，若药物无法控制，对于视力丧失者可考虑行睫状体破坏性手术。

第五，人工角膜移植术角膜移植多次失败病例或不适合做角膜移植者可考虑行人工角膜移植，但由于人工角膜材料、术后并发症较多及手术技巧的限制，手术成功率较低。

七、眼球穿通伤

病因：

眼球遭外界锐器刺伤或高速射出的异物碎屑穿破眼球壁称为眼球穿通伤，可引起眼内感染、眼球内容物脱出、球内异物和交感性眼炎，严重者可导致失明。受伤部位多发生在眼球前部，以角膜、角巩膜缘、前部巩膜最为多见。造成眼球穿通伤的原因很多，儿童多因玩耍时不小心被剪刀、铅笔、玻璃碎片、金属碎片或尖锐的工具等致伤。

诊断：

（一）临床类型

1. 按受伤程度及预后分类

（1）单纯性穿通伤

伤口不超过 3mm，周围无组织嵌顿，球内无异物及感染，预后好。

（2）并发性穿通伤

伤口大，伤口处有眼内组织嵌顿，球内存在异物，易并发感染，并发症多，预后不良。

2. 按损伤部位分类

（1）Ⅰ区

局限于角膜，包括角巩膜缘。

（2）Ⅱ区

角巩膜缘至角膜缘后 5mm。

（3）Ⅲ区

角巩膜缘 5mm 后的巩膜。

（二）检查

第一，仔细询问外伤史，受伤时间、致伤物性质、受伤时具体情况。

第二，检查患儿视力，根据受伤情况不同可出现不同程度的视力下降，严重者可出现无光感。

第三，仔细检查伤口，注意伤口部位、大小、有无异物残留及组织嵌顿，部分可能伴有后部巩膜及直肌附着点下的伤口，需仔细检查。

第四，注意前房深度，一般角巩膜裂伤多伴有前房变浅，但眼球后部裂伤可出现前房加深，但眼内压极低。

第五，检查有无孔异常，晶状体混浊或脱位，是否存在球内异物。

第六，仔细检查健眼情况，排除交感性眼炎。

第七，检查眼压：因眼球不完整多表现为眼压降低，伤口较小或有组织嵌顿与伤口者眼压可基本正常。

第八，影像学检查：眼眶 CT 或眼眶 MRI 检查排除眼内异物，进一步明确眼后段损伤情况。

第九，因眼球壁存在伤口，尽量不采用眼部 B 超检查，避免检查过程中压迫眼球致眼内容物脱出，损伤进一步加重。

（三）诊断标准

第一，有锐器刺伤或击穿眼球壁的明确眼外伤病史。

第二，多数有视力下降，视力下降程度与受伤部位及性质有关。

第三，有眼球穿通伤的伤口，可伴有眼内容物嵌顿或脱出、前房变浅或消失、眼压下降、瞳孔异常、晶状体混浊或眼内异物。

第四，影像学检查提示眼环不完整，眼球变形，可伴有眼内异物。

治疗：

1. 治疗原则

尽早修复伤口，恢复眼球结构完整性，预防感染，积极治疗并发症。

2. 非手术治疗

第一，急救处理：稳定伤者情绪，必要时可使用镇静剂或止痛药物，避免对眼球施加任何压力，原则上不要敞开伤口长途转运，以免伤势加重，增加感染的风险，可双眼或单眼包扎，包扎时切勿加压。

第二，伤后 24 小时内需注射破伤风抗毒素，1500 单位，肌注，注射前需皮试。

第三，全身及局部使用抗生素预防控制感染：首先选用大剂量、广谱抗生素，怀疑合并眼内炎者取房水和玻璃体做培养及药敏试验，再根据结果调整用药。

第四，控制炎症反应：根据病情适当使用糖皮质激素、散瞳剂。

第五，止血：合并眼内出血或反复出血者需静卧，同时应用止血药物治疗，如酚磺乙胺、氨基己酸。

第六，防治交感性眼炎：仔细检查并随访健眼，一旦出现交感性眼炎症状需立即就诊。

3. 手术治疗

（1）手术时机穿通伤口建议在受伤后 24 小时内行清创缝合。若伤口敞开超过 72 小时未行任何处理，原则上需先行局部及全身治疗后再行手术修复伤口，以防止局部炎症向眼内扩散。

（2）手术方式

①清创缝合术

注意眼内组织嵌顿或脱出的处理，伤口缝合后需水密，维持适当的眼内压，近瞳孔区伤口需尽量避开角膜中心缝合。

②外伤性白内障摘除术

合并晶状体前囊膜破裂，皮质溢出或晶状体膨胀致眼压升高者应一期行白内障摘除术，视受伤情况术中酌情植入人工晶状体。

③玻璃体切割术

穿通伤口合并玻璃体嵌顿或脱出，有明确的外伤性眼内炎表现，球内存在金属或植物性异物难以取出，并发视网膜脱离者可考虑一期行玻璃体切割术，术中可行玻璃体腔内注药预防控制眼内感染。

④眼内异物取出术

合并眼内异物者在处理伤口同时尽可能将异物取出。

八、外伤性眼内炎

病因：

因眼球穿通伤或眼内异物引起的眼球壁及玻璃体腔内的炎症称为外伤性眼内炎，临床多指视网膜、脉络膜和玻璃体的潜在性和破坏性炎症。儿童致伤的原因主要包括一次性注射器、铅笔、竹签、剪刀、鞭炮、玻璃片等。

诊断：

（一）临床分类

第一，化脓性眼内炎外伤后感染所致，致病菌多为细菌或真菌，细菌一般在侵入后 1~2 日发病，真菌发病相对缓慢。

第二，无菌性眼内炎眼球受伤后刺激葡萄膜发生无菌性外伤性葡萄膜炎，一般在伤后 10 日左右出现。

（二）检查

第一，仔细询问外伤史，明确受伤时间及受伤原因，致伤物性质。

第二，了解全身情况，有无发热、白细胞计数升高。

第三，检查有无视力下降，视力下降程度与受伤程度是否一致。

第四，眼前节检查了解有无眼睑肿胀，结膜充血水肿，角膜混浊，前房闪辉及积脓，瞳孔区有无机化物及纤维素样渗出。

第五，扩瞳检查眼后节观察玻璃体内是否有雪球样混浊或积脓，视网膜有无水肿、出血或坏死。

第六，早期外伤性眼内炎眼压可有轻度升高，晚期多为低眼压。

第七，影像学检查：眼部 B 超、眼眶 CT 或眼眶 MRI，了解眼球完整性及是否存在球内异物。

第八，微生物培养及染色：尽量在使用抗生素前取房水、玻璃体样本进行培养及染色，明确致病菌性质并及时调整用药。

（三）诊断标准

第一，有明确的眼外伤病史，多伴有眼球穿透伤、眼球破裂伤或球内异物病史。

第二，眼部刺激症状：眼痛、结膜充血水肿、眼分泌物多、畏光、流泪。

第三，视力检查发现视力下降，可与受伤程度不一致。

第四，裂隙灯下检查见前房渗出或积脓、玻璃体混浊并呈现黄色反光。

第五，眼部 B 超、眼眶 CT 及眼眶 MRI 符合外伤性眼内炎诊断。

第六，房水、玻璃体腔内样本行培养及染色符合外伤性眼内炎诊断。

治疗：

治疗原则：尽早控制眼内炎症，力争挽救视功能。

1. 非手术治疗

（1）活动瞳孔

减轻炎症反应，防止虹膜后粘连。

（2）抗生素

全身用药选用大剂量、光谱、眼内通透性高的抗生素，推荐头孢菌素类或甲氧苯青霉素。玻璃体腔内注射抗生素是治疗化脓性眼内炎的有效方法，首选万古霉素，可根据病情酌情选择是否联合使用糖皮质激素玻璃体腔内注射。在注药同时应抽取房水和玻璃体进行培养和药敏试验，并根据培养结果及时调整用药。

（3）抗真菌药物

可疑或已明确真菌感染者，应及时采取有效的抗真菌药物，如两性霉素 B、那他霉素、咪康唑、氟康唑。

（4）糖皮质激素

局部或全身使用糖皮质激素减轻炎症反应。

2. 手术治疗

（1）手术指征

当玻璃体穿刺取材及注射抗生素后 24～48 小时证实有致病菌或玻璃体混浊无改善（视力低于 0.05）时，应考虑手术处理。出现以下情况时需早期行玻璃体切除术：

①玻璃体明显混浊或呈现化脓改变时。

②药物治疗病情无改善或恶化时。

③由毒性大的致病菌引起的化脓性眼内炎。

④怀疑为真菌性眼内炎及玻璃体已受累者。

⑤有明显玻璃体损害或伴有球内异物的外伤性化脓性眼内炎。

⑥严重的视力减退（光感或手动）及病情迅速恶化者。

⑦影像学检查提示玻璃体明显受累者。

（2）手术方式

采取玻璃体切除术联合眼内注射抗生素。

第四章　结膜病

第一节　结膜炎

一、临床表现

（一）眼睑

各类急性结膜炎都伴有眼睑充血、水肿，严重者甚至上睑不易翻转。睑缘变化对某些结膜炎的病原诊断可有参考价值。溃疡性睑缘炎者或曾患过睑腺炎者常表明为葡萄球菌感染。合并有眦部睑缘炎的慢性结膜炎通常是摩-阿双杆菌感染，睫毛黏着脂溢性鳞屑者可能为睑腺分泌过多性结膜炎，结膜炎合并面部皮肤脓疱病者可能是葡萄球菌感染，口、鼻、眼睑有疱疹者表明其结膜炎可能为疱疹病毒感染。

（二）结膜

1. 结膜炎的充血水肿

轻者和慢性时充血水肿多局限于睑及穹隆结膜。急性者睑及穹隆结膜一片赤红，由于水肿渗出而失去透明度，球结膜周边充血水肿。淋菌性结膜炎，球结膜水肿可覆盖角膜周边部，甚至突出于睑裂之外。

2. 乳头增生、滤泡形成

乳头由结膜上皮细胞增生及炎性细胞为淋巴细胞。浆细胞，嗜酸性细胞浸润形成，中央有血管通过。乳头多位于睑结膜睑板上缘和近内、外眦部的睑结膜，呈红色天鹅绒状，细小隆起。多见于慢性单纯性结膜炎、沙眼。春季卡他结膜炎的乳头为乳白色，大而扁，呈多角形。滤泡是由淋巴细胞集聚而成。较乳头大，位于睑结膜者较小，呈微黄色，位于穹隆结膜者大而呈圆形或不规则形，不透明。多数滤泡可互相融合呈岗状，见于沙眼、各类病毒性结膜炎、一些特殊综合征和细菌感染。

正常小儿有时在穹隆部可以有少量小滤泡，但滤泡出现于睑结膜者则为异常。沙眼的滤泡多见于穹隆部及睑结膜。而发生在小儿的结膜滤泡症通常都在下穹隆部。

3. 结膜下出血

结膜炎早期在网状充血之间有小点状、片状结膜下出血，炎症增重充血明显时，在穹隆部及球结膜下可有大片状出血。柯-魏双杆菌感染时，常可见点状、小片状出血，流行性出血性结膜炎时常伴有大片结膜下出血。

4. 分泌物

分泌物可为水样（浆液）、黏液、黏液脓性和脓性。水样分泌物状如泪液，见于麻疹等急性热性传染病引起的结膜炎之早期，病毒性结膜炎的分泌物量中等，多为黏液性，较稀。细菌性感染时分泌物量多且黏稠，为黏液脓性或脓性。葡萄球菌感染时分泌物呈淡黄而稠的脓性。分泌物呈乳白色者见于春季结膜炎。

5. 假膜

结膜表面的假膜在很多情况下都可发生，由炎性渗出纤维蛋白沉积形成。春季卡他结膜炎在扁平的乳头表面可以形成假膜，膜薄而白，易消失。肺炎球菌，柯-魏杆菌性急性结膜炎也常形成假膜，特点是色灰白而不透明，易剥离，消失快。真膜厚而污秽，灰白，不易剥离。见于白喉杆菌性结膜炎。

6. 结膜瘢痕

弥漫性结膜瘢痕见于膜性结膜炎（白喉杆菌性）、类天疱疮、多型性红斑、严重化学及热烧伤之后。沙眼瘢痕多发生在上睑结膜及穹隆部，呈线状、网状和片状。

（三）耳前淋巴结

急性滤泡性结膜炎，伴有肿大、质软、无压痛的耳前淋巴结时是病毒性感染的特征，这种情况很少见于细菌性感染。在疱疹病毒和腺病毒感染时耳前腺压痛。结膜结核、梅毒感染的耳前腺肿大、压痛，有时可形成瘘管。

（四）并发症

结膜炎多属于良性、自限性眼病，通常并发症不多，且多不影响视功能。也有些类型结膜炎可合并有眼睑、角膜、前葡萄膜、眼肌等的损害，造成不同程度的视力受损。急性细菌性结膜炎在角膜缘内可有细小点状、灰白色浸润点，排列成行，小点状浸润相互融合，形成线形，平行角膜缘的浅层溃疡，主要见于柯-魏杆菌感染。流行性出血性结膜炎角膜多合并浅层点状上皮炎，发病率高。流行性出血性结膜炎可合并前葡萄膜炎、眼肌麻痹和神经系统损害。流行性角结膜炎的角膜病变为浅点状角膜炎，点状浸润波及上皮细胞及上皮下组织，呈大小不一的混浊，多集中在角膜中央部，持续数月或经数年后方消失，视力影响不大。沙眼的角膜并发症主要是血管翳前端新月形溃疡，血管翳之间的小圆形溃疡和角膜中央部的浅层圆形溃疡。角膜血管翳、睑内翻倒睫可造成角膜混浊、视力影响严重。

二、细胞学

（一）多形核白细胞

见于急性细菌性感染。亚急性期则相对减少，同时出现单核细胞，分泌物中黏液增多，纤维素减少。

（二）单核细胞

病毒性感染疾患的刮片中，以出现大量单核细胞为特点。在慢性感染性炎症和慢性刺激性炎症，结膜刮片中淋巴细胞增多。

（三）嗜酸性粒细胞

变态反应性结膜炎，如春季卡他性结膜炎，多出现大量嗜酸性粒细胞。但在细菌性过敏和泡性眼炎时则不见。

（四）浆细胞

除了在沙眼刮片中可见到较多的浆细胞外，其他类型结膜炎中很少见到。

（五）上皮细胞的变化

1. 角化

在维生素 A 缺乏的结膜干燥症刮片中，上皮细胞角化明显。上皮细胞质染为淡红色，含有角蛋白颗粒、胞核变性或消失。长期暴露的结膜干燥症刮片中，也能见到上皮细胞角化。

2. 变性

上皮细胞扁平，形状不规则，细胞核染色不良，见于沙眼和一些慢性结膜炎。

3. 多核上皮细胞

是病毒性感染的表现，疱疹病毒感染时尤为显著，而细菌性感染中则见不到这种变化。

（六）滤泡挤出物涂片

滤泡挤出的内容物涂片对鉴别沙眼和滤泡性结膜炎很有价值。沙眼滤泡中多为未成熟的淋巴母细胞，少量淋巴细胞、浆细胞和巨噬细胞，细胞有变性和坏死的变化。结膜炎的滤泡中为淋巴细胞，没有巨噬细胞，也没有细胞变性和坏死。

细胞内包涵体对诊断沙眼、包涵体结膜炎有重要价值。

三、预防和治疗

结膜炎多为传染性炎症，加强预防工作，对于避免发病和控制蔓延流行十分重要。微生物感染性结膜炎的传播方式是接触传染。要控制并消灭传染源和加强个人卫生，切断传播途径是最重要的方法。在结膜炎暴发流行的情况下，特别要对公用服务事业（浴池、理发店、游泳池、公用车辆等）加强卫生管理和流通货币的消毒处理以及加强个人卫生等是十分重要的，具体措施在各论中叙述。

预防为主和积极治疗患者是控制结膜炎蔓延，解除患者痛苦，相辅相成的两个方面，缺一不可。治疗是消灭传染源的重要手段。

结膜炎的治疗主要是局部用药治疗，严重或特殊感染的情况下需要全身用药。局部药物有滴剂、眼膏、冲洗溶液等。

滴剂有各种抗生素和磺胺类药的溶液。抗菌药物应选用对微生物针对性强、敏感度高者。但在通常情况下，临床上很少做细菌学检查，故以选用广谱抗生素或磺胺类药物为佳。皮质激素药物对变态反应性结膜炎效果较好。对于细菌性结膜炎可以与抗生素合并应用，以减少炎症渗出，降低炎症反应。对于病毒性结膜炎不用或慎用。

眼膏剂所含的药物与滴剂相同，作用较缓且较持久，宜于每晚睡前使用，除抗菌作用外，同时还可避免分泌物使上下睑及睫毛粘在一起。

四、细菌性结膜炎

（一）急性卡他性结膜炎

1. 病因

传染来源各有不同，多以手帕、毛巾、手、水等为媒介。在集体单位、公共场所、家庭之中不讲究卫生的情况下最易蔓延，尤以春秋两季为甚。在这两季节中由于呼吸道流行病较为普遍，所以患急性卡他结膜炎者，同时也可能患有呼吸道流行病。在鼻腔分泌物中也可能含有与结膜炎相同的细菌，借助咳嗽、喷嚏传播。

通常最常见的细菌有四种。即柯-魏杆菌、肺炎球菌、葡萄球菌和流感杆菌。这些细菌在发病三四日内繁殖旺盛，晚期则不易找到。柯-魏性结膜炎多在春季发生，而肺炎球菌者以冬季为多。

2. 临床表现

本病发病急速，可单发，有时引起暴发流行。初起感干涩、痒感、异物感。病变发展、眼部灼热感、眼睑沉重、异物感加重和畏光。异物感和分泌物于清晨较轻，由早至晚逐渐加重，晚间尤甚。本病对视力无影响，但当分泌物附着在角膜表面时，也可视物模糊，如将分泌物除去，则视力立即恢复。

发病初期和轻型者，眼睑轻度充血、水肿。睑及穹隆结膜充血呈红色、网状，球结膜轻度周边充血。角膜、前房正常。结膜囊有少量浆液或黏液性分泌物。较重者眼睑红肿明显，睑及穹隆结膜充血一片赤红，球结膜中度周边充血，分泌物为黏液性，量较多。严重者眼睑水肿，充血显著。睑及穹隆结膜血管高度扩张充血。由于充血、水肿、渗出，使其失去透明度，不见正常纹理。球结膜重度周边充血及水肿。肺炎球菌、柯——魏感染者，穹隆部及其附近球结膜下常见有点、片状结膜下出血。分泌物量增多，为黏液脓性，分布在结膜囊、内眦部及睑缘。有时分泌物黏附于角膜表面瞳孔区，以致一时影响视力，因分泌物的三棱镜作用使患者在夜晚看灯光周围有虹晕围绕。这种虹晕应与青光眼所致者有所区别。分泌物经一夜的蓄积，在睑缘、睫毛处变干，结成黄痂，使患者在翌晨醒来时上下眼睑黏合在一起。

肺炎球菌感染的结膜炎通常水肿更为明显，结膜表面可形成假膜。本病多为双侧性，双眼同时或先后发病，轻症和无角膜并发症者，通常在3~4天内发展到最高峰，8~14天消退。肺炎球菌所致者，持续8~10天开始消退，而后立即好转。重者为柯-魏所致，潜伏期 36 小时，3~4 天达炎症高峰。葡萄球菌所致者常侵犯下睑及角膜下部点状染色，伴有睑缘炎或睑腺炎，易复发或转为慢性。急性结膜炎重要的并发症是角膜溃疡，其主要症状为疼痛和畏光。开始在角膜缘内侧出现灰色小点状混浊，排列成行，名为卡他性点状角膜浸润。数日后灰色浸润点增大，互相融合，最后表面坏死脱落，形成新月形浅层溃疡，这种溃疡称为卡他性角膜溃疡，为结膜卡他的特殊病变。若及时治疗可迅速痊愈，仅留一弓形角膜云翳。肺炎球菌性结膜炎如果发生角膜损害，可能发展成为前房积脓性角膜溃疡。

婴幼儿有时并发泡性结膜炎，多见于葡萄球菌感染者。

3. 预防

本病虽然预后良好，但传染性极强，常造成广泛流行，所以预防工作十分重要。一旦发现患者，个人和集体单位都要作好严密消毒隔离工作。本病通过接触传染，所以对患者日常用品如毛巾、手帕、脸盆、玩具、文化用品等应予消毒。医务人员接触患者后及检查用具都应注意消毒，以免扩散传染。

4. 治疗

急性发作较重者可用冷敷以减轻不适症状。脓性分泌物较多者可用 3% 硼酸溶液或生理盐水眼浴法或冲洗法除去。眼部严禁包扎，以利于分泌物排出。如畏光可带黑色眼镜。

最重要的治疗是选用药物控制感染。最理想的有效方法是选用细菌敏感的抗菌药物局部滴用。由于需要作细菌敏感试验，这在临床上难以做到。最常用的是选 2~3 种广谱抗生素，同时交替频繁滴用。晚间结膜囊内涂用眼膏，这可保持结膜囊内药物浓度，又预防分泌物存留，免除上下睑被粘在一起而睁眼时有疼痛之苦。

在急性期过后，要继续滴用抗菌眼液，直至结膜逐渐恢复正常状态，以避免迁延成慢性。治疗细菌性结膜炎的常用抗菌眼液有 10%~15% 磺胺醋酰钠、0.1% 利福平、0.25% 氯霉素、0.2% 庆大霉素、0.3% 环丙沙星、诺氟沙星、氧氟沙星等。

(二) 膜性结膜炎

1. 临床表现

为急性化脓性炎症，似淋病性结膜炎。通常双眼发病。患者体弱不安，多合并鼻、咽部白喉。有体温升高和昏迷等全身中毒症状。

临床分为深、浅或轻、重二型。

轻型：眼睑轻度充血水肿，分泌物为黏液脓性，翻转眼睑后可见睑结膜表面有一层灰白色膜覆盖，此膜与睑结膜浅层组织粘连，较易剥脱。膜下面结膜充血水肿，无组织缺损及出血。此膜约在发病1~2周后逐渐消退，而结膜仍显充血水肿等炎症反应。愈后不留瘢痕。此型很少造成角膜损害。

重型：病变侵犯结膜深层组织。表现为眼睑高度充血水肿、硬韧、难以翻转。睑及穹隆结膜表面覆以灰黄色类固体的厚膜，此膜与其下结膜、结膜下组织连接牢固，不易分离，强行剥离则造成组织损伤及出血，此膜部分或全部覆盖睑结膜，通常起始于睑缘部，很少见于球结膜。由于炎症浸润渗出深及睑板，且渗出物在组织内凝结，眼睑变硬，压迫血管，更兼白喉毒素造成血管栓塞，妨碍正常血液供应而使结膜、角膜坏死。

约在发病6~10天时角膜形成溃疡，且多伴继发感染。大约在此时膜开始脱落，分泌物增多。结膜呈鲜红色，愈后结膜瘢痕形成，且易发生睑球粘连。

2. 治疗

此病为法定传染病，要及时作传染病报告。严格消毒隔离，单眼患者应特别注意防止另眼发病。

治疗要局部和全身治疗并重。局部可按急性卡他结膜炎、淋病性结膜炎治疗方法。更需要涂较大量抗菌眼膏，以预防睑球粘连及保护角膜。有角膜并发症时应滴阿托品散瞳。此外，眼局部滴白喉抗毒血清。全身疗法应注射抗白喉血清，用药愈早效果愈好，血清用量宜大，以减少角膜受损害的危险性。轻者可注射2000单位，严重病例首量用4000单位、6000单位，甚至10000单位，且于注射12小时后重复给药。同时局部、全身联合应用抗生素。

（三）假膜性结膜炎

假膜性结膜炎是以在睑结膜、穹隆结膜表面形成灰白色不透明假膜为特点的急性化脓性结膜炎。假膜易剥离。多见于学龄前儿童及青年人，新生儿及老年人少见。

病原菌主要是肺炎球菌、链球菌、葡萄球菌、柯-魏，常为混合感染。链球菌中溶血性链球菌为病原菌、非溶血链球菌为腐生菌。链球菌性假膜性结膜炎是非常严重型，主要发生在伴有麻疹、猩红热、百日咳等热性传染病的小儿。老年人多见于面部、眼睑皮肤丹毒者。非微生物感染原因可见于化学物质，如氨、石灰、硝酸银等腐蚀，以及热、创伤、手术等，假膜只在上皮细胞缺失处形成。

本病自觉症状与急性卡他性结膜炎相似，除结膜充血水肿、分泌物外，在睑及穹隆结膜附有一较薄的灰白色假膜，此膜由渗出的纤维蛋白、黏液、炎性细胞等组成，易于剥离，但假膜又迅速形成。炎症约在第5天达高峰，2~3周后消退。链球菌性结膜炎常引致角膜感染坏死，造成视力损害。

治疗与急性黏液脓性结膜炎相同，但需要局部和全身联合应用抗生素，按细菌敏感度来选用抗生素。

（四）淋菌性结膜炎

1. 成人淋病性结膜炎

淋球菌直接来自性器官或通过传染的手或衣物等作为传染媒介间接传播到眼部。男多于女，右眼多先发病。潜伏期从几小时到三天。初起眼睑和结膜轻度充血水肿，继而症状迅速加重。眼睑高度水肿、痉挛。睑及球结膜高度水肿充血，有小出血点及薄层假膜。高度水肿的球结膜可掩盖角膜周边部。分泌物初起时为血水样，耳前淋巴结肿大，3~4 天后眼睑肿胀渐消，但分泌物剧增，呈黄色脓性，不断从结膜囊排出，俗称脓漏眼。2~3 周后分泌物减少转为亚急性，1~2 个月内眼睑肿胀消退。睑结膜充血肥厚，表面粗糙不平，呈天鹅绒状，球结膜轻微充血，持续数月之久，此时淋菌仍存在。

角膜并发症常导致失明。最初角膜表面轻度混浊，继则形成灰色浸润，迅即变灰黄，坏死，破溃，穿孔。角膜溃疡可发生在角膜各部位，由角膜上皮坏死，细菌直接侵入引起。最终形成粘连性角膜白斑、角膜葡萄肿或全眼球脓炎。淋菌性关节炎、败血症、心内膜炎也是重要并发症。

细菌学检查对诊断十分重要。在分泌物涂片和结膜刮片中可见到上皮细胞内外聚集成对的革兰阴性（红色）奈瑟淋球菌。

本病为接触传染。患淋病性尿道炎者尤应注意保持清洁，经常用肥皂洗手，对用品消毒，并积极治疗尿道炎。倘一眼已罹病，必须设法避免波及健眼和传染他人。在为患者检查治疗时应戴防护眼镜，接触患者后应认真消毒双手。用以拭眼的棉花纱布等物须焚毁，脸盆毛巾等煮沸消毒。发现淋病患者应进行病源追查，对传染源给予抗淋病治疗。

治疗要局部与全身用药，以下药物可供选用，青霉素钠盐或氨苄青霉或阿莫西林，肌内或静脉给药。近年抗药菌株较多疗效欠佳。先锋霉素Ⅳ、先锋霉素Ⅴ每日 2g，肌内注射，头孢曲松 0.5g 肌内注射。大观霉素 2g 肌内注射，伴服丙磺舒 1g。均有良好疗效。

局部用 1：10000 高锰酸钾、氯己定、生理盐水等冲洗结膜囊；用 2000~5000 单位/毫升青霉素液、氯霉素，杆菌肽眼膏，红霉素、四环素眼膏。

2. 新生儿眼炎

胎儿出生时被患淋菌性阴道炎的母体分泌物污染，也有时被污染淋菌的纱布、棉花等污染所致。

潜伏期一般少于48小时，双眼发病，轻重程度不同，症状与成人淋病性结膜炎相同，但不像那样猛烈。特点是球结膜高度水肿，脓性分泌物中常有血，有些结膜有假膜形成。角膜并发症发生较退而轻，但多发生在角膜中央，严重影响视力。

诊断可根据产妇的淋病史，典型脓漏眼症状及结膜刮片细菌检查而确诊。

新生儿眼炎，除淋菌性外，也可有衣原体、链球菌、肺炎球菌或其他微生物引起，通常较轻。由于新生儿出生后无泪液，当新生儿出生后第一周内任何眼部分泌物都应怀疑有新生儿眼炎。

对于全部新生儿应常规滴用1%硝酸银溶液或2000~5000单位/毫升青霉素眼溶液预防。治疗与成人淋病性结膜炎相同，全身用药按体重计算。有报道用头孢噻肟效果良好。

3. 转移性淋病性脓漏眼

患淋病性尿道炎数月后，双眼突然发炎，睑结膜球结膜充血水肿，分泌物为黏液性或脓性。此病为淋球菌通过血行转移到眼部，患者常伴有淋病性关节炎。无并发症时1~2周可痊愈。治疗与成人淋病性脓漏眼相同。

五、滤泡性结膜炎

（一）急性滤泡性结膜炎

指由一组各种原因引发的急性结膜炎，同时，在眼睑、穹隆结膜出现滤泡。这种情况最常见的原因见于单纯疱疹病毒、腺病毒感染。某些化学品或毒素刺激也可产生滤泡，最常见于长期局部应用毒扁豆碱、阿托品，而毛果芸香碱和异氟磷则相对较轻。起病急，多同时或稍先后侵犯双眼。眼灼热感、异物感、眼睑沉重、有大量黏液脓性分泌物。有些病例伴有耳前腺肿大，压痛不明显。

眼部改变除充血、水肿、分泌物增多等急性结膜炎体征外，结膜有滤泡形成。滤泡大小不一，呈圆形或不规则形，不透明，凸起于结膜面，数量一般较多，可互相融合排列成行，以下睑结膜及下穹隆部为多。滤泡由淋巴细胞组成，有少量多形核白细胞、单核细胞。结膜复原后滤泡也随之消散，不留痕迹。微生物感染者应给予抗感染的药物治疗。由阿托品等药物所致者应立即停止用药，局部用3%硼酸水湿敷，滴用可的松、地塞米松等滴眼液。

（二）Beal 综合征

又称Beal型急性滤泡型结膜炎，特点是起病急，症状轻、耳前腺肿大、滤泡很快完全吸收等。

本病多侵犯成年人，先单眼发病，2~5 天内另眼发病。眼睑充血、水肿，下睑较显著。球结膜轻度周边充血，穹隆部充血较重。滤泡形成，下穹隆部较上穹隆之滤泡数量多且大，睑结膜滤泡较小而少。泪阜部也有滤泡形成。分泌物少，为浆液纤维素性，常在睑结膜表面形成假膜。分泌物中含有多量单核细胞。病变 3~6 天达最高峰，2~3 周内完全吸收，不留瘢痕。在结膜炎的同时，耳前腺无痛性肿大。部分病例合并有角膜损害及虹膜炎。有时因呼吸道感染引起发热及全身不适。

本病可能是病毒感染，临床上颇似单纯疱疹病毒和腺病毒感染。可滴用抗病毒药物，如磺苷、盐酸吗啉胍和阿糖胞苷等，同时应用广谱抗生素以预防继发感染。

（三）帕里诺眼-腺综合征

本病甚为少见，是动物传染所致。特点是单眼发病，有急性滤泡性结膜炎，耳前淋巴结和腮腺肿大。

临床主要症状为眼睑肿胀而硬，睑结膜和穹隆结膜有大而密集的滤泡，初为半透明，继则混浊，形成浅灰色溃疡。分泌物为黏液纤维素性。初期就有耳前淋巴结和腮腺红肿，可延及颈部。有不规则体温升高。睑结膜病变约在 4~5 周自行消退。但淋巴结肿大发展成为化脓性炎症可迁延达数月之久。

六、病毒性结膜炎

（一）流行性角膜结膜炎

1. 流行病学

本病由腺病毒感染所致，目前世界各地所分离出的腺病毒已有数十种，其中以腺病毒椒最多，常造成暴发流行。其他型者多为散发病例。通过接触传染，在家庭、学校、工厂很易流行，在医疗单位通过医务人员的手传染者也非罕见。

发病多见于 20~40 岁的成人，男多于女。除腺Ⅶ型常见于夏季外，无明显季节性差异。

2. 临床表现

潜伏期为 5~12 天，以 8 天为最多。常双眼发病，开始单眼，2~7 天后另眼发病。初起结膜突然充血水肿，特别在半月皱襞处更为明显，有异物感、烧灼感和水样分泌物。通常在发病第三天睑结膜出现滤泡，迅速增加，以上、下穹隆部为最多，有时由于结膜表面覆有薄层假膜而不能看清。此时耳前淋巴结肿大，有压痛，甚至颌下腺和锁骨上淋巴结也被侵犯。结膜炎发病 8~10 天后，出现角膜损害并伴有明显畏光、流泪和视力模糊。

角膜病变为浅层点状角膜炎，侵及上皮细胞及上皮下组织。点状损害数量多少不等，多位于角膜中央部，少侵犯角膜周边部，故对视力有不同程度的影响。混浊点大小不等，腺Ⅷ型病毒所致者较大，可达 0.4~0.7mm，呈圆形或多角形。偶尔病变较深，引起后弹力层皱褶，虹膜充血，但无虹膜后粘连。角膜不形成溃疡，无新生血管翳。角膜知觉减退。角膜损害可持续数月或数年后消失。较重患者可遗留圆形薄层云翳，对视力影响不大。

3. 预防和治疗

同流行性出血性结膜炎。

（二）咽-结膜热

本病多为急性高度传染结膜炎。特点有三：发热、咽炎和非化脓性急性滤泡性结膜炎。可同时发病或单独出现。多伴有耳前淋巴结病变。常流行发病，侵犯年轻人和小儿。病原主要是腺Ⅲ型病毒。

潜伏期 5~6 天。直接接触传染，也可由游泳传染。

发病可逐渐或突然开始。体温升高，可突然升高达 39℃ 以上，约持续 3-7 天。伴有肌肉酸痛、头痛、胃肠不适或腹泻。咽炎的特点是咽部不适、咽后壁充血、散在透明滤泡。有无痛性淋巴结肿大。

发病最初几天传染性最强。可单眼或双眼同时发病，有痒感、烧灼感和流泪。结膜充血、弥漫性水肿，以下穹隆部尤为明显。滤泡形成主要在下睑及下穹隆部结膜，可融合成横行堤状。分泌物为典型浆液性，很少为黏液脓性。本病有时合并角膜炎，开始为浅层点状，最后可扩展到上皮细胞下组织。病程一般 2~3 周，平均 7~10 天。连同角膜损害逐渐消失，预后良好。

预防和治疗与流行性出血性结膜炎同。感染有免疫作用。

（三）流行性出血性结膜炎

1. 临床表现

本病潜伏期短，接触传染源后，大部分在 24~48 小时内发病。起病急速，有时在稍感眼部不适 1~2 小时内就开始眼红。自觉症状明显，有剧烈异物感、刺痛以及畏光、流泪和分泌物。

本病多同时侵犯双眼，也可先后发病。主要表现为眼睑红肿、睑及球结膜高度充血、水肿，球结膜水肿严重时可高出于角膜面，睑及穹隆结膜有大量大小不等的滤泡，尤以下睑结膜及穹隆部较多，大约80%的患者发病第一天即有结膜下出血。发病早期裂隙灯下即可观察到细小点状出血，继之结膜下出血扩大呈点、片状，严重者可遍及全部球结膜。角膜损害发病率高，早期即可出现，最常见的是上皮细胞点状脱落，荧光素染色后裂隙灯下为绿色细小点，呈散在、群集或排列成线状和片状。重症病例可发生小片状上皮细胞下及实质浅层混浊。个别严重病例也可发生轻度前色素膜炎。此外可有病毒性上呼吸道感染和神经系统症状。多伴有耳前或颌下淋巴结肿大。

根据病情严重程度和病程长短，可分为轻型、中型和重型。轻型病程约一周，无角膜损害，中型病程约1~2周，角膜有少许浅层点状染色，角膜损害常与结膜炎同时消退。重型病程在2周以上，症状重，角膜损害广泛而顽固。在结膜炎消退后，角膜损害仍持续数月或1~2年，且常复发，但最终痊愈不留瘢痕。

2. 预防

预防的原则是控制传染源，切断传染途径。前者在于早期发现、严格隔离、积极治疗患者。后者应加强公共场所的卫生管理，禁止患者到公用浴池、游泳场所，加强个人卫生，不用手揉眼，不用公共面具及经常洗手等。集体单位如托儿所、学校、工厂等，不宜采用集体滴药方法预防。

3. 治疗

以局部用药为主。病情重、伴全身症状者加用系统给药。常用局部抗病毒药有4%吗啉胍、0.2%阿糖胞苷、安西他滨、0.5%无环鸟苷、0.1%磺苷等，每30min~1h用药1次。可选用2~3种药物交替滴用，直至炎症消退。为预防继发细菌性混合感染，也可适当加用抗菌类药物滴眼液。口服药如吗啉胍、无环鸟苷、板蓝根冲剂等。根据病情酌情给予。

（四）急性疱疹性结膜炎

为疱疹感染的原发表现。通常见于小儿，接触病毒携带者而感染。可能伴有颜面部水疱性损害，耳前淋巴结肿大。眼部表现为急性滤泡性结膜炎，滤泡通常较大。可能合并角膜损害，常见的是树枝状角膜炎，伴有角膜知觉减退。

（五）单纯疱疹性结膜炎

常呈典型急性滤泡结膜炎改变，但通常不伴有颜面、眼睑、角膜损害，临床表现似流行性角膜结膜炎，结膜损害的另一特点是在靠近睑缘内侧有针尖大小的局限性溃疡，荧光素染色可以见到。角膜可有小的树枝状损害。角膜知觉减退，角膜可有血管翳。

本病临床上在无角膜损害时难于与流行性角膜结膜炎区别，化验室试验上皮内病毒抗原只能通过荧光抗体测定或发病后 1~2 周时血清抗体滴度升高及病毒分离来证明。

（六）牛痘疫苗性结膜炎

本病系由减毒牛痘疫苗引起。在接种牛痘过程中疫苗溅入眼部或通过手指将疫苗带入眼部而发病。由于各人对天花病毒免疫力不同，局部反应不一。未接种过牛痘及多年前接种过牛痘，对天花病毒免疫力低下者都可能发病。

潜伏期约为三天。绝大多数患者伴有眼睑、睑缘部牛痘疱疹，眼睑水肿、充血，睑结膜充血，有多发性小溃疡，溃疡表面覆以坏死性假膜，边缘绕以增生的肉芽组织。病变约 7~10 天愈合。

发生角膜病变者预后较差。轻者出现浅层点状角膜浸润；重者可发展成树枝状、地图样、环形或盘状角膜炎，造成视力损害。

预防在本病的发生中十分重要，防止被接种牛痘疫苗之婴幼儿搔抓接种部位。医务人员在接种过程中应戴眼镜。一旦疫苗溅入结膜囊，应立即冲洗，并滴用抗病毒药物。

治疗应尽早。局部滴抗病毒类眼液或天花免疫血清。全身治疗以注射抗天花病毒效价高的免疫血清最佳。丙种球蛋白、干扰素等亦有良好疗效。

（七）艾滋病患者结膜炎

获得性免疫缺陷综合征（AIDS）是由人类免疫缺陷病毒引致的性传播疾病。眼部受侵可出现在本综合征各期，由于患者免疫系统受损，抵抗力极度低下，导致最易发生各种机会性感染。病原体为巨细胞病毒，单纯疱疹病毒，带状疱疹病毒。多种细菌，多形体原虫、霉菌等，以及由于营养吸收障碍和消耗而引起的营养缺乏病变，并可发生 Kaposi 肉瘤等恶性肿瘤。

结膜的改变主要是非特异性结膜炎，大约 10% 的 AIDS 患者有非化脓性结膜炎，10%~15% 的患者有干燥性角膜结膜炎，也有发生 Reiter 病和淋巴肉芽肿性结膜炎的报道。结膜也可发生 Kaposi 肉瘤。

多数 AIDS 患者结膜有微血管改变。表现为毛细血管阶段性扩张，各段管径不一，血管呈逗号状或球形血管瘤样改变，这些变化常出现在狭窄的结膜血管两端或一侧，由于血球凝聚力增加，血纤维蛋白原水平增高，结膜血流淤滞呈球样外观或血柱消失，呈线状。

七、衣原体性结膜炎

（一）沙眼

1. 临床表现

（1）乳头增生肥大

乳头的形成是由于慢性炎症刺激，使上皮细胞增生，淋巴细胞质细胞浸润，其下有扩张的新生毛细血管及少量结缔组织，呈细小颗粒状、成簇聚集，外观呈天鹅绒状。好发于睑结膜近穹隆部及内外眦部。此种改变任何慢性炎症刺激均可发生，非沙眼所特有。

（2）滤泡形成

滤泡是由结膜上皮细胞下，淋巴细胞、浆细胞浸润而成，滤泡中央部变性坏死呈胶样。发生在睑结膜处的滤泡较小。轻微隆起；发生在穹隆部者一般较大，呈圆形或椭圆形，色黄红，外观呈胶状不透明。滤泡多时，可互相融合呈平行岗状。多见于上下穹隆部。滤泡见于多种结膜炎，亦非沙眼的特异性病变。乳头、滤泡均为沙眼的活动性病变。

（3）瘢痕

沙眼是一种自限性传染性眼病，在炎症过程中，伴随有修复退行、瘢痕形成。沙眼瘢痕呈线状、网状、片状。灰白色线状、网状瘢痕穿行于乳头、滤泡之间，将其分割成岛状，是典型Ⅱ期沙眼的特有临床表现。瘢痕广泛者，呈白色片状，炎症消退，血管中断。由于瘢痕收缩，使穹隆部变浅，称为睑球后粘连。睑结膜、睑板纤维化，瘢痕收缩变形，使睑板呈舟状畸形，睑缘钝圆、内翻。睫毛毛囊处瘢痕使睫毛位置变化，形成倒睫，是沙眼重要并发症。

（4）角膜血管翳

沙眼性血管翳是沙眼衣原体侵犯角膜造成的原发损害，为沙眼特异性改变，具有诊断意义。新生血管形成开始于角膜上缘，呈垂帘状。位于角膜透明部分浅层，众多新生血管停留在同一水平线上。血管之间有细胞浸润，使角膜失去透明度。有时在血管翳之间形成小的隆起滤泡，这些滤泡经粗糙的上睑结膜机械性摩擦破溃形成浅的溃疡。当上皮修复后呈小凹状，称 Herbert 小窝。

角膜血管翳因其长入角膜的长短、伸入方向、充血浸润程度不同可分为血管性血管翳、肉样血管翳、干性血管翳等。因其侵入角膜范围不同，可分为 4 级。将角膜水平分为 4 等份，侵入上 1/4 以内者为（+），达到 1/4~1/2 者为（2+），达到 1/2~3/4 者为（3+），超过 3/4 者为（4+）。血管翳侵及部分或全部角膜，角膜混浊明显，可导致视力极度下降。

2. 沙眼分期

（1）MacCallan 分期法：分为四期。

第Ⅰ期（浸润初期）：睑及穹隆结膜充血、红肿、组织混浊粗糙。有乳头增生及胚胎滤泡，有短而稀疏的角膜血管翳。此期诊断的主要依据是穹隆部结膜血管模糊，睑结膜表面粗糙，有短小角膜血管翳。轻者可自行消退，多数转入第Ⅱ期。

第Ⅱ期（浸润进展期）：结膜充血，混浊增厚，乳头增生显著，结膜血管不复能见，同时滤泡形成。乳头多位于睑结膜，滤泡多见于穹隆部。乳头占大多数者称为乳头型沙眼，滤泡占多数者称为滤泡型沙眼，如果两者数量相近则为混合型。

第Ⅲ期（瘢痕形成期）：沙眼活动病变部分被吸收、破坏变为瘢痕。瘢痕可为白色线状、网状或片状。瘢痕之间仍有活动病变。

第Ⅳ期（痊愈期）：活动病变消失，完全结瘢呈淡灰白色，无传染性。

（2）世界卫生组织（WHO）沙眼分期标准

第一，滤泡性沙眼（TF）：上睑结膜有 5 个以上滤泡，其直径 5mm。

第二，浸润性沙眼（TI）：上睑结膜水肿、肥厚、弥漫性浸润，半数以上血管模糊不清。

第三，瘢痕性沙眼（TS）：睑结膜出现瘢痕。

第四，沙眼性倒睫（TT）：至少有一根倒睫摩擦眼球，包括新拔除者。

第五，角膜混浊（CO）：混浊侵及瞳孔区，且视力低于 0.3 者。

（3）新标准意义

第一，TF 表明有沙眼性炎症和近期有感染，应采用局部治疗。

第二，TI 表明有严重的沙眼性炎症和有严重的近期感染，并有形成瘢痕的危险，需采用局部加全身治疗。

第三，TS 表明患者有或曾经有沙眼。

第四，TT 表明患者可能出现角膜混浊和视力损害，需进行睑内翻矫正术。

第五，CO 表明此患者有视力损害或已失明。

（4）新标准对评估沙眼严重性的关键性指标

第一，TF 和 TF+TI 在 10 岁以下儿童中所占比例表明沙眼在该地区感染的广度。

第二，TI 和 TF+TI 在 10 岁以下儿童中所占比例表明沙眼在该地区的严重程度。

第三，TS 所占比例表明过去该地区沙眼是否常见。

第四，CO 在人口中所占比例表明该地区中由沙眼造成的视力损坏情况。

3. 诊断

第一，上穹隆部和上睑板结膜血管模糊充血，乳头增生或滤泡形成，或两者兼有。

第二，用放大镜或裂隙灯角膜显微镜检查可见角膜血管翳。

第三，上穹隆部或（和）上睑结膜出现瘢痕。

第四，结膜刮片有沙眼包涵体。

4. 预防

第一，在各级党政机关的领导和支持下，依靠群众，采用各种宣传手段，广泛进行卫生宣传教育。专业人员要大力开展沙眼普查和防治工作。特别对有传染性的沙眼和后发病要抓紧治疗，是防盲工作的重要一环。如能与治疗各种眼病相结合，则收效更大。

第二，加强公用事业、集体生活单位的卫生管理，搞好家庭和个人卫生。洗脸用具分开或用流水洗脸等，理发店、浴池、旅店的面巾、浴巾，用后应严格消毒。医务人员于治疗检查沙眼患者后应彻底洗手。养成良好卫生习惯，注意经常洗手，不用手揉眼，不使用别人的毛巾等。

5. 治疗

（1）药物疗法

以局部用药，坚持长期用药为主，严重浸润性沙眼要局部与系统给药。

第一，局部用药：红霉素、四环素、利福平、氯霉素及磺胺类药物，能抑制微生物生长繁殖。临床效果尚佳。常用滴眼液有 10%~15% 磺胺醋酰钠、0.25% 氯霉素、0.1% 利福平、0.5% 红霉素等，眼膏剂主要是四环素类的各种眼膏。眼液每日 4~6 次，睡前涂眼膏于下穹隆部结膜囊内。

局部用药需坚持每日滴用，连续 2~3 个月，根据病情变化延长滴用时日。

局部结膜囊下注射给药法，只适用于严重浸润性沙眼，一般每周注射一次。

第二，系统给药：四环素、红霉素、利福平、磺胺类制剂，在系统给药时有效。不幸的是每种药均有不良反应。除特殊情况外，应避免全身用药。

（2）手术疗法

睑及穹隆结膜滤泡大而密集者，宜采用手术疗法——滤泡挤压术，清除所有滤泡，以促使修复。乳头较多者可用摩擦术或冷冻治疗。不论滤泡挤压还是摩擦术、冷冻治疗后，都应继续药物疗法，直至病变消失。

（二）包涵体性结膜炎

1. 新生儿包涵体脓漏眼

为轻型、良性、病程有一定限度的新生儿眼病。本病系婴儿出生时眼部被母体非淋菌性阴道炎排泄物侵入，而这些分泌物中含有 TRIC 衣原体而致病。结膜刮片瑞氏或吉姆萨染色可找到与沙眼包涵体相同的细胞内包涵体。此病潜伏期比淋菌性脓漏眼长，多数为一周以上。通常为双眼病。睑结膜充血，穹隆结膜水肿。由于新生儿淋巴系统尚未发育成熟，无滤泡形成。分泌物为黏液脓性。结膜病变持续数周后逐渐转入慢性结膜炎状态，结膜于 3~6 个月即恢复正常，仅重症患儿有时遗留细小瘢痕。本病确诊前应按淋菌性脓漏眼处理，确诊后按沙眼药物治疗。

2. 成人包涵体性结膜炎

也称为游泳池结膜炎。临床特点是眼睑水肿，结膜显著充血水肿，睑结膜滤泡形成，有黏液脓性分泌物，耳前淋巴结肿大和结膜刮片有上皮细胞内包涵体。

传染途径可由于患者本身患有 TRIC 衣原体尿道炎、子宫颈炎，通过污染的手或毛巾等直接传染到眼，也可由游泳池水不洁而污染，传染到游泳者的眼。

潜伏期 3~4 天，常单眼先发病，在 2~3 周内另一眼也受染发病。最初结膜微充血，眼睑略水肿，并有畏光等刺激症状，耳前淋巴结肿大。3~4 天后结膜极度充血水肿，粗糙不平，组织不清，有黏液脓性分泌物。7~10 天后滤泡开始出现，3~4 周后急性症状逐渐消退，但睑结膜肥厚和滤泡仍继续存在 3~6 个月之久才恢复正常。在发病过程中大约 50% 可发生浅层点状角膜炎，角膜上皮细胞下实质层浸润等并发症。治疗和沙眼用药相同。口服四环素 0.25g 每 6 小时一次，共服 14 天，有较好疗效。

八、几种慢性结膜炎

（一）慢性卡他结膜炎

慢性卡他结膜炎致病因素有多种，包括细菌感染，急性结膜炎治疗不彻底，不良工作居住环境，空气污浊、粉尘、有害气体、风沙、照明不足、强光、过度饮酒、吸烟、睡眠不足等。局部因素有慢性泪囊炎、睑腺炎、睑缘炎、睑内、外翻、屈光不正、隐斜视等。

临床症状轻微或无症状。主要有瘙痒、异物感、眼干涩、视疲劳等。睑及穹隆结膜充血，乳头增生，表面粗糙，穹隆部血管走行清楚，无中断现象，无瘢痕形成。球结膜不充血，角膜无血管翳。分泌物少量，为黏液性，有的患者晨起时在内眦部有黄白色或在外眦部有白色分泌物。慢性结膜炎病因比较复杂，除局部用抗菌滴眼液治疗外，还要找出病因，采取相应治疗措施。

（二）睑腺性结膜炎

由于睑腺体分泌物分解后的产物，刺激睑腺本身及结膜，引起睑板、结膜充血、水肿、乳头增生等慢性炎症反应。本病常见于睑腺分泌旺盛者，如酒糟鼻患者。治疗同上。

（三）眦部结膜炎

眦部睑缘炎蔓延扩及结膜。在靠近眦部的皮肤脱屑、潮红、充血，结膜充血局限在近眦部的睑及球结膜，分泌物亦集中于眦部。病原菌为摩-阿双杆菌，有时为葡萄球菌，在B族维生素缺乏时亦可有类似症状。本病突出症状是痒。0.5%硫酸锌滴眼液、氧化锌眼膏效果甚佳。

（四）泪道阻塞性结膜炎

泪道阻塞、慢性泪囊炎时，分泌物中细菌、毒素不断释放排入结膜囊中，刺激结膜造成慢性炎症反应，具有结膜充血乳头增生等慢性结膜炎改变，在近内眦部、泪阜处充血明显。本病常为单侧性，除滴抗菌滴眼液治疗外，应以各种措施（如手术）解除泪道阻塞。

九、皮肤黏膜病有关的结膜炎

（一）莱特尔综合征

本综合征包括急性卡他或黏液脓性结膜炎、尿道炎和多发性关节炎。

多见于19~38岁的青壮年，其他年龄组发病较少。发病期间有轻度体温升高，白细胞总数升高，血沉增快等。约3/4的患者以尿道炎为先导，1/4的患者以结膜炎为先导。大多数患者在1~5周内这三种症状都将出现。

眼部症状多轻而短暂，常表现为黏液脓性结膜炎。持续2~8天，但也有迁延数周者。结膜急性充血、水肿。如果炎症持久则可有滤泡形成。痊愈后不留瘢痕，可伴有睑缘炎及角膜损害，后者主要是周边部浅层上皮糜烂或前弹力膜下点状浸润。巩膜炎、虹膜炎、视神经盘炎等极为少见。

治疗效果差，多为对症治疗。可局部和全身联合应用抗生素和大剂量皮质激素。除了关节炎影响关节活动之外，本病为良性自限性。

（二）良性黏膜类天疱疮

又称瘢痕性天疱疮，本病原因不明，可能是自身免疫性疾病。除眼结膜外，可侵犯鼻、咽、口、肛门、生殖器各处黏膜组织。由于多侵犯眼部，故亦名眼天疱疮。多侵犯60岁左右的老年人，双眼先后发病。本病初期表现为单纯性卡他性结膜炎，以后结膜发生多数水疱，疱壁甚薄，易破溃出血，形成结膜糜烂，糜烂面覆以白色、黄白色假膜，假膜脱落后，形成瘢痕。由于病变反复发作，破坏了结膜分泌腺及结膜瘢痕收缩，造成穹隆变浅、结膜干燥、角膜混浊。约1/4患者导致失明。本病无特效疗法，局部滴用或结膜下注射皮质激素有助病情缓解。应用环磷酰胺、硫唑嘌呤可能有益。

（三）酒糟鼻

多发于中年人，女性较多，但男性患者病变多较重。表现为颜面中部弥漫性皮肤潮红，有丘疹、脓疱及毛细血管扩张。病因尚不清楚，与多种因素有关。在皮脂溢出基础上，血管舒缩神经失调，毛细血管长期扩张。毛囊虫感染是致病的重要因素。胃肠障碍、饮食不节、长期便秘、嗜酒、精神因素等都与发病有关。

酒糟鼻患者几乎都有眼部病变，且均为双眼。最多见者为睑缘炎、结膜炎、角膜炎，偶有浅层巩膜炎、虹膜炎。

结膜炎为慢性、亚急性。较多者为弥漫性结膜炎，睑及球结膜血管扩张、充血、迂曲。睑裂部及下部较重，分泌物为水样，伴继发感染时为黏液或黏液脓性。结节性结膜炎较少，在睑裂部球结膜及下部角膜缘有似泡性眼炎之小结节，可互相融合并形成溃疡，结节的出现与消失均快。溃疡处有袢状血管翳长入。

治疗要纠正胃肠功能，调节内分泌，避免过冷过热，精神紧张，忌酒及辛辣食物。服用维生素 B_2、维生素 B_6、复合维生素 B，甲硝唑 0.2g 每日 3 次，连服 2 周后改为每日 2 次，服 1 个月。局部滴用可的松滴眼液有效。为预防继发感染滴用抗菌滴眼液。

（四）眼带状疱疹

眼带状疱疹的病因为带状疱疹病毒感染半月神经节或三叉神经分支。三叉神经节一、二分支感染者影响到眼部，皮肤出现剧烈烧灼痛、刺激、潮红、肿胀、小疱疹，单侧发病。病变只局限在三叉神经分布区。病变愈后留有色素沉着及瘢痕；眼部改变为结膜充血、水肿，有时可见滤泡，分泌物为浆液性，量少而稀。本病除结膜炎外，易合并角膜炎、虹膜睫状体炎、青光眼、视神经炎，视网膜损害及眼外肌麻痹者很少。

十、发热性传染病的结膜炎

（一）麻疹

麻疹潜伏期约 10 天，在潜伏期内，眼部即有充血、流泪、畏光等症状。表现为睑、球结膜充血，分泌物初为水样，后为黏液性。有时结膜下有出血。结膜炎常合并有肺炎球菌、葡萄球菌等细菌性混合感染。结膜炎症加重，分泌物变为黏液脓性或脓性，有时结膜面有假膜形成。个别病例早期在泪阜处可出现麻疹斑。并发症有浅层点状角膜炎、疱疹性角膜炎、化脓性角膜炎。这种患儿由于消耗过多，常发生维生素 A 缺乏引起的结膜、角膜干燥和角膜软化，要引起警惕。

（二）流行性感冒

结膜炎可发生在流感早期，结膜表现充血、水肿，分泌物一般较稀薄、黏液性，有滤泡形成。结膜下点状出血。结膜炎常合并细菌性感染，单疱病毒感染或并发角膜炎。

（三）流行性腮腺炎

结膜炎表现为充血、水肿，分泌物为浆液性，量少，有时伴结膜下出血。严重病例可合并弥漫性浅层巩膜炎、浅层点状角膜炎、角膜溃疡、深层基质性角膜炎。

（四）猩红热

结膜炎多出现在发疹期，脱屑期加重，结膜炎为急性卡他性，多为细菌感染或细菌毒素刺激所致。易伴发泡性结膜炎，或发生假膜性结膜炎。

十一、变态反应性结膜炎

（一）急性、亚急性变态反应性卡他结膜炎

1. 枯草热结膜炎

最常见的急性型结膜炎，过敏原可能是各种植物花粉。空气传播，发病特点有明显季节性，多发生于干草收割季节，故称为枯草热。除眼部病变外，同时伴有哮喘、血管运动性鼻炎。这些都表明呼吸道黏膜上皮细胞对植物花粉的变态反应。患者有过敏体质，且有

时有遗传倾向。有时也在春末夏初发病，特别在富有花粉地区发病。随年龄增长有自然脱敏现象，过敏反应程度减低或消失。

眼部典型症状是突然发病，双眼睑可在几分钟内突然水肿、结膜水肿、充血，有浆液性分泌物。自觉症状较重，主要是难以忍受的瘙痒及烧灼感、流泪。同时伴有鼻炎，泪液血浆中 IgE 升高。如果将过敏原去除，数小时内反应即可消退，不留遗迹。再次接触过敏原时以上症状又立即出现。直到花粉季节过后为止。

如能找到致敏物质，作脱敏治疗或避免接触即可取得治本的效果。局部滴用皮质激素及血管收缩药物可减轻症状。

2. 接触性变态反应性结膜炎

由于长期局部应用某种药物引起的迟发型结膜变态反应是临床上最常见的接触性结膜炎。因常伴有眼睑皮肤的变态反应，而表现为接触性皮肤结膜炎。常见的致敏药物有阿托品、青霉素、毛果芸香碱、毒扁豆碱、汞剂和可卡因，以及一些化妆品、染发剂、眼睫毛染料等。变态反应与药物直接刺激引起者不同，作为过敏原第一次应用时不引起结膜反应，多次反复应用才产生过敏反应。

各种药物引起的变态反应性结膜炎，症状及局部病变相同。眼睑、结膜极度瘙痒并有烧灼感和刺激症状。眼睑潮红、水肿、湿润或湿疹样损害。病变多于眦部开始，迅即遍及上下睑，下睑多较显著。睑结膜充血水肿，有乳头增生及多数排列成行的滤泡。球结膜轻度充血，水肿较重呈粉红色隆起。有少量浆液或黏液性分泌物。角膜炎不常见，为上皮或上皮下损害，极个别严重病例可发生角膜实质层损害及虹膜炎。有时伴有变态反应性鼻炎。停用致敏药物后症状和体征可在较短期内消退，不留遗迹。如再次接触致敏药物则症状又复出现。根据长期用药史、局部改变、极度瘙痒，停药后症状自行消退、细菌学检查阴性、结膜刮片有嗜酸性粒细胞等即可做出正确诊断。

3. 通过口服或注射用药引起的结膜变态反应

致病作用与接触性变态反应性结膜炎不同。药物作用如同变态反应原（不是抗原），而没有循环抗体，产生不同程度的过敏性，皮肤敷贴试验阳性。比较常见的有磺胺类药、青霉素、巴比妥类药物。反应多局限在皮肤，可引起剥脱性皮炎。眼睑皮肤也不例外。严重病例偶引起结膜炎，如磺胺类药物引起膜性结膜炎、鼻炎及咽炎。严重者可引致结膜干燥症。

全身应用金和砷制剂可产生严重的角膜结膜炎。结膜呈天疱疮样改变，角膜可发生溃疡，急性坏死穿孔或慢性血管性实质层角膜炎。金制剂引起的结膜炎可伴有边缘性角膜溃疡。

4. 微生物性变态反应性结膜炎

为结膜对微生物蛋白质的退发型变态反应，通常在鼻咽腔、扁桃体存在有感染灶。以溶血性葡萄球菌为最多。细菌产生的外毒素（蛋白质）数量虽少，但反复感染，毒素不断释放，使黏膜、结膜产生高度敏感性而出现变态反应。有时这种结膜炎也可能由霉菌或寄生虫等引起。

临床上结膜炎为慢性过程，逐渐发病。睑及球结膜水肿、充血。有少量浆液性分泌物。球结膜充血在睑裂暴露部位更为明显。睑结膜常有乳头增生，滤泡形成。有间隙性浅层点状角膜炎，多在角膜下部。自觉症状以蛋痒和干燥感最为显著。可因过度用眼而加重。

总的治疗原则：①首先停用致敏药；如病情需要，可选用作用相似而化学结构不同的药物代替，如用毒扁豆碱代替毛果芸香碱，以马托品、东莨菪碱代替阿托品等。②局部滴0.5%可的松滴眼液、0.1%肾上腺素；3%硼酸水湿敷；口服氯苯那敏、曲比那敏等抗过敏药物；小儿常有过敏反应与细菌性混合感染，所以应局部加用抗菌药物。③为了消灭致敏细菌可局部及全身应用抗菌药物。也可选用混合疫苗或自身疫苗作脱敏治疗。

（二）泡性眼炎

1. 泡性结膜炎

单纯泡性结膜炎自觉症状较轻。病变可发生在结膜各部，多发于球结膜部分，尤其是睑裂部分的球结膜。病变初期呈圆球形隆起结节，不透明，色灰红，直径四周局限性球结膜充血，此期很短暂，临床上不易见到。病变进展，在结膜中央顶部组织坏死、脱落，形成火山口状溃疡，初时溃疡底部脏污，荧光素染色呈黄色，继而四周有上皮细胞长入，修复愈合，愈后局部不留瘢痕。整个病变过程 8~10 天，但此病变常多发，且结节出现时间不一，故可此起彼消，病程延续数月或终年。有时病变直径较大达 4~5mm，病变可深及巩膜浅层，称为巨泡或坏死性泡性结膜炎，这种情况病程较长。泡性病变发生在睑结膜及睑缘者较少，病变通常较大，隆起不明显，溃疡呈灰白色，愈后常留瘢痕。

2. 泡性角膜结膜炎

由于病变侵及角膜，刺激症状明显，畏光症状严重。流泪、眼睑痉挛等症状明显。泡性病变位于角膜缘处，形态、病变过程与泡性结膜炎相似。泡性病变一般 1~2mm，可单发或多发，位于角膜部分病变荧光素呈绿色，位于结膜部分呈黄色。痊愈后角膜部分留有瘢痕，结膜部分无瘢痕，使角膜缘呈虫蚀状不齐。有时病变直径小于 1mm，几个或十几个沿角膜缘排列，称为粟粒型泡性角膜结膜炎。此类病变有时未形成溃疡即吸收消失，或互相融合呈溃疡。粟粒型者刺激症状及局部充血明显。

泡性眼炎治疗应局部全身并重。本病可自限、易复发，所以改进全身状况、清除致敏原以预防复发很重要。

以往曾用汞剂（氧化汞）有效。0.5%可的松滴眼液或地塞米松滴眼液对减轻充血，缩短病程效果好。为预防继发感染应同时滴用0.1%利福平等抗菌眼液。

全身用药主要是补充各种维生素、钙剂，调节饮食成分，增加蛋白质，减少淀粉类食物的摄入，参加户外运动，提高身体素质，增强体质，对预防本病复发有助。

（三）巨乳头性结膜炎

见于长期佩戴软性、硬性角膜接触镜，白内障术后和角膜移植术后保留缝线者，或长期佩戴义眼者。此病并非结膜组织对接触镜、义眼制作材料的过敏反应，而是附着在接触镜、义眼表面的细菌蛋白质及其他蛋白质颗粒，作为抗原进入上睑结膜淋巴组织内，发生免疫反应，释放出免疫介质，产生新的胶原蛋白，使嗜酸性粒细胞、嗜碱性粒细胞、肥大细胞增生和组胺释放。通过刺激导致黏液性分泌物增加，沉淀物增加和结膜乳头增生。

眼部症状和病变损害与春季卡他结膜炎相似，有扁平、巨大、形状不规则，外观似铺路石子样的乳头。病变久者可出现Trantas点或结节。

（四）春季结膜炎

1. 睑结膜型

病变位于上睑结膜、一般不侵犯穹隆部结膜、下睑结膜很少受侵，如有病变亦很轻微。病变损害为结膜充血，在上睑结膜发生扁平、肥大、地图样、形状不规则、硬韧的乳头。乳头色粉红，颇似铺路石子样外观。

组织学上结膜下有淋巴细胞、浆细胞、嗜酸性粒细胞浸润、胶原纤维增生、上皮细胞增生，细胞层增多，毛细血管增生，形成乳头而非滤泡。初起时乳头较小，众多小乳头增大，簇拥在一起形成典型的扁平巨大乳头。分泌物量较少，色乳白，黏稠，可拉成丝状，内含大量嗜酸性粒细胞及嗜酸性颗粒。

2. 球结膜型

或称角膜缘型。初始病变发生在上方角膜缘附近。球结膜增厚呈胶样，病变可扩展波及整个角膜缘，增厚的球结膜绕角膜形成环状隆起岗。在增厚隆起的胶状结膜内出现多个黄白色结节。在病变区内有时出现小的灰白小点，称为 Homor-Trantas 点。在病变附近结膜轻度充血，通常以上方及睑裂部明显。

3. 混合型

同时兼有以上两种病变，刺激症状明显。

本病季节性强，随着秋冬季节的到来，症状和病变会自行缓解消失。从来不发生并发症，预后良好。春夏到来病变复发，可反复数年症状逐渐减轻，最终将平静消失。由于过敏原难以确定，即使确定也难以避免接触过敏原，所以治疗完全是症状性，目的在于减轻患者痛苦。

局部滴用激素类药对减轻症状有帮助，用激素与抗生素混合剂，对减轻症状，减少黏液性分泌物有益。0.5%硫酸锌 9mL 加 0.1%肾上腺素 1mL 滴眼也可减轻症状。增生病例在 2~3 月份使用。线局部照射或冷冻疗法，对预防复发有价值，但不能治愈此病。

2%~4%色甘酸钠对消除瘙痒、畏光症状有明显疗效。但病变可能无明显消退。此药长期使用亦无不良反应。色羟丙酸钠能阻止钙离子进入肥大细胞，稳定肥大细胞膜，阻止过敏应介质释放，达到抗过敏作用。此药是一种无激素作用的抗过敏药，滴眼液浓度为 2%。症状严重者可加用 0.1%肾上腺素、皮质激素药物。西咪替丁全身应用短期疗效较好。

第二节　其他结膜病

一、结膜变性及色素性变

（一）结膜结石

结膜结石是在睑结膜上的单发或多发性坚硬的黄点，这是上皮细胞堆积和黏液浓缩压入的变性产物，从不钙化，实为结膜凝集物，故结石一词实属不当。此物位较深时无不适，当突出于结膜面时刺激角膜产生异物感，甚至角膜擦伤糜烂。在表面麻醉下，以尖刀或异物针剔除之。本病多见于成年人、老年人及沙眼和慢性结膜炎患者。

（二）睑裂斑

睑裂斑是由于结膜长期暴露在阳光、烟尘、风沙等环境下，引起玻璃样渗出，黏膜下弹力纤维变性所致。多见于成年人、老年人及长期户外劳动者。

睑裂斑为睑裂部角膜缘外侧的三角形黄白色斑块，故又称睑裂黄斑。通常先发生在鼻侧球结膜，然后才在颞侧出现。三角形斑块状似脂肪，底向角膜缘，稍隆起，表面有黄色小点，有时略侵入角膜缘，不充血。当结膜炎症充血或结膜下出血时尤为明显。

本病很少发展成翼状胬肉，无不适症状，不影响视力，故不需治疗。斑体较大，影响美观者可考虑手术切除。

(三) 翼状胬肉

1. 真性翼状胬肉

胬肉位于睑裂部球结膜，伸入到角膜表面。单侧者多见于鼻侧，双侧者鼻侧先于颞侧发病，胬肉分别位于角膜的鼻颞两侧。初起时角膜缘发生灰色混浊，结膜向角膜生长，伸入角膜内的尖端名头部，位于角膜缘处为颈部，位于球结膜的宽大部分为体部。胬肉处球结膜增厚，其下有多数较大囊状空腔，与巩膜有稀疏粘连，粘连处较体部稍窄，使上下边缘两侧形成皱褶。角膜实质浅层及前弹力膜均被破坏。本病按病变进行情况又分为进行期和静止期。

进行期胬肉的头部隆起，侵及角膜前弹力膜及实质浅层，有细胞浸润，所以头部附近的角膜混浊。体部肥厚、表面不平、有粗大而扩张充血的血管。静止期的胬肉，头部扁平，角膜浸润吸收，所以混浊区较小而境界清楚。体部不充血，表面平滑，呈薄膜状，但永不消失。胬肉进展到瞳孔区时可影响视力。肥大而充血的胬肉可压迫局部角膜而引起散光。

本病发病与环境因素，尤其是阳光、沙尘、干燥气候等慢性刺激有关，紫外线可能是主要病原因素。而慢性炎症刺激是胬肉发病的必要条件。胬肉形成过程中可伴发睑裂斑，两者病理过程相同，但睑裂斑并不是胬肉形成的必要基础。外界刺激作用于结膜下组织的胶原纤维，使纤维组织变性，角膜前弹力层损伤，继发上皮变性，结缔组织增生长入已变性的角膜中形成胬肉。

较小胬肉无症状，当胬肉较大较厚则产生散光，侵及角膜瞳孔域时则视力受损。

翼状胬肉进行向角膜瞳孔域或影响美观时，最佳方法就是手术切除。手术切除总是留有瘢痕。胬肉切除术后复发率较高，且生长较快。对较小静止期者勿需治疗。胬肉较大，进行性或达到角膜瞳孔域者及术后复发胬肉应手术切除。以下方法可有助于避免或减少术后复发：①板层角膜移植术；②塞替哌 1：2000，每日 4 次，用 6 周；③丝裂霉素 C_1：2500 溶液，术后每日 3 次，用 2 周，本药可引致伤口延缓愈合、巩膜变薄、浅点角膜炎、虹膜炎、青光眼以及长期眼痛等并发症；④90 锶（β 线）照射（每周一次，共三次）；⑤其他激光照射、冷冻疗法、可的松滴眼等可单独或综合治疗。

胬肉切除损伤范围过大和复发的胬肉，由于瘢痕组织与肌肉粘连牵拉，可妨碍眼球运动引起复视。

2. 假性翼状胬肉

当角膜溃疡、灼伤或化学腐蚀伤时，高度水肿隆起的球结膜与角膜上皮细胞缺损部位愈合粘连所致。可以发生在角膜缘的任何部位。临床上可见一索条或三角形结膜皱囊固定在角膜混浊部位。结膜只在头部与角膜粘连。在跨过角膜缘处无粘连而呈桥形，可容探针通过。这一点可与真性翼状胬肉鉴别。

不影响视力、美观及眼球运动者，无须治疗，否则可考虑手术治疗。

（四）结膜玻璃样变性和淀粉样变性

结膜玻璃样变性和淀粉样变性多见于青年人，多双眼发病。原因不明，好发于重度沙眼及长期春季卡他性结膜炎的患者。两种变性在病理上表现不同，但在临床上两者常并存，而难于区分，病变主要是组织中淀粉样物质沉积和玻璃样的胶原纤维蛋白沉积于血管周围。有大量浆细胞、白细胞和巨细胞。小动脉闭塞，结膜变薄及角化。病变多于穹隆部，半月皱裂处，逐渐扩展到睑结膜和球结膜。变性增厚的组织呈黄红色，严重者呈黄色。少有血管，表面粗糙不平，呈肿瘤状，又名为浆细胞瘤（实非肿瘤）。易破溃，呈块状脱落出血。病变侵犯睑板而使睑板增厚硬韧，因重量增加导致上睑下垂，检查时宜轻柔。因翻转上睑时常导致出血。因尚无特异治疗手段，轻度患者可予抗菌眼药水控制慢性炎症。变性增生组织重呈瘤样增生者可考虑手术切除。手术时要尽量保留较健康的结膜，因病变范围广泛，难以完全清除，术后要注意防止睑球粘连的发生。本病也可试用锶或 X 线照射治疗。

（五）结膜干燥症

1. 结膜实质性干燥症

结膜实质性干燥症在正常情况下，结膜角膜表面覆有由睑板腺分泌的油脂层，其下为泪腺分泌的水样液层，最内层为杯状细胞分泌的黏液层。三者共同形成一层保护及湿润角膜结膜的薄膜。当结膜上皮细胞层及结膜下组织分泌腺因病变被破坏，见于严重沙眼瘢痕、白喉性结膜炎、化学或热烧伤、类天疱疮，以及 X 线照射后而引起广泛瘢痕组织形成，而出现结膜干燥。睑外翻、眼睑缺损、眼球突出时眼睑不能覆盖保护眼球及结膜，暴露部分也可发生结膜干燥。

早期结膜出现雀斑样孤立的小片干燥区，逐渐扩大，融合而遍及全部结膜角膜。上皮层干燥、混浊、增厚和角化。外观如干燥的皮肤样。结膜失去光泽及弹性，结果睑板腺分泌的脂性物质覆盖干燥面，使泪液失去对结膜的湿润作用。虽有眼泪也不能使其湿润。皱缩、干燥、角化的结膜上皮造成难以忍受的干燥感和畏光等症状。因角膜也出现同样变化而使视力极度减退。由于睑外翻、眼睑缺损、眼球突出而使眼睑闭合不全时，能引起局限性结膜干燥或暴露性角膜炎。暴露部位的睑、球结膜充血、干燥、无光泽、角化和增厚。

治疗：为了减少痛苦可频繁滴用生理盐水、人工泪液、油剂、液体石蜡、牛奶、1%甲基纤维素、3%聚乙烯醇、1%硫酸软骨素、2%半胱氨酸、0.2%溴己新等。亦可封闭泪小点以减少泪液外排，佩戴亲水软角膜接触镜等方法以改善症状。

暴露性结膜干燥症可施行眼睑成形术矫正眼睑闭合不全。经过相当时日后，干燥的结膜可以完全恢复正常或有明显改善。也可暂时滴用人工泪液、涂大量眼膏、遮盖暴露眼及封闭泪小点等方法以改善症状。

2. 上皮性结膜干燥症

上皮性结膜干燥症系全身性营养紊乱，维生素 A 缺乏的眼部表现。是在食物中缺乏维生素 A、对脂溶性维生素 A 吸收不良、生长发育迅速或全身性高消耗性疾病对维生素 A 需要量大而补偿不足等情况下发生的。

维生素 A 缺乏时主要影响外胚叶组织，如皮肤、结膜、呼吸道及消化道黏膜。上皮细胞层增生、变形、角化，且常易继发细菌性感染，也可造成周围和中枢神经组织变性。

本病多见于婴幼儿，尤其是男孩，最早出现的症状是夜盲。家人常发现患儿于傍晚或黑暗处不敢走动或经常跌倒。夜盲是由于视网膜视杆细胞受损所致。此外也可有畏光、眼干燥感及视力减退等症状。

最初，结膜干燥失去光泽和弹性，透明度减低。当患者睁眼使暴露结膜数秒钟后，则干燥的变化更为明显。透过变性混浊的上皮层可见其下的血管呈暗紫色，类似位于皮下的血管的颜色。在眼球转动时睑裂部球结膜出现与角膜缘平行的皱褶。在睑裂部角膜缘两侧的球结膜表面出现泡沫状、灰白色、微隆起、表面干燥不为泪液湿润的三角形干燥斑，底向角膜缘，称为 Bitot 斑。最初只是很少数的微小泡沫散居在结膜表面，继则集成片状灰白色，由椭圆形变为三角形。Bitot 斑首先见于颞侧，日久则见于鼻侧。如果刮取干燥斑做显微镜检查，在已死的上皮细胞内可见无数的干燥杆菌或其他腐生菌。

结膜色素增生也是本病的早期表现，最初见于下穹隆部，在轻度翻转下睑时，在睑结膜的翻转处可见横于下穹隆部的灰黑色线，即为色素增生的证明。继而见于球结膜的下部及半月皱襞，最后也可能在上穹隆部出现。病痊愈后，结膜干燥首先消失，但色素增生的消失较慢。

在发病的初期，角膜暴露在空气中时间稍长便会失去光泽。这种现象称为角膜干燥前期。此时角膜知觉减低。角膜干燥可由角膜周围向中下部进展，也可在角膜中下部单独发生，向两侧进展，形成实质层灰色浸润，软化坏死，好像雪融化的形状称为角膜软化。通常当上皮细胞脱落后，常继发猛烈的细菌感染而造成角膜溃疡和前房积脓。最后角膜穿孔，虹膜一部分或全部脱出，重者常发生全眼球脓炎，造成失明。

身体其他部位的变化有皮肤干燥、粗糙、易脱屑；毛囊角化，毛发干脆易折；指（趾）甲有沟状裂缝等；汗腺分泌减少；皮脂腺易形成粉刺或脓疖；口腔、咽喉、呼吸道、消化道、泌尿道的黏膜也可发生与结膜相似的变化而出现口唇干燥、声音嘶哑、咳嗽、支气管肺炎、腹泻、消化不良等症状，严重患者有内分泌腺萎缩。

早期轻者经过及时和适当治疗可以恢复正常。重者预后不良，角膜软化可致视力减退，甚至失明。由于患儿全身抵抗力低下及呼吸道、胃肠道的疾患而造成死亡。

预防治疗。①局部治疗：应用鱼肝油滴眼，同时应用抗生素或磺胺制剂的溶液及眼膏以预防和治疗继发感染。角膜溃疡、软化者作热敷并滴以阿托品散瞳。②全身治疗：极为重要。轻者用改善饮食的方法即可收效。应食用含维生素A丰富的食物，如牛奶、天然黄油、鸡蛋、动物油、牛羊及猪肝，以及多种含胡萝卜素的蔬菜，或口服鱼肝油。病情严重者应给予肌内注射维生素A 5万单位或Admin（含维生素A、D）1mL，每日1次。为了预防和治疗呼吸道、消化道的感染应全身应用抗菌药物。

对婴幼儿应推广母乳喂养，改善喂养方法及摄入食物中各种营养成分的平衡，尤其是脂溶性维生素应充足。对患高热、麻疹、肺炎、腹泻小儿应注意补充维生素A及眼部的检查。

（六）眼干燥症

临床表现症状差异较大，轻症者眼干涩不适、痒感等，严重者眼干燥、烧灼感、畏光、视力减退等。本病早期表现为泪液减少，结膜轻度充血，结膜失去光泽，角膜表面粗糙无光，有浅层点状上皮脱失、丝状角膜炎。病变发展，角膜干燥、角化、混浊，视力严重受损。结膜囊内少量黏丝状分泌物、穹隆部可有细小束状睑球粘连，泪液分泌量减少，血免疫学检查常有IgM水平升高。

唾液分泌减少、口干、味觉减退、口角皲裂、吞咽干性食物困难、干燥性萎缩性鼻炎、声音嘶哑、干咳、胃酸分泌减少、类风湿关节炎、系统性红斑狼疮、肺部感染、高丙球蛋白血症、低蛋白血症等。少数患者还可伴发肝肾损害及淋巴系统恶性肿瘤等。

治疗：局部治疗主要是泪液补充和缓解症状。常用药物有人工泪液、硫酸软骨素、聚乙烯醇、甲基纤维素、低张盐水、鸡蛋清等。戴用亲水软角膜接触镜配合人工泪液滴用，对多数干眼患者有帮助。泪小点封闭有助于保存泪液和减少泪液流失。系统用药口服必嗽平有助于缓解眼干口干症状，剂量为 16mg 每日 3 次，可连续服用 2~3 个月。病因治疗主要是应用类固醇类及免疫抑制剂类药物。

（七）结膜色素沉着

1. 异物性色素沉着

是指长期接触外界环境中的金属、粉尘、药物、化学物质等，这些物质作为异物侵入，沉着于结膜囊、结膜组织中。最多见者是使用含银的化合物，作为药物长期滴用，如硝酸银、蛋白银等，及含银工业粉尘的沉积物。含银药物吸收后还原变成为金属银沉积，在结膜及血管的弹力纤维中。可遍布于结膜各部，以上穹隆部及泪阜部最为显著，呈灰棕色，不隆起，不充血。铁质沉着者表现为在铁质异物周围有棕红色氧化铁（锈），多局限于结膜深部。为治疗青光眼长期滴用肾上腺素者，在下穹隆部可有棕黑色素沉着或含棕色色素性囊肿。

2. 色素性色素沉着

当结膜下出血后吸收阶段，红细胞破坏，血红蛋白溢出，结膜上皮下出现含铁血黄素，结膜呈黄色，结膜出血量大或反复多次出血者，吸收后可在角膜缘附近留有环形棕色色素环，这种形态的色素环也可见于老年人。酪氨酸、苯基丙氨酸代谢异常者，全身皮肤呈棕黑色，在球结膜血管周围也有棕色色素沉着。Addison 病患者皮肤棕黑，结膜上皮下有颗粒状色素沉着。维生素 A 缺乏，春季结膜炎等可有结膜棕色色素沉着。新生儿或各种原因的广泛溶血，急性肝炎，胆管阻塞等血胆红素升高者，结膜黄染，称为黄疸，服用抗疟药米帕林也有结膜黄染。

3. 先天性色素沉着

在睫状血管穿入巩膜处常有黑棕色素沉着，此外泪阜、角膜缘亦可见到片状淡棕色素沉着，有时有扩大趋势。

二、结膜囊肿及肿瘤

（一）结膜囊肿

1. 先天性结膜囊肿

结膜囊肿并不少见，先天性结膜囊肿少见。较小的见于结膜痣中含有透明的小囊肿，较大的见于隐眼畸形，有的为一小眼球并发囊肿，有的为一大囊肿后壁上附有极小眼球。这种囊肿多见于下穹隆部。

2. 上皮植入性结膜囊肿

结膜裂伤或手术中，将上皮细胞植入到结膜下，这些上皮细胞成活，增生成团，继而在中央部分发生变性液化，形成囊腔。腔内充以透明液体，囊壁由上皮细胞组成，菲薄透明，附着在浅层巩膜。

3. 上皮内生性结膜囊肿

由于结膜长期慢性炎症刺激，上皮细胞增生，向内陷入增长，形成细胞团，中央部变性液化形成囊腔。这种情况好发于上睑结膜，上穹隆部及泪阜半月皱襞处。

4. 腺体滞留性结膜囊肿

由于结膜慢性炎症刺激，浸润压迫及瘢痕收缩，使结膜腺体（副泪腺）排泄口被阻塞、闭锁，腺体分泌物不能排出而滞留、淤积，形成囊肿，囊肿内含黏液及上皮碎片，多见于上穹隆部，见于沙眼患者。

5. 寄生虫性结膜囊肿

常见者为猪囊虫病患者。儿童、青少年较多见。猪绦虫的囊尾蚴游行到结膜下，呈圆球形，黄豆粒大小，周围绕以扩张的血管，活的囊尾蚴可游动改变位置，偶可见到头节伸出，强光刺激可使其蠕动。囊尾蚴死亡则引起局部炎症反应，充血加重。好发部位为下穹隆部及鼻侧球结膜下。

（二）结膜良性瘤

1. 皮样瘤

为先天性良性瘤。初始较小，青春期有发展增大趋势。瘤好发部位为睑裂部的颞侧角膜缘及球结膜。瘤体呈淡红黄色，隆起，表面不平呈皮肤样。其下与角膜、浅层巩膜紧密相连，不能移动。瘤体表面有纤维毛发，瘤组织由表皮、真皮、结缔组织、毛囊、皮脂腺、汗腺等组成。

瘤体表面毛发刺激眼球充血，畏光，增大的瘤体压迫角膜产生散光，或遮盖角膜使视力受损，并有碍美观，应手术切除瘤体，角膜部分作板层角膜移植。

2. 皮样脂瘤

皮样脂瘤或称纤维脂肪瘤，为先天性瘤。好发部位在外眦部，外、上直肌之间。小儿有时伴有耳及其他组织先天性缺损。瘤由纤维组织及脂肪组成，表面不形成包囊，与眶脂肪组织粘连。瘤色淡黄、质软。手术切除时慎勿损伤外直肌。

3. 乳头状瘤

通常发生在一种上皮转变为另一种上皮的交界处。结膜主要发生在角膜缘处及泪阜、内眦皱襞及穹隆部结膜。结膜乳头状瘤外形似菜花状或桑葚状，质软色红，隆起于结膜表面，与其下组织粘连紧密，有时基底甚小，有小蒂连接瘤体与结膜。裂隙灯下瘤体表面有多数呈蕈状突起组成，内含扩张弯曲血管。发生于角膜缘者起始于球结膜，而后向角膜扩展。乳头状瘤虽属良性瘤，但手术后易复发，手术应彻底，术后基底部应以电烙，或苯酚、三氯醋酸等腐蚀之。瘤体较小者可用激光照射。侵及角膜者切除后宜作板层角膜移植。

4. 结膜血管瘤

结膜血管瘤有毛细血管瘤及海绵状血管瘤两种。

毛细血管瘤为先天性良性瘤，一般范围较小，除侵及结膜外，亦侵及眼睑及眼眶部等邻近组织。海绵状血管瘤范围较大，除结膜外，常侵及眼睑、眼眶组织、颜面部及眼球内，甚至颅内，有时合并青光眼，称为 Sturge-Weber 综合征。

5. 痣

痣为先天性良性瘤，可发生在结膜各部，为最常见的结膜瘤，源于神经外胚叶，位于上皮下组织内。初始较小，可长期无变化，多数随年龄增长而增长，青春期有增长趋势。痣由小黑色素细胞、巨细胞、上皮样细胞组成，呈棕黑色、黑蓝色或棕红色。有混合痣、上皮痣、蓝色痣等。痣体微隆、境界清楚，表面平滑无血管，常有较小透明的结膜囊肿。痣好发于角膜缘及睑裂部球结膜。很少转化为恶性者。

痣体较小，表面光滑，不继续增长者无须治疗。痣体较大，表面不平滑，突然增生长大者表明有恶变征象，宜手术切除、电烧灼、激光照射等使其全部彻底清除，切勿残留。

6. 骨瘤

骨瘤为先天性瘤，很少见，好发于近外眦部颞下侧球结膜下，质硬，黄豆大小，境界清楚，可移动。

（三）结膜恶性瘤

1. 恶性黑色素瘤

恶性黑色素瘤几乎都是老年人发病。原发于结膜者很少见，多起始于角膜缘。有黑色素，发展扩及整个眼球表面，很少穿通眼球或转移到身体他处。多数是由邻近色素性组织蔓延而来，如睫状体黑色素瘤穿破眼球到结膜。黑色素瘤增长迅速、色黑、表面不平滑呈分叶状，与其下组织粘连牢固。瘤体周围结膜散在黑色素性团块或斑点。此瘤恶性程度高，常于早期即转移到身体各重要器官而导致死亡。应尽早广泛切除，通常需做眼球摘出或眶内容摘出术。此瘤对放射治疗不敏感。

2. 上皮癌

上皮癌多见于老年人，男多于女。好发于不同组织上皮移行的结合部，如角膜缘，睑缘部等。最易发生于睑裂部角膜缘。睑结膜的上皮癌原发很罕见，多由眼睑鳞状上皮癌、基底细胞癌蔓延而来，内眦部是好发部位。

发生于角膜缘附近的上皮原位癌，初起时为白色小点状隆起，颇似泡性眼炎损害，增长迅速，内含丰富的血管。瘤呈杏红色菜花状赘生物，向角膜方向扩展侵入角膜内，向深部发展达巩膜。菜花状赘瘤表面易破溃、出血、结痂。很少发生远方组织转移，可侵入邻近组织，沿淋巴系统、血管神经组织转移到眼内，偶转移到耳前淋巴结。

瘤体较小者可局部切除，基底部烧灼。瘤体较大者应做眼球摘出或眶内容摘出。术后辅以放射治疗或化学疗法。

3. 卡波西肉瘤

卡波西肉瘤是艾滋病患者最常发生的恶性肿瘤。在眼部最早和最易发生的部位为下睑及下穹隆部结膜。瘤体呈红色、暗红或青紫色，可单发或多发，扁平斑状或蕈状、结节状。肉瘤由纺锤状细胞、毛细血管、血管内皮细胞增生，裂隙样血管组成。本病是艾滋病最常见的并发症，有时是艾滋病首先出现的病变。

第五章　角膜病

第一节　细菌性角膜炎

20世纪60年代最主要的感染性角膜疾病当属细菌性角膜炎，尽管病毒性角膜炎、真菌性角膜炎、棘阿米巴性角膜炎在70年代迅速增多，但细菌性角膜炎仍是当前发病率和致盲率最高的感染性角膜病。由于细菌性角膜炎的耐药感染、混合感染和机会感染不断增多，给其诊断和治疗带来一定困难，需要引起高度警惕和重视任何能够破坏泪液、角膜上皮、角膜缘血管及角膜内皮细胞完整性的因素均可为细菌性角膜炎的危险因素，常见的有外伤、角膜接触镜配戴、眼表疾病、角膜手术、局部（慢性泪囊炎）或全身性疾病等。眼表疾病主要使泪液量和泪液成分发生改变，同时破坏眼睑闭合功能，以上均为角膜细菌感染相关的因素。此外，单疱病毒性角膜上皮病变、长期应用抗生素或抗病毒药物导致的上皮细胞中毒、局部长期使用糖皮质激素、内皮失代偿所引起的大泡性角膜病变，以及各种累及角膜上皮的变性与营养不良等通过造成角膜上皮的破坏而激发细菌感染致病菌随着时代的变迁亦发生了巨大的改变，20世纪50年代以肺炎链球菌为主；60年代金黄色葡萄球菌占优势；70年代则以绿脓杆菌为主；80年代，绿脓杆菌由于氨基糖苷类抗生素的应用而减少，耐青霉素葡萄球菌增多，但国内仍以绿脓杆菌为主。革兰阳性球菌中的肺炎链球菌和葡萄球菌；革兰阴性杆菌中的绿脓杆菌和莫拉菌，为近期统计中最常见的四种致病菌，简称SSPM感染。比较常见的致病菌还有链球菌、不典型分枝杆菌、变形杆菌、黏质沙雷菌等，有增多倾向的致病细菌有厌氧性细菌、不发酵革兰阴性杆菌、放线菌等。

表皮葡萄球菌、微球菌、类白喉杆菌存在于正常人眼睑和睑缘处；表皮葡萄球菌、类白喉杆菌、甲型链球菌、丙酸杆菌，偶见金黄色葡萄球菌、卡他球菌、肠道细菌可存在于正常结膜囊内。菌群失调是指正常菌群比例关系发生改变，或耐药菌株转为优势株，造成这一现象的原因可有长期使用广谱抗生素，长期大剂量使用激素等。革兰阴性杆菌感染，耐药菌感染和条件致病菌感染在眼科领域中已日益突出。

细菌只能通过受损的角膜上皮侵入角膜基质，进入角膜基质后即发生多核白细胞趋化，此过程中产生的溶解酶导致基质坏死。绿脓杆菌在繁殖过程中产生蛋白溶解酶会加速基质的损伤。角膜后弹力层虽然对细菌穿透有一定抵御作用但最终仍避免不了角膜穿孔。

一、匐行性角膜溃疡

匐行性角膜溃疡也称前房积脓性角膜溃疡，发病以夏秋多见，农村患者多于城市，且老人多见，主要由金黄色葡萄球菌、肺炎链球菌、溶血性链球菌、枯草杆菌、淋球菌、枯草杆菌等毒力较强的细菌引起，并伴有角膜上皮外伤史。慢性泪囊炎，长期使用糖皮质激素和佩戴角膜接触镜亦可引起本病。

（一）肺炎链球菌性角膜炎

是最常见的革兰阳性球菌所引起的急性化脓性角膜炎，具有典型革兰阳性球菌所特有的角膜体征，局限性椭圆形溃疡和前房积脓。

1. 致病菌

肺炎链球菌是革兰阳性双球菌，大小 $0.5 \sim 1.2\mu m$，菌体呈弹头或卵圆状、宽端相对、尖端向外成双排列，周围有多糖荚膜（具有抗原性和抗吞噬作用），呈不着染环状半透明区。兼性厌氧，营养要求较高，需含血、血清培养基才生长。血平板上菌落细小，$0.5 \sim 1mm$，灰色半透明扁平圆形，周围有草绿色溶血环。细菌发酵菊糖，可被胆盐溶解。其荚膜多糖为型特异抗原，以特异抗血清做荚膜肿胀试验可用于分型。肺炎链球菌抵抗力低，易死亡，$52℃\,10min$ 即灭活。本菌致病力较弱，不能侵入完整的黏膜上皮屏障，但微损伤时神经氨酸酶增强，对宿主细胞黏附侵入。

2. 临床表现

临床表现为球结膜充血水肿，角膜缘混合充血，角膜受损处出现米粒大小灰白色浸润灶，周围角膜表现为水肿。$1 \sim 2$ 天后，病灶扩大至数毫米，表面溃烂形成溃疡，向周围及深部发展。其进行缘（溃疡的浸润越过溃疡边缘）多潜行于基质中，呈穿凿状，向中央匐行性进展，另一侧比较整齐，炎症浸润较静止。有时浸润灶表面不发生溃疡，而向基质内形成致密的黄白色脓疡病灶，伴有放射状后弹力膜皱褶形成。当溃疡继续向深部发展，坏死组织不断脱落，可导致后弹力膜膨出或穿孔。一经穿孔，前房积脓将失去原先的无菌性，造成眼内感染，最终导致眼球萎缩。由于细菌毒素不断渗入前房，刺激虹膜睫状体，故会表现为虹膜睫状体炎。可出现瞳孔缩小、角膜后壁沉着物、房水混浊及前房积脓（占前房 1/3~1/2 容积）。

3. 诊断

（1）发病前

有角膜外伤、慢性泪囊炎或局部长期应用糖皮质激素病史。

（2）起病急

角膜中央部出现灰白色局限性溃疡呈椭圆形匐行性进展，很快向深基质层发展，甚至穿孔。常伴有前房积脓，病灶区后弹力层皱褶。

（3）实验室检查

①取角膜病变处分泌物或组织的沉淀物涂片，经革兰染色或荚膜染色后，查细菌形态、染色性、排列及有无荚膜，可初步诊断。②荚膜肿胀试验：此为肺炎链球菌的快速诊断。取少量标本置于玻片上，加入适量未稀释的肺炎链球菌多价抗血清，混匀后再加入适量的亚甲蓝溶液，混匀加盖玻片。以油镜检查：如为肺炎链球菌，荚膜显著肿大，菌体周围有一无色而宽的环状物（即荚膜与抗体形成的复合物），菌体本身无变化，且染成蓝色。此即荚膜胀试验阳性。③分离培养：血琼脂平板肺炎链球菌呈细小、圆形、灰白色、半透明，有光泽的扁平菌落，周围有狭窄绿色溶血环，很易死亡。为进一步与甲型链球菌鉴别，可用菊糖发酵试验和胆汁溶解试验。5%血清肉汤培养基 18~24 小时培养后，肺炎链球菌呈均匀混浊生长。

4. 治疗

首选青霉素类抗生素（1%磺苄西林）、头孢菌素类（0.5%头孢氨噻肟唑）等滴眼液频繁滴眼。如存在慢性泪囊炎，应及时给予清洁处置或摘除。药物治疗不能控制病情发展或角膜穿孔者，应施行治疗性角膜移植术。

（二）葡萄球菌性角膜炎

葡萄球菌性角膜炎表现多种多样，可有表皮葡萄球菌性角膜炎、金黄色葡萄球菌性角膜炎、耐药金黄色葡萄球菌性角膜炎、耐药表皮葡萄球菌性角膜炎及葡萄球菌性边缘性角膜炎等。

1. 致病菌葡萄球

广泛分布于自然界、空气、水、土壤以及人和动物的皮肤与外界相通的腔道中，菌体呈球形，直径为 0.8~1μm，细菌排列呈葡萄串状，革兰染色阳性。细菌无鞭毛，缺乏运动能力，不形成芽孢。兼性厌氧，营养要求不高，普通培养基上可生长。按产生血浆凝固酶与否区分为凝固酶阳性的金黄色葡萄球菌和以表皮葡萄球菌为代表的凝固酶阴葡萄球（coagulase negative staphylococcus）。前者可产生毒素及血浆凝固酶，故其毒力最强；后者毒性较少、不产生血浆凝固酶，一般不致病，但近来也已成为眼科感染的重要条件致病菌之一。葡萄球菌最易产生耐药性，原对青霉素 G、红霉素、林可霉素、利福平、庆大霉素、杆菌肽、磺胺剂等敏感。近年耐药菌株明显增加，如产生 β - 内酰胺酶使青霉素水解失活，产生耐甲氧西林菌株。宜选用耐青霉素酶的青霉素，第一、第二代头孢菌素，第三代氟喹诺酮治疗。耐甲氧西林的金黄色葡萄球菌和表皮葡萄球菌对万古霉素高度敏感。

2. 临床特征

（1）金黄色葡萄球菌性角膜炎

是一种与肺炎链球菌引起的匐行性角膜溃疡非常形似的急性化脓性角膜溃疡。具有革兰阳性球菌典型的局限性圆形灰白色溃疡，边缘清楚，偶尔周围有小的卫星灶形成，一般溃疡比较表浅，很少波及全角膜及伴有前房积脓。进展较肺炎链球菌性角膜炎缓慢。

（2）表皮葡萄球菌性角膜炎

又称凝固酶阴性葡萄球菌性角膜炎，是一种医源性角膜感染病，多发生于眼局部免疫功能障碍的个体，如糖尿病、变应性皮肤炎、长期滴用糖皮质激素及眼科手术后的患者。发病缓慢，临床表现轻微，病变一般较局限，溃疡范围小而表浅，与金黄色葡萄球菌性角膜炎相比，前房反应较轻。很少引起严重角膜溃疡及穿孔。

（3）耐甲氧西林金黄色葡萄球菌性（MRSA）角膜炎和耐甲氧西林表皮葡萄球菌（MRSE）性角膜炎

近来由于广泛使用抗生素，耐甲氧西林金黄色葡萄球菌和表皮葡萄球菌逐年增多，因此给治疗带来很大困难。MRSA 或 MRSE 角膜炎其临床表现与金黄色葡萄球菌所致的角膜炎相同，多为机会感染，常发生于免疫功能低下的患者，如早产儿或全身应用化疗后发生；眼部免疫功能低下者，如眼内手术（角膜移植术、白内障等）后、眼外伤、干眼症、配戴角膜接触镜等。

（4）葡萄球菌边缘性角膜炎

又叫葡萄球菌边缘性角膜浸润，多发生于葡萄球菌性眼睑结膜炎患者，是葡萄球菌外毒素引起的一种Ⅲ型变态反应（免疫复合物型）。中年女性较多见，时重、时轻，反复发作，常伴有结膜充血及异物感。浸润病灶多位于边缘部 2、4、8、10 点处（即眼睑与角膜交叉处，该处免疫复合体容易沉积），呈灰白色孤立的圆形、串珠形或弧形浸润，位于上皮下及浅基质层。病灶与角膜缘之间有一透明区，反复发作后，周边部可有浅层血管翳长入浸润灶，很少引起角膜溃疡发生。

3. 实验室诊断

第一，直接刮取角膜溃疡处组织涂片，革兰染色后镜检，根据革兰染色为阳性球菌，且细菌形态符合葡萄球菌者，可报告"找到革兰阳性球菌（疑为葡萄球菌）"。致病性葡萄球菌一般较非致病性小，直径 $0.4 \sim 1.2 \mu m$，菌体排列大小也较整齐。涂片染色检查中只能作初步诊断，属于何种葡萄球菌尚需做培养检查。

第二，分离培养与鉴定。血琼脂平板：一般于涂片前先行接种于血平板，或含硫酸镁对氨苯甲酸血平板，经 37℃24h 培养后，形成菌落较大、湿润、有光泽、圆而凸出。菌落周围形成透明溶血环（此为多数致病性葡萄球菌产生溶血毒素，使菌落周围红细胞溶解所致。非致病性菌无此现象）。此外菌落内因菌种不同，产生不同脂溶性色素，如金黄色、白色及柠檬色三类。

经培养涂片染色，如为葡萄球菌须做下述鉴定：

（1）血浆凝固酶试验

测定此菌致病性，通常以能否产生血浆凝固酶为准，产生者为致病株，不产生者为非致病株。

（2）甘露醇发酵试验

致病性葡萄球菌大多能分解甘露醇产酸。非致病性葡萄球菌无此作用。

（3）溶血试验

应为阳性。一般根据血平板上情况即可代替。

上述实验如符合致病性葡萄球菌特征即可报告"有金黄色葡萄球菌生长"。

4. 治疗

（1）葡萄球菌性角膜炎

一般采用头孢菌素类 0.5% 头孢甲肟、青霉素类，或氟喹诺酮类滴眼液频繁滴眼。特别注意表皮葡萄球菌性角膜炎，对于氨基糖苷类药物治疗效果较差。

（2）MRSA 或 MRSE 性角膜炎

可采用米诺环素和头孢美唑进行治疗。近来文献推荐的方法采用 5% 万古霉素溶于磷酸盐作缓冲的人工泪液中频繁滴眼，或 25mg 结膜下注射，每日 1 次。同时每日 2 次口服，每次 1g，对早期病例有较好疗效。

（3）葡萄球菌边缘性角膜炎

主要采用糖皮质激素 0.1% 氟米龙和 1% 磺苄西林或 0.3% 氧氯沙星眼液交替滴眼，一般 1 周左右即可明显好转；重度患者除清洁眼睑缘外，还应联合结膜下注射或口服糖皮质激素。

（三）链球菌性角膜炎

临床上多表现为匐行性角膜溃疡，现在还可表现为感染性结晶样角膜病变。

1. 致病菌

链球菌为圆或卵圆形的革兰阳性球菌，直径约为 $0.6 \sim 1.0 \mu m$，在液态培养基内呈链状排列。无鞭毛，无芽孢。多数菌株在幼龄（2~4 小时的培养物）时期，可形成荚膜，继续培养则荚膜消失。此菌营养要求较高，在普通培养基中生长不良，在有血液、血清、腹腔积液、葡萄糖等的培养基中则生长较好。兼性厌氧在 37℃、pH7.4~7.6 左右环境生长最为适宜。链球菌根据在血平板上的菌落有不同的溶血表现，分为三型：甲型，α 溶血；乙型，β 溶血；丙型，不溶血。化脓性链球菌大体指的是乙型、β 型、溶血性链球菌，即致病力最强的一种，该菌也常被称为乙型溶血性链球菌。链球菌的致病因素除有各种毒素和酶外，菌体本身的一些成分，在致病过程中也起重要作用，如荚膜物质及菌体表面的 M 蛋白均有抗吞噬作用。甲型溶血性链球菌又称为草绿色链球菌，可引起以下两种角膜感染。

2. 临床表现

（1）匐行性角膜溃疡

临床表现与肺炎链球菌所引起的匐行性角膜溃疡相似，但无向一个方向性进行的特征。曾经是 50 年代最常见的急性化脓性角膜炎，现已逐渐减少。最近报道常与单纯疱疹病毒性角膜炎（HSK）和流行性角膜结膜炎（EKC）混合感染。

（2）感染性结晶性角膜病变

单眼发病，既往有外伤、配戴软性角膜接触镜及局部使用糖皮质激素史。角膜浅基质层有颗粒状、针状结晶物沉着，角膜上皮完整，荧光素染色阴性，病灶区常伴有基质浸润；角膜刮片和细菌培养可见革兰阳性链球菌。其结晶性角膜病变是由细菌在角膜基质内形成慢性菌落所致。

3. 实验室诊断

第一，取角膜化脓感染处的脓性分泌物，直接涂片行革兰染色后镜检：如镜下发现有典型链状排列长短不一的球菌即可做"检出链球菌（革兰阳性）"的初步诊断。其型号必须通过培养方可确定。

第二，分离培养：所取标本接种于血平板上两份，分别置于有氧及厌氧环境下培养，置 37℃ 24～48h，观察菌落特征、溶血情况。

甲链：菌落似针尖状，周围有狭窄草绿色溶血环。

乙链：灰白色小菌落，周围溶血环宽而透明。

丙链：灰白色干燥小菌落，周围无溶血环。

如为甲型溶血性链球菌，需与肺炎链球菌鉴别。如为乙型溶血性链球菌，需与葡萄球菌区别。

第三，鉴定实验。杆菌肽敏感试验：用每片含 0.02 单位杆菌肽的滤纸片来测定细菌敏感性，抑菌圈大于 15m 者，大多为乙型链球菌。胆汁溶解试验与菊糖发酵试验：甲型链球菌不被胆汁溶解，一般不分解菊糖。

4. 治疗

链球菌性角膜炎对氟喹诺酮类和氨基糖苷类抗生素耐药。本病应首选青霉素 G，次选红霉素、林可霉素或万古霉素，全身和局部应用。对于药物治疗无效的严重角膜溃疡或结晶性病变浸润较深者，考虑穿透性角膜移植或在角膜板层切除的同时行部分或全板层角膜移植术。

二、绿脓杆菌性角膜炎

1. 病因

（1）致病菌

绿脓杆菌大小为（0.5～1.0）m×（1.5～30）m 的直或微弯杆菌，属假单孢菌属，革兰阴性杆菌，可产生色素，分泌物呈蓝绿色，故又称为铜绿色假单胞菌。该菌分布广泛，土壤和水中可存活，正常人皮肤和结膜囊也能发现，有时还可存在于污染的荧光素钠或阿托品、丁卡因、荧光素、毛果芸香碱等滴眼液中。有时甚至可在磺胺类滴眼液中存活。专性需氧，在普通琼脂培养基上发育良好，18～24h 形成较大圆形扁平菌落。细菌除产生水溶性蓝绿色吩嗪类色素（绿脓素）外，还可产生荧光素。绿脓杆菌的主要致病物质是外毒素，包括弹力性蛋白酶、碱性蛋白酶及外毒素 A 和内毒素，包括菌细胞壁脂多糖。

（2）危险因素

绿脓杆菌毒性很强，但侵袭力很弱，只有角膜上皮的完整性遭到破坏时才有可能引起角膜组织的感染，临床上较为多见发病危险因素有：①使用被绿脓杆菌污染的手术器械和眼药水。②角膜异物剔除后，或各种眼部疾病引起的角膜损伤；③长时间配戴角膜接触镜，或使用污染过的清洁液或消毒液。

2. 临床表现

（1）症状

潜伏期短（6~24h），发病急，病情发展快。眼部疼痛剧烈、畏光、流泪、视力急剧减退，眼科检查可见眼睑红肿，球结膜混合充血、水肿。

（2）体征

发病初期，可见角膜灰白色浸润灶，病灶迅速扩大形成圆形或半圆形灰黄色溃疡，并伴有大量黄绿色有特殊臭味的脓性分泌物。前房可见大量积脓。由于病灶的中央与周围角膜被环形脓疡隔绝，加上绿脓杆菌和炎症细胞释放的胶原酶，使得溃疡区迅速扩大和加深，24h左右即可波及全角膜，形成全角膜溃疡，严重者可波及巩膜。

（3）预后

若未能及时诊治，大部分角膜将出现坏死、穿孔，甚至引起眼内炎、全眼球炎；部分病例即便溃疡愈合，也可能因为形成粘连性角膜白斑或角膜葡萄肿而引起失明，少数病例经积极抢救可保存眼球，以后通过角膜移植手术恢复部分裸眼视力。

3. 诊断

第一，有外伤史或角膜接触镜佩戴史。

第二，发病迅速。

第三，典型的环形浸润或环形溃疡。

4. 治疗

（1）局部用药

首选庆大霉素、妥布霉素、阿米卡星等氨基糖苷类抗生素或氧氟沙星、环丙沙星等氟喹诺酮类抗菌药频繁滴眼，也可采用第三代头孢菌类抗生素滴眼液交替滴眼。用法为每小时1次，夜间改用氧氟沙星眼膏涂眼。

（2）全身用药

重症患者可先选用抗生素球结膜下注射同时给予全身用药。待药敏试验结果出来后，改用敏感抗生素。

（3）糖皮质激素的应用

适当应用糖皮质激素可以减轻炎症反应和瘢痕形成，但前提是在使用大量抗生素并有效控制炎症的同时。用法为口服泼尼松10mg，每日3次，或地塞米松15mg静脉点滴。但荧光素染色阳性，溃疡尚未愈合时忌用糖皮质激素治疗。

三、莫拉菌性角膜炎

1. 病因

（1）致病菌

莫拉菌是一种大型的革兰阴性双杆菌，长 $2.0 \sim 3.0 \mu m$，宽 $1.0 \sim 1.5 \mu m$，菌体端端相连，成双排列，常存在于人的呼吸道，是眼部特有的细菌，一般致病力不强。引起角膜炎的主要是结膜炎莫拉杆菌又称莫-阿双杆菌。专性需氧，需要在含血、血清或鸡蛋培养基上生长，高 CO_2 较湿环境下 $32 \sim 35℃$ 培养可提高分离率。除引起角膜炎外，也常引起睑缘炎、结膜炎及泪道的炎症。

（2）危险因素

多发生于抵抗力低的老年人和嗜酒者。

2. 临床表现

（1）症状

自觉症状较轻，多合并眦部睑缘结膜炎发生。

（2）体征

一般局灶性、灰白色浅层溃疡，多发生于中央偏下方，较小，形态不规则，边界较清楚，发展缓慢，很少发生穿孔。但也有迅速形成角膜深部溃疡，前房积脓，甚至穿孔的病例发生。

3. 治疗

现在多主张采用青霉素类、头孢菌素类、β-内酰胺类、氨基糖苷类及氟喹诺酮类抗菌药滴眼液滴眼。

四、非典型分枝杆菌性角膜炎

1. 病因

（1）致病菌

非典型分枝杆菌又称非结核分枝杆菌（NTM），属于需氧杆菌，是指人型、牛型结核杆菌与麻风杆菌以外的分枝杆菌，广泛分布于自然环境中，因具有抗酸染色阳性的特性，又称作为抗酸杆菌。根据生物学特性将 NTM 分为四组，其中引起角膜炎的 NTM 属于第Ⅳ组，临床中以偶发分枝杆菌及龟分枝杆菌最为常见。

研究发现 NTM 的繁殖周期长，生长周期缓慢，一般需 20h 左右，故 NTM 性角膜炎潜伏期长，发病慢，呈持续带菌状态。NTM 细胞壁上的糖脂和脂肪酸给予了 NTM 逃逸细胞吞噬的能力，使得 NTM 具有在组织内长期生存的能力，再加上角膜基质的无氧状态使 NTM 长期处于休眠状态，但机体抵抗力下降或长期使用激素时会唤醒休眠的 NTM。现代免疫学观点提出：NTM 性角膜炎是一种免疫紊乱性疾病，细菌导致角膜免疫失衡，朝病理免疫反应进展。

（2）危险因素

偶发分枝杆菌感染 50% 以上是由于角膜异物所致（包括配戴角膜接触镜），龟分枝杆菌感染 90% 是眼部手术后（如角膜移植、放射状角膜切开及 LASK 术等）引起。近来还有 AIDS、重症免疫功能低下引起本病的报告。

2. 临床表现

第一，本病的特征是病程长及无痛性角膜炎。

第二，典型的体征为角膜基质多灶性点状浸润、无痛性角膜溃疡及基质脓疡，严重时出现前房积脓，常常可以合并病毒、真菌和其他细菌感染。

第三，临床症状变异性很大，有的病例不痛，有的很痛，有的很快自愈，有的治疗非常困难。

3. 诊断

确定诊断须行实验室检查如下。

第一，病灶区刮片，Gram 染色、Ziehl-Neelsen 抗酸染色检菌，LASIK 术后瓣下浸润的患者则应掀开角膜瓣取材进行涂片和培养。

第二，Lowenstein-Jensen 培养基培养：NTM 培养时间比普通细菌长，判定结果一般需 7~60 天。

第三，PCR 技术可快速、敏感、特异地对 NTM 做出诊断。

4. 治疗

（1）1%~2% 阿米卡星

滴眼液应用于偶发分枝杆菌性角膜炎，每 30~60min 一次，持续使用 48h 之后酌情减量。中、重度患者可给予结膜下注射 4% 阿米卡星 0.5mL，同时口服多西环素 100mg，每日 2 次。

（2）龟分枝杆菌性角膜炎

首选头孢酮、红霉素及妥布霉素进行治疗。

五、变形杆菌性角膜炎

（一）病因

1. 致病菌

变形杆菌为革兰阴性杆菌，两端钝圆，有明显多形性，呈球状或丝状，自然界分布很广，人和动物肠道也存在，是医源性感染的重要条件致病菌。引起角膜炎的致病菌有奇异变形杆菌、莫根变形杆菌和普通变形杆菌。

2. 危险因素

变形杆菌不能穿通正常的角膜上皮，故角膜在细菌感染之前一般均有角膜外伤或异物剔除的病史。

（二）临床表现

角膜损伤后，48h 内灰白色隆起的小浸润灶，迅速扩大加深并形成环形角膜浸润，与绿脓杆菌性角膜炎极为相似，2~3 天后病灶波及全角膜，大量前房积脓，角膜穿孔，发生全眼球炎甚至眶蜂窝组织炎。

（三）诊断

本病仅根据临床症状、体征很难与绿脓杆菌或黏质沙雷菌引起的急性化脓性角膜炎相鉴别，必须通过细菌培养才能确定诊断。

（四）治疗

首选氨基糖苷类（妥布霉素、丁胺卡那霉素、庆大霉素）或氟喹诺酮类（氧氟沙星、诺氟沙星）抗菌药滴眼。

六、黏质沙雷菌性角膜炎

黏质沙雷菌性角膜炎为革兰阴性小杆菌所引起的机会感染，近年来逐渐增多，严重者临床表现与绿脓杆菌性角膜炎酷似，需加以警惕。

（一）病因

1. 致病菌

黏质沙雷菌又名灵杆菌，一度被认为是非致病菌，是一种革兰阴性小杆菌，有周鞭毛，无芽孢。被发现存在于土壤、水、空气和食物中，现已明确为条件致病菌。根据是否产生红色色素又分为产生色素菌株和不产生色素菌株。后者近年来增多，该菌株菌体外可产生多种溶蛋白酶（如 56KP 蛋白酶），可致角膜溶解、坏死、后弹力膜膨出及角膜穿孔。

2. 危险因素

①配戴角膜接触镜、角膜外伤及长期用糖皮质激素滴眼。②老年人和糖尿病患者。③通过污染的医疗器械或物品造成院内医源性感染。

（二）临床表现

不同菌株所引起的角膜炎，临床上有较大差别。

第一，轻症者表现为局限性灰白色浅层浸润，溃疡小，病程短，一般预后较好。

第二，重症者可致环形角膜脓疡和前房积脓（有些菌株可产生红色色素，使前房积脓呈红色或粉红色），病程发展迅速，预后差。

（三）治疗

第一，与绿脓杆菌性角膜炎相同，采用氟喹诺酮类抗菌药物（0.3%氧氟沙星）或氨基糖苷类（0.3%妥布霉素）、单独或联合第三代头孢菌素（0.5%头孢甲肟）交替频繁滴眼。待获得药敏试验的结果后，应及时修正使用敏感抗生素治疗。

第二，重症者应联合使用胶原酶抑制剂（2%乙酰半胱氨酸）或自家血清滴眼。

七、厌氧菌性角膜炎

厌氧菌性角膜炎是一种机会感染性角膜病，以往报道较少见，近年来有增多趋势，常与需氧菌和兼性厌氧菌混合感染致病。

（一）病因

第一，厌氧菌：普遍存在于眼结膜囊穹隆皱襞处，其感染为内源性。氧化作用减少和黏膜表面破损（创伤、手术）可导致感染。

第二，该菌种类繁多，可引起多种眼病，以往报告较多的是产气荚膜杆菌所引起的气性坏疽性全眼球炎、泪囊炎及眼眶感染等。

第三，近来引起厌氧菌性角膜炎的报道逐渐增多，分离出的致病性厌氧菌有消化链球菌、痤疮丙酸杆菌、梭杆菌、类杆菌等。

（二）临床表现

多为角膜局灶性浸润，不易与一般细菌性角膜炎相区别。如果与需氧菌同时感染，则表现为典型的化脓性角膜炎伴前房积脓。目前，尚未见有厌氧菌性角膜炎的典型角膜体征性改变的报道，仅有产气荚膜杆菌所引起的角膜感染多见于眼外伤发生后，发病初表现为局限性的浅层溃疡，其后病情急速发展，病灶迅速扩大，基质浅层可见有破裂倾向的小气泡。

（三）治疗

各种厌氧菌对氨基糖苷类抗生素均有抗药性。作为首选治疗药物有林可霉素和克林达霉素。克林达霉素是林可霉素的脱氧衍生物，有更大的抗菌活性，但易形成耐药株，使用中必须注意。次选药物有第二、第三代头孢菌素及氟喹诺酮类抗菌药。

八、不发酵革兰阴性杆菌性角膜炎

不发酵革兰阴性杆菌性角膜炎。多发生于医院内的年老体弱患者，是典型的机会感染，近年来有增多趋势，需加以警惕。

（一）病因

第一，不发酵革兰阴性杆菌：自然界中分布广，医院内检出率高。为革兰阴性无芽孢需氧菌，依靠呼吸进行代谢和发育，不分解葡萄糖。易污染角膜接触镜护理液。

第二，引起角膜炎报告较多的有葱头假单胞菌、嗜麦芽假单胞菌、施氏假单胞菌等。

（二）临床表现

1. 症状

局部刺激症状重，睁眼困难，球结膜水肿伴有睫状充血。

2. 体征

病情较缓慢，角膜中央有浓密的黄白色浸润灶，可有虹膜红变及前房积脓等。典型体征有待进一步观察。

3. 治疗

绿脓杆菌以外的非发酵革兰阴性杆菌对合成青霉素、头孢菌素类、氨基糖苷类及林可霉素均不敏感。治疗时可选用米诺环素（minocycline，MNO）和多西环素或氯霉素（chloramphenicol，CP）。一般采用 0.5% MNO 溶液及 0.5% CP 溶液滴眼，重症者可联合 MNO 和 DOXY 全身应用，口服每日 200mg，静滴每日 100mg，或结膜下注射。

4. 预防

该菌对医院常用的消毒药氯己定具有较强的抗药性，实验证明在 0.02% 氯己定液中仍能增殖。因此必须注意院内交叉感染。

九、放线菌性角膜炎

放线菌性角膜炎又称角膜放线菌病，是由放线菌所引起的一种非常罕见的感染性角膜病。其发病诱因及临床特征与真菌性角膜炎相似，常被误诊，需引起足够的警惕。

（一）病因

1. 致病菌

放线菌广泛分布于土壤、草木、水、谷物等自然界，可发育出细长的菌丝，断裂后成短杆状或球状，革兰染色阳性。过去曾认为它是介于真菌和细菌之间的一种微生物，现已证实它是属于真性细菌。其中厌氧衣氏放线菌（actinomyces israelii）和需氧星形诺卡菌（nocardia asteroides）可引起泪小管炎和角膜炎。厌氧衣氏放线菌对氨苄西林、青霉素、四环素、红霉素、林可霉素等敏感。需氧星形诺卡菌对复方磺胺甲唑、磺胺嘧啶、青霉素、多西环素、阿米卡星等药物较敏感。

2. 危险因素

与真菌性角膜炎的发病诱因非常相似，有植物性外伤、配戴角膜接触镜及长期滴用糖皮质激素等病史。

（二）临床特征

第一，星形诺卡菌引起的角膜炎起病相对缓慢，病程迁延，早期表现为点状上皮浸润，逐渐形成基质浸润。典型角膜体征：①溃疡边缘不规则呈硫磺颗粒样线状混浊；②溃疡微隆起，表面粗糙不平，呈污灰白色；③常伴有环形浸润或前房积脓。

第二，衣氏放线菌引起的角膜溃疡特征为溃疡表面较干燥，周边有沟状溶解，常伴有卫星灶和前房积脓，严重时可形成后弹力层膨出或角膜穿孔。

（三）诊断

第一，仅依靠临床特征很难与真菌相鉴别，最后必须依靠角膜刮片及细菌培养才能确诊。

第二，放线菌丝革兰染色阴性，直径≤1m，比真菌菌丝还要细，此点可与真菌相区别。

（四）治疗

第一，一般可采用青霉素类、四环素类、氨基糖苷类、抗生素进行治疗。

第二，近来有人采用10%~30%磺胺类药物滴眼或磺胺甲恶唑——甲氧苄啶合剂（按1∶5比例混合）滴眼或口服治疗本病，获得较好效果。

第二节　真菌性角膜炎

一、真菌的一般特性

真菌是一种真核细胞微生物，细胞结构比较完整，有细胞壁和完整的核，少数为单细胞，大多为多细胞，由丝状体和孢子组成。真菌种类繁多，有10余万种，引起人类疾病200余种，有报道70余种可引起角膜的感染。

二、真菌的生物学特性

（一）菌丝

真菌的孢子以出芽方式繁殖，逐渐延长至丝状，按菌丝的功能可分为营养菌丝，为部分向下生长深入被寄生的组织或培养基中，吸取和合成养料的菌丝。按菌丝的结构分为有隔和无隔菌丝两类。

（二）孢子

是真菌的繁殖器官，一条菌丝上可长出多个孢子。在环境适宜的条件下，孢子又可发芽伸出芽管，发育成菌丝体。孢子又分为三种。①分生孢子：由生殖菌丝末漏细胞分裂或收缩形成，也可在菌丝侧面出芽形成；②叶状孢子：由菌丝内细胞直接形成；③孢子囊孢子：为菌丝末漏膨大成孢子囊，内含许多孢子。

三、致病性

（一）致病性感染

主要是一些外源性真菌感染，角膜感染以外源性为多见，通过机械刺激和代谢产物作用，引起局部的炎症和病变。

（二）条件致病性真菌感染

常见于眼科长期应用广谱抗生素和糖皮质激素后继发感染。

四、发病机理

（一）对真菌的非特异性防御功能

1. 屏障因素

屏障因素指角膜上皮防御功能。完整的正常角膜上皮能防止真菌侵入。有报道正常人结膜囊内培养真菌的阳性率为10%~60%。但这些人并没有发生真菌性角膜炎，只有角膜上皮损伤后才容易招致真菌感染。

真菌一旦突破屏障因素，其他非特异的和特异的防御功能即被启动。如果真菌未能被机体排出或消灭各种非特异的和特异的防御功能就可能形成病理反应，即真菌性角膜炎。

2. 体液因素

具有非特异防御功能的体液因素指血液、淋巴液、细胞间液、泪液中所含的各种抗微生物的分子，包括体液中的补体系统、溶菌酶、干扰素、各种细胞因子等。补体激活的旁路途径可能被真菌多糖所激活而产生 C3b、C3a、C5a 等。C3a、C5a 对中性粒细胞有趋化作用，且能使肥大细胞释放各种炎症介质。补体经典途径的激活，主要由抗原、抗体复合物启动。

3. 细胞因素

人体非特异性免疫细胞包括粒细胞、巨噬细胞、自然杀伤细胞和肥大细胞等。中性粒

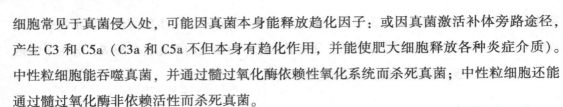

细胞常见于真菌侵入处，可能因真菌本身能释放趋化因子：或因真菌激活补体旁路途径，产生 C3 和 C5a（C3a 和 C5a 不但本身有趋化作用，并能使肥大细胞释放各种炎症介质）。中性粒细胞能吞噬真菌，并通过髓过氧化酶依赖性氧化系统而杀死真菌；中性粒细胞还能通过髓过氧化酶非依赖活性而杀死真菌。

当真菌或其产物中的抗原初次进入机体时，抗原呈递细胞摄取、加工抗原后，在淋巴系统内增殖。

已致敏的特异性 T 细胞再循环到真菌侵入部位时，再次受到抗原呈递细胞表面的特异性真菌抗原的刺激，进行克隆增殖，释放各种淋巴因子，并招致各种淋巴因子聚集于局部，造成病理改变。这种病理改变可能消灭真菌而自愈。也可能因未能消灭真菌而长期存在，甚至波及全身其他部位。

（二）真菌与角膜的黏附在真菌感染中的作用

对许多真菌来说，黏附于宿主上皮的能力是其在宿主中集落形成及侵入体内的前提，也是感染发生的首要步骤，进一步黏附于细胞外基质（ECM）是感染扩散的必要条件。研究表明白念菌可与多种 ECM 成分如纤维连接蛋白、基膜连接蛋白、I 型、V 型胶原、纤维蛋白原、明胶和补体结合，白念菌与 ECM 结合能力的强弱与其致病性成正比，说明与 ECM 的黏附能力为白念菌重要毒力因子。烟曲霉在体内体外可与多种 ECM 成分结合，LN 和 V 型胶原是构成肺泡上皮和毛细血管内皮下基底膜的主要成分，当上皮受损时，基底膜成分暴露，同时损伤后炎症反应导致纤维蛋白原合成增加并沉积于上皮表面，烟曲霉与这些成分接触并结合从而引起烟曲霉肺病的发生。

真菌与宿主组织的黏附机制包括特异性配—受体反应和广泛的非特异性理化反应。研究证实白念菌、烟曲霉通过表面的多肽分子（受体）识别结合宿主细胞上的底物（配体），这种结合具有特异性和可饱和性。刀豆素 A（Con–A）结合实验显示白念菌上与纤维蛋白原和 LN 结合的受体蛋白为甘露聚糖蛋白。MP 存在于大多数真菌细胞壁外层，可占细胞壁干重 50%，扫描电镜发现烟曲霉菌与 laminin 结合受体分布于静息孢子外层，SDS–PAGE 分析显示此受体为胞壁上一种分子量为 72kD 的糖蛋白。研究还显示烟曲霉菌与纤维蛋白原和 laminin 以及 C3 结合的受体有同一性，受体结合于纤维蛋白原的 D 区和 laminin 的 P1 区。烟曲霉孢子除与纤维蛋白原和 laminin 有高亲和力外，还可结合纤维连接素及胶原成分，与纤维连接素结合受体分子量为 23kD 和 30kD 的多肽，且识别依赖于 RGD 序列。

细胞壁外层结构对孢子黏附性能起重要作用。成熟有色素的烟曲霉孢子表面可见多量棘状突起，其无色素突变体孢子表层光滑，这种孢子疏水性明显下降，对 ECM 黏附能力明显下降，同时对氧化剂敏感，对鼠侵袭力下降。

由上可见，真菌依靠其特有的分子结构与特定宿主组织发生黏附，黏附在疾病的起始及扩散中起重要作用。通过抑制真菌表面特异性受体或封闭宿主表面配体，破坏真菌疏水性，阻止孢子成熟和棘状化，可以阻止真菌对宿主组织的黏附，从而阻止疾病的发生发展。

（三）真菌分泌的酶类与角膜感染的关系

1. 磷脂酶在白色念珠菌、曲霉菌发病机理中的研究

磷脂酶在致病真菌的形态转换和毒力方面起重要作用。磷脂酶 D 在真菌形态转换过程中激活。现在已知磷脂酶 B 是白色念珠菌的毒力因素。

近年来研究证明，在白色念珠菌、曲霉菌致病过程中细胞外磷脂酶作为一潜在的毒力因素而存在。实验表明，磷脂酶在白色念珠菌及烟曲霉菌的致病过程中起作用。他们克隆了编码念珠菌磷脂酶的三个基因：*caPLB*1、*caPLB*2、*PLD*。利用基因干扰的方法，建立了不能分泌磷脂酶 B（磷脂酶 B 由 *cPLB*1 编码）的白色念珠菌基因突变株。患有念珠菌病的小鼠动物模型实验性研究中，磷脂酶 B 缺失株导致念珠菌的毒力降低，表明磷脂酶 B 对于念珠菌的毒力是必需的。

2. 基质金属蛋白酶在真菌性角膜溃疡发病机理中的研究

在动物实验研究中，以兔子作为研究工具，研究了黄曲霉菌、茄病镰刀菌以胶原作为唯一氮源的时候，在体外产生细胞外蛋白酶的特征。在感染、未感染的兔子角膜中均可见到基质金属蛋白酶 2（MMP-2）。在感染的兔子角膜中发现了基质金属蛋白酶 9（MMP-9）。酶抑制试验表明体外真菌培养主要是丝氨酸蛋白酶与金属蛋白酶在起作用。在感染的角膜组织中，MMP-9 的表达与多形核细胞密切相关，他们推测激活的宿主角膜细胞或炎症细胞很大程度上可能在真菌感染的角膜中有助于蛋白酶活性的增加，从而导致真菌性角膜溃疡中基质的降解。

在可溶性胶原或弹性蛋白作为氮源的培养基中生长的时候，真菌产生丝氨酸蛋白酶、半胱氨酸蛋白酶和基质金属蛋白酶。因此他们推测胶原酶活动是由提取菌株导致角膜严重破坏的中介物质。

综上可知，MMPs 在茄病镰刀菌、黄曲霉菌等真菌性角膜炎发病过程中发挥重要作用，而这两种真菌是真菌性角膜炎最常见的致病菌种。因此，充分了解 MMPs 在真菌性角膜炎中所起的作用对于研究真菌性角膜炎的发病机理非常重要。

目前已知 MMPs 在绿脓杆菌性角膜溃疡的发病过程中 MMPs 的产生受许多细胞因子调节。当 MMPs 与 MMPs 抑制剂的比例倾向于 MMPs 的时候，胶原基质将过多降解，从而导致溃疡形成。

MMPs 的作用底物不同，为了避免过多的组织损伤，这些酶受到严密的调节。这些酶生成增多将会损伤角膜，参与角膜上皮损伤与溃疡的病理过程。不同病因引起的角膜溃疡的共同特征是丝氨酸蛋白酶和 MMPs 的活动失调。这些酶不但参与 ECM 降解和溃疡形成，而且参与角膜的生理愈合过程。因此，理解这些蛋白水解酶的活动及表达调控机制对于开发阻止疾病发展和促进角膜愈合的新型药物是非常重要的。

对蛋白酶在真菌侵袭过程中的作用尚有争议。对人及动物烟曲霉性肺病的组织病理学研究显示，未见明显的与真菌侵袭有关的基质胶原、弹性蛋白及血管壁蛋白的降解，推测菌丝通过机械作用穿透组织。但亦有作者认为可能蛋白酶（ALP、PEP）仅分布于生长菌丝的顶端，从而只在局部降解破坏组织蛋白，尚有待于进一步精确定位研究。总之，尚无确切证据表明蛋白酶在真菌感染组织时扮演重要角色，有可能其作用在于使真菌能降解坏死组织作为营养物质从而与其他腐生菌竞争。

3. 黑色素

已发现多种菌株如曲霉菌、新型隐球菌、巴西芽生菌均可产生黑色素或黑色素样化合物，研究表明黑色素的合成与真菌毒力密切相关，通过黑色素合成酶基因突变产生的数种真菌白化株对小鼠侵袭力下降。烟曲霉产生灰绿色孢子，其孢子色素缺失株表面光滑，易被宿主的防御机制如氧化剂、单核细胞所杀灭，与野生型相比，此突变株对鼠的侵袭力下降。

黑色素是一种强效自由基清除剂，研究表明黑色素主要作用机制为保护孢子逃避机体免疫防御系统，如补体 C3 介导的调理作用、中性粒细胞介导的吞噬作用和氧化系统，从而延长菌株体内存活时间。抑制黑色素的合成可以破坏其逃逸作用从而起到杀菌的作用，临床上应用较广的三唑类药物即可通过抑制黑色素的合成减慢真菌的侵袭速率。

除了上述有相对普遍意义的毒力因子外，各种病原性真菌都有其特有的侵袭方式，如酵母菌的表型转换、曲霉菌的毒素均被证实在其发病机制中起一定作用。多种真菌毒力因子的共同作用引起真菌感染的发生发展。

由于真菌感染的发生是由多种真菌毒力因子的共同作用引起，目前常用单个毒力基因分离突变方法不能完全了解真菌侵袭的总体机制，对与发病有关的毒力基因群的调控基因的研究有望进一步明确真菌感染的发病机制。

五、真菌感染角膜的途径

（一）外源性

常有植物、泥土外伤史。

（二）内源性

身体其他部位深部真菌感染，血行扩散，大多数真菌是一种条件致病菌，因为正常结膜囊内培养出真菌，检查阳性率高达27%，但不发病，只有长期使用抗生素致结膜囊内菌群失调或长期应用糖皮质激素，使局部免疫力低下或角膜外伤等情况下，才引起真菌性角膜炎。

六、常见的致病真菌

（一）镰刀菌

在培养的条件下，镰刀菌菌落呈绒毛状或棉团样，白色或淡紫色。气生菌丝发达，菌丝有中隔，菌丝的短爪状突起或分子孢子座上有大分生孢子，呈镰刀状，纺镰形。

（二）曲霉菌

该菌是一种条件致病菌，正常人对该菌有抵抗力。引起曲霉菌感染的主要因素是机体抵抗力下降。曲霉菌生长迅速，2~6天即可出现白色绒状或灰绿色菌落。菌丝有中隔，分生孢子垂直生长，梗无横隔，顶部膨大为球形，烧瓶形或半球形顶囊。在我国感染角膜有烟曲霉菌、黄曲霉菌、黑曲霉菌和土曲霉菌，但以前两种曲霉菌为常见。

（三）青霉菌

该菌培养的菌落可为暗绿色，白色或其他色。表面呈绒毛状至粉末状的织物样外观。菌丝有中隔，直接分化生成分生孢子梗。小梗基部膨大，末端变尖成管状，产生卵形分子孢子。

（四）白色念珠菌

该菌为7种念珠菌中致病力最强的一种，培养2~3天可长生菌落，呈典型类酵母型，呈灰白色或奶油色，表面光滑，菌细胞为卵圆形或球形，大小为 2m×4m，芽生繁殖。孢子伸长成芽管，不与母菌体脱离，形成较长的假菌丝，芽生孢子多集中在假菌丝的接部位，是常感染角膜的一种条件致病菌。

（五）申克孢子丝菌

该菌是一种二相性真菌，即可以单细胞或多细胞两种形式出现。培养 3~5 天可形成菌落，与其他菌落不同，开始为灰白色黏稠小点，逐渐扩大变为黑褐色皱褶薄膜菌落，是一种常见的深部感染真菌，角膜表现为基质炎者多见。

七、常见真菌致病机理的病理学特点

（一）组织病理学

1. 一般病理改变

角膜组织为广泛化脓性炎症，大量中性粒细胞浸润，炎症明显处，角膜基质纤维轻者肿胀，排列紊乱，重者基质细胞崩解，失去组织结构，呈凝固性坏死样改变。病灶周围见分离的小脓肿形成。病程长的慢性基质炎可见多核的细胞环绕真菌形成肉芽肿样改变。

2. 真菌性角膜炎分型

（1）表层（水平生长）型

真菌为表层地毯式生长，对抗真菌药物效果好，刮片阳性率高，是板层角膜移植的适应证。

（2）弥散（垂直和斜行生长）型

为临床较严重的真菌感染，有特异的真菌感染伪足、卫星灶等，抗真菌药物往往无效，板层移植为禁忌，行穿透性角膜移植术（PKP）时要尽可能切除病灶外 0.5mm 范围以上，才能有把握控制炎症。

（二）黏附和基质金属蛋白酶与真菌在角膜生长方式的病理学特点

第一，真菌感染角膜的初始表现为真菌孢子与角膜上皮基底膜的黏附，黏附后组织中 MMP。表达迅速增高。真菌孢子对角膜上皮基底膜黏附强度、角膜基质中炎性细胞浸润程度和 MMP-9 表达强度三者之间呈正相关。

第二，不同菌种黏附能力、对中性粒细胞趋化作用以及 MMP-9 表达的差异，是菌丝在角膜中存在不同生长方式的重要病理学基础。

第三，真菌孢子对角膜上皮基底膜的黏附能力以及 MMP-9 的表达是真菌毒力的重要因素。

八、临床表现

第一，菌丝苔被角膜感染病灶为灰白色轻度隆起，外观干燥，无光泽，有的为羊脂状，与下方炎症组织粘连紧密。

第二，伪足在感染角膜病灶周围有伪足，像树枝状浸润。

第三，卫星灶为角膜大感染灶周围，与病灶之间没有联系的小的圆形感染灶。

第四，免疫环常表现为感染灶周围，有一混浊环形浸润，此环与感染灶之间有一模糊的透明带，此环的出现被认为是真菌抗原与宿主之间的免疫反应。

第五，内皮斑约有50%患者可见到角膜内皮面有圆形块状斑，比 KP 大，常见病灶下方或周围。

第六，前房积脓是判断角膜感染深度的一个重要指标，有前房积脓时说明感染已达角膜基质层，有的甚至是部分菌丝已穿透后弹力层。前房的脓液在角膜穿孔前，只有15%～30%脓中有菌丝，大部分为反应性积脓，当出现角膜穿孔，前房脓液中高达90%有真菌菌丝存在。

九、诊断

（一）病史

角膜是否有植物性、泥土等外伤史，眼及全身长期应用糖皮质激素和广谱抗生素史。

（二）角膜的真菌学检查

1. 涂片检查

（1）检查常用染色法

①10%～20%氢氧化钾湿片法

氢氧化钾可溶解非真菌杂质而显示真菌菌丝，阳性率33%～46%；取病变明显处角膜组织活检加10%氢氧化钾湿片法检查，阳性率可达97.5%。

②Gram 染色和 Giemsa 染色

能非特异性着染丝状菌胞浆，Gram 染色阳性率33%～55%，Giemsa 染色阳性率27%～

66%，两者准确性无显著性差异。

（2）荧光显微镜常用染色法

①吖啶橙染色法

能快速检测出真菌，吖啶橙染料能与真菌 DNA 结合，在黑色背景下可显示出橙绿色真菌。

②二苯乙烯荧光增白剂（CFW）染色

CFW 可与真菌胞壁的几丁质和纤维素紧密结合，使真菌显现为强烈发亮的淡绿色，如加入 0.1%Even 氏蓝，则可在橘红色背景上更清楚地识别发亮的淡绿色真菌。

（3）角膜的刮片检查的操作步骤（10%~20%氢氧化钾湿片法）

①角膜刮取物或活检组织，放在清洁的载玻片上。

②10%~20%氢氧化钾 1~2 滴于标本上，覆以盖玻片。

2. 组织病理学检查方法

第一，角膜活检组织或行角膜移植取下的组织片。

第二，10%甲醛或95%酒精固定，石蜡包埋，切片。

第三，碘酸雪夫（PAS）染色，光学显微镜下见丝状菌，类酵母菌染为红色。

第四，啶橙染色，在荧光显微镜下见丝状真菌呈亮绿色，类酵母菌呈橙红色、核绿色，厚膜孢子呈红橙色。

第五，Gomori 染色：银沉积在胞壁上把真菌染成明显的黑色轮廓，菌上中心染成深玫瑰红到黑色，背景染成淡绿色

十、治疗

（一）药物治疗

1. 那他霉素

那他霉素是一种广谱、高效、毒性低的抗真菌药物。对各种丝状菌及念珠菌效果好，抗镰刀菌作用比两性霉素 B 强。报道其对镰刀菌有效率81%~85%，对暗色孢科真菌有效率90%，对酵母菌有效率75%。由于其混悬液角膜穿透性差，对角膜深部感染尤其合并前房积脓者效果不佳，长时间应用存在耐药性问题。一般开始应用时每半小时滴眼一次，3~4 天后可逐渐减少用药次数。

2. 两性霉素 B

两性霉素 B 对曲霉菌、念珠菌和新型隐球菌抗菌活性强，部分镰刀菌（35%）对其敏

感，很少有菌种对其产生耐药。目前常用 0.1%～0.25% 滴眼液和 1% 眼药膏，在开始 48h 内 1h 滴眼一次，其后可逐渐减少点药次数。全身应用因其不能通过血眼屏障且全身不良反应大，一般不提倡使用。

3. 唑类

咪康唑为广谱抗真菌药物，对念珠菌和曲霉菌引起的感染有效，局部应用（10mg/mL）由于眼内通透性差，疗效较低（对丝状菌感染有效率 22%）。

酮康唑：抗菌作用与咪康唑相似，全身或局部应用对镰刀菌、白念菌、隐球菌、芽生菌均有效，对曲霉菌较差。优点为口服吸收好，常规用量可迅速渗透到角膜和前房，一般 100～200mg，每日 1 次。

氟康唑：口服氟康唑对念珠菌、隐球菌、曲霉菌及球孢子菌感染有效，眼局部应用对白色念珠菌性角膜炎效果好，其他念珠菌和镰刀菌等对其不敏感。优点是全身不良反应低，口服及静脉应用吸收良好，能自由穿透进入眼内，发炎眼中穿透力增强。一般应用 0.2%～1% 滴眼液，1～2h 一次，1% 眼药膏，每日 1 次，还可行结膜下注射，局部耐受性良好；口服或静注每天 100mg，疗程 6～8 周，与酮康唑相比，伊曲康唑能强有力地抑制大多数致病真菌如曲霉菌、念珠菌、隐球菌和组织胞浆菌等，尤其对咪唑类效果较差的曲霉菌抑菌效果好（80%）。口服易吸收，200mg，每日 1 次，一般不超过 3 周，全身不良反应低。

（二）抗真菌药物治疗方案

根据临床特征和角膜刮片结果确诊为真菌感染即可开始药物治疗，根据涂片中真菌成分可大致区分丝状菌（菌丝）和酵母菌（孢子或假菌丝），建议用药方案如下。

根据真菌培养结果应进一步调整用药。镰刀菌感染首选那他霉素，其他丝状菌感染可选用那他霉素或两性霉素 B，酵母菌感染首选两性霉素 B。真菌药物敏感实验尚无统一标准，体外药敏结果与体内对抗真菌药物的敏感性往往不一致，因此对临床用药无指导价值。

（三）联合用药

5-氟胞嘧啶与两性霉素 B 或氟康唑联合应用有协同作用，能减少药物用量，降低不良反应，并延缓 5-氟胞嘧啶耐药性的产生。

利福平和两性霉素 B 合用亦有协同作用。伊曲康唑与两性霉素 B 或 5-氟胞嘧啶合用治疗念珠菌、曲霉菌和隐球菌感染有协同作用，伊曲康唑与氟康唑合用与单用伊曲康唑效果相同。

（四）共焦显微镜在临床抗真菌药物治疗的应用

1. 治疗前患者的共焦显微镜检查表现

①患者的角膜病灶中央均表现为强烈的反光；②角膜周边的浸润区可查到菌丝，菌丝呈弥漫、交错分布；③患者的周边浸润区均可发现明显的炎症细胞浸润，炎症细胞的大小不一，边界模糊；④未发现正常的角膜基质细胞存在。

2. 药物治疗 7 天时的共焦显微镜检查表现

①病灶中央反光明显减弱，可发现数量不等的菌丝；②周边浸润区菌丝减少，且菌丝密度明显降低；③角膜病灶中央都可见到大量大小不等的炎症细胞浸润，周边浸润区的炎症细胞数量明显减少；④有的患者可见正常角膜基质细胞存在。

如共焦显微镜检查发现病灶中央反光增强，周边浸润区菌丝密度明显增加，应及时手术治疗。

3. 药物治疗 14 天时的共焦显微镜检查表现

治疗 14 天后，所有患者的溃疡灶均明显减小甚至愈合。荧光素染色发现患者角膜上皮完全愈合，只在角膜浅基质层残留有不同程度的云翳，另外，也有患者仍残留深浅不一的溃疡。共焦显微镜表现为：①在原角膜病灶的中央，部分患者的共焦显微镜检查仍可找到少量菌丝和炎症细胞；②原周边浸润区均未发现菌丝和炎症细胞；③在角膜病灶中央可发现菌丝的患者仍可见到少量炎症细胞存在，但细胞的大小比较均匀，边界清晰；④所有患者角膜病灶中央均未发现正常角膜基质细胞存在。

（五）板层角膜移植治疗真菌性角膜炎

1. 手术适应证

对所有真菌性角膜溃疡，除非合并穿孔或有穿孔趋势者，都应先联合多种抗真菌药物进行治疗，并可辅以 1~2 次局部清创处理，然后根据治疗的转归、病灶的大小、部位、深度及视力等因素决定是否需行角膜移植手术及选择手术的方式。选择部分板层角膜移植手术的适应证为：①药物治疗 1 周以上无效，同时不合并前房积脓的中浅层溃疡；②对药物治疗有效，其中选择经治疗后前房积脓消失，病灶位于角膜基质的中浅层，视力严重下降至 0.1 以下者，尤其适宜于溃疡直径较大或偏中心的中浅层角膜溃疡。

手术方法及围手术期处理：板层角膜移植术治疗真菌性角膜溃疡成功的关键之一是术

中彻底清除病灶，术前应在裂隙灯下仔细观察溃疡的深度，确定切除的病变深度，术中应根据溃疡灶的深度用可控制切除深度的负压环钻或普通环钻钻取角膜厚度，争取一次把病灶清除。环钻的直径应在溃疡外水肿区 1~2mm，以保证病灶清除干净。剖切后向植床上冲水，冲洗液应用 1：1000 的氟康唑反复冲洗，然后观察植床透明度，从植床透明度决定是否再次剖切。每次剖切时植床一定要干燥，以避免植床反光，植床反光易在剖切时导致穿孔，必要时可多次剖切，因此要求术者具有较娴熟的手术技巧。

对术前考虑病灶较深，无确切把握能完成板层移植术者，可同时备有活性角膜供体以防术中发生穿孔或病灶可能为深达全层时改行穿透性角膜移植术。

2. 围手术期处理

（1）术前处理

所有患者入院后均先予局部应用氟康唑，两性霉素 B 眼水或那他霉素眼水频繁点眼和相应眼膏睡前包眼，口服伊曲康唑等抗真菌药物治疗，有前房积脓者加上氟康唑注射液静滴；每位患者联合行病灶清创 1~2 次，除去表层分泌物及菌丝苔被，清创后将抗真菌眼膏涂于病灶表面并包眼。

（2）术中处理

有条件可采用 Hessburg-Barron 负压环钻，也可采用普通一次性环钻，环钻直径大于溃疡直径 0.5mm。根据术前裂隙灯检查结果判断病灶深度，预先钻取角膜厚度的 2/3。若 1 次剖切不彻底，可从角膜病变周边开始多次行板层角膜切除直至植床透明；85%的患者剖切达角膜厚度的 4/5，15%剖切接近角膜后弹力层。例如，角膜周边溃疡采用新月形板层角膜切除术，植片直径大于植床直径 0.25mm。供体为甘油冷冻保存的角膜，术中去除后弹力层。"10-0"尼龙缝线间断缝合，线结包埋。

（3）术后处理

术后 3 天内每日结膜下注射氟康唑 1g，每晚用抗真菌眼膏及抗生素眼膏包眼，包双眼至植片上皮修复后开始点抗真菌眼水，继续每日口服伊曲康唑，疗程为包括术前治疗在内不超过 3 周。术后 2 周无复发则可停用局部抗真菌药物，单纯滴抗生素滴眼液。

3. 术后近期情况和并发症

（1）术后近期情况

术后 3~5 天角膜植片基本恢复透明，7~10 天植片上皮修复；术后 3~5 天前房脓液吸收，角膜内皮斑消失。

（2）并发症

层间积液，术后 3 天完全吸收。例如，患者术后 2~5 天炎性反应复发，早期植床上呈点状浸润，2~3 天后炎性反应在植床与植片间迅速蔓延，改行 PKP 后治愈。

4. 术后远期效果

术后 1~3 个月，裸眼视力在 0.2~0.3；术后 6 个月，经部分拆线调整散光后，50% 患者裸眼视力 ≥0.5，偏中心和植片直径 ≥9mm 的患者，术后 2~3 个月可见新生血管长入缝线或进入植片基质，表现为植片的轻度水肿，经及时拆线和糖皮质激素滴眼液滴眼治疗后，角膜植片在 1 周内恢复透明，角膜新生血管在 2 周内消退。术后 3~6 个月，偏中心和大植片移植患者可出现 1 或 2 次角膜上皮型或基质型免疫排斥反应，经常规局部和全身糖皮质激素及 1% 环孢素 A 眼液滴眼后，免疫排斥反应在 1 周内被控制，角膜植片透明。

第三节　角膜变性和营养不良

一、角膜老年环

（一）概述

角膜老年环是角膜周边部基质内的类脂质沉着。常见于老年人，也可发生于青壮年，也称青年环。可能与脂质等代谢紊乱有关。

（二）临床表现

第一，发病与年龄相关，年龄越大发生率越高。80 岁以上的人群中几乎都有老年环。

第二，双眼发病。

第三，无自觉症状，不影响视力。

（三）诊断

根据临床表现可诊断。

（四）鉴别诊断

边缘性角膜变性：是一种非炎症性、双眼慢性变性角膜病。病因不清，边缘部角膜灰白色混浊，基质逐渐变薄，可有新生血管长入。

（五）治疗

眼部无需治疗。针对全身情况，如动脉硬化、高血脂、高胆固醇等进行治疗。

（六）临床路径

第一，询问病史注意血脂代谢情况。

第二，体格检查注意角膜缘的改变。

第三，辅助检查一般不需要。必要时可进行血脂、血胆固醇检查。

第四，无需处理。

第五，预防应少食高脂肪、高胆固醇食物。

二、带状角膜变性

（一）概述

带状角膜变性又称带状角膜病变，是主要累及角膜前弹力层的表浅角膜钙化变性。可发生于任何年龄。常继发于眼部慢性葡萄膜炎、长期眼局部应用糖皮质激素、硅油填充手术后和维生素 D 中毒等引起的高钙血症、遗传性疾病或慢性肾功能衰竭等。

（二）临床表现

第一，单眼、双眼均可发病。慢性进行性发展，病程可达 10 余年。

第二，病变起始于睑裂区角膜边缘部，角膜前弹力层有细点状钙质沉着，逐渐混浊向中央部发展，形成带状混浊，表面粗糙不平。

第三，部分病例出现角膜上皮糜烂，甚至溃疡，明显的刺激症状。

（三）诊断

根据慢性过程、角膜改变，或有钙、磷代谢紊乱的全身疾病史和临床表现，可以诊断。

（四）鉴别诊断

中央部角膜斑翳：角膜外伤或炎症恢复后遗留的角膜瘢痕。

（五）治疗

第一，针对病因治疗。

第二，轻度角膜变性者无需眼部治疗。如有角膜上皮糜烂，眼部刺激症状明显时，滴用角膜保护剂，如贝复舒、唯地息等，也可佩戴软性角膜接触镜。

（六）临床路径

第一，询问病史有无眼内疾病、硅油填充手术及眼部长期应用糖皮质激素史。

第二，体格检查注意角膜的改变。

第三，辅助检查一般不需要。

三、边缘性角膜变性

（一）概述

边缘性角膜变性又称 Terrien 角膜变性，是一种非炎症性、双眼慢性角膜变性。病因不清，可能与神经营养障碍或角膜缘毛细血管营养障碍有关，也可能是一种自身免疫性疾病。

（二）临床表现

第一，常见于男性，青年时期发病。

第二，双眼同时或先后发病，发展缓慢。早期视力不受影响，晚期因出现高度不规则散光，普通镜片或角膜接触镜均不能矫正，而出现慢性进行性视力减退。

（三）诊断

根据临床表现进行诊断。

（四）鉴别诊断

1. 蚕食性角膜溃疡

该病是自发性、慢性、边缘性、进行性、疼痛性角膜溃疡。多发生于成年人。有剧烈眼痛、畏光、流泪及视力下降。病变初期睑裂部周边角膜浅基质层浸润，继而上皮缺损，形成溃疡。缺损区与角膜缘之间无正常的角膜组织分隔。溃疡沿角膜缘环行发展，然后向中央区浸润，最后累及全角膜。

2. 角膜带状变性

该病是累及角膜前弹力层的表浅角膜钙化变性。可发生于任何年龄。病变起始于睑裂区角膜边缘部，逐渐混浊向中央部发展，形成带状混浊，表面粗糙不平。可出现角膜上皮糜烂，甚至溃疡，有明显的刺激症状。

（五）治疗

轻者或早期病变无需治疗。病变区明显变薄者可行板层角膜移植手术（LK），可降低散光，提高视力。

（六）临床路径

第一，询问病史有无全身自身免疫性疾病。

第二，体格检查注意角膜缘的改变。

第三，辅助检查一般不需要。

四、大泡性角膜病变

（一）概述

大泡性角膜病变是由于各种原因损害角膜内皮细胞，造成角膜内皮失代偿，角膜基质及上皮下水肿，导致角膜上皮下水疱形成。常见于眼前节手术损伤角膜内皮层后，长期高眼压状态，各种角膜内皮营养不良的晚期等情况。

（二）临床表现

第一，患眼视力下降。

第二，明显的眼红、磨疼、畏光、流泪等刺激症状。

第三，角膜大泡反复破裂，角膜基质明显水肿、雾状混浊，晚期新生血管长入。

（三）诊断

根据临床表现，特别是角膜的改变可以诊断。

（四）鉴别诊断

角膜炎，特别是基质角膜炎：根据病史、角膜内皮镜及共聚焦显微镜检查可以鉴别。

（五）治疗

第一，积极治疗原发病。

第二，应用角膜保护剂、营养剂，如角膜上皮生长因子、润滑剂、甲基纤维素等。

第三，滴用角膜脱水剂，如 5%氯化钠、50%葡萄糖溶液或甘油制剂，目前应用很少。

（六）临床路径

第一，询问病史有无内眼手术史、长期高眼压史或角膜营养不良病史。

第二，体格检查重点注意角膜的改变。

第三，辅助检查角膜内皮镜及共聚焦显微镜检查，不仅了解内皮细胞数目，而且可详细观察异常形态及结构。

五、角膜营养不良

（一）上皮基底膜营养不良

1. 概述

上皮基底膜营养不良又称 Cogan 微囊肿性角膜营养不良或地图点状指纹状营养不良，是最常见的前部角膜营养不良，为双侧性，可能为常染色体显性遗传，女性多见。

2. 临床表现

第一，主要见于成人，个别病例幼年发病。

第二，角膜上皮细胞深层的基底膜呈点状、地图状、指纹状或囊泡状白色混浊。

第三，双眼混浊形状、分布、位置变化较大，25%~30%的患者反复发生角膜上皮剥脱，有明显的刺激症状，荧光素染色着色。

3. 诊断

根据病史和角膜病变位置、形态可以诊断。

4. 鉴别诊断

浅层角膜炎：眼部会出现疼痛、畏光、流泪和眼睑痉挛等刺激症状，以及睫状充血、角膜浸润混浊等体征。

5. 治疗

第一，刺激症状明显者可局部应用角膜保护剂，角膜上皮生长因子或 5%氯化钠滴眼液和眼膏等。

第二，角膜上皮剥脱时可包扎或佩戴软性角膜接触镜，或进行上皮刮除术。

第三，适当应用刺激性小的抗生素滴眼液和眼膏，预防继发感染。

6. 临床路径

（1）询问病史

注意发病时间、速度、变化情况，有无家族史。

（2）体格检查

注意角膜上皮细胞深层点状、地图状、指纹状或囊泡状白色混浊区。

（3）辅助检查

一般不需要。

（4）处理

根据眼部刺激症状程度选择适当的治疗。

（5）预防

早期发现，特别是家族中有此类患者的其他人应进行检查。

（二）Meesmann 角膜营养不良

1. 概述

Meesmann 角膜营养不良又称青年遗传性角膜上皮营养不良，临床少见，是一种家族性角膜上皮营养不良。婴儿期起病，进展缓慢；青年期症状明显。为常染色体显性遗传。多数学者认为本病角膜上皮细胞内有黏多糖堆积。

2. 临床表现

第一，双眼对称性发病。

第二，早期为角膜上皮细胞内出现无数个细小、形态近似、透明的灰色囊泡，弥散分布于整个角膜。荧光素不着色，轻度影响视力。小囊泡破裂后，荧光素着色，上皮反复糜烂、瘢痕形成而影响视力。

3. 诊断

根据家族史、临床表现进行诊断。

4. 鉴别诊断

上皮基底膜营养不良：为角膜浅层营养不良，但病变位于角膜上皮细胞深层，常有荧光素着染。

5. 治疗

第一，一般无需治疗。

第二，角膜刺激症状明显时可对症治疗。

第三，严重影响视力者，可机械刮除角膜上皮或 PTK 去上皮，也可根据病情行 LK。

6. 临床路径

（1）询问病史

有无家族史，注意发病时间、进展程度。

（2）体格检查

注意浅层角膜上皮细胞间散在的细胞混浊。

（3）辅助检查

共聚焦显微镜检查发现散在于正常角膜上皮细胞间的无数个低反光团。

（4）处理

早期症状较轻无需治疗，严重者可局部应用糖皮质激素或 PTK。

（5）预防

早期发现，特别是家族中有此类患者的其他人应进行检查。

（三）Reis-Biicklers 角膜营养不良

1. 概述

本病为一种角膜前弹力层原发性营养不良。为常染色体显性遗传。

2. 临床表现

第一，发病早，双眼从几岁开始发病，病情一直到 30 岁后稳定下来。

第二，早期表现为周期性、反复发作性角膜上皮水肿、糜烂。

第三，有明显的角膜刺激症状。

3. 诊断

根据家族史、临床表现可以诊断。

4. 鉴别诊断

上皮基底膜营养不良：为角膜浅层营养不良，但病变位于角膜上皮细胞深层，常荧光素着染。

5. 治疗

第一，角膜上皮糜烂时对症治疗，滴用抗生素滴眼液、高渗滴眼液。

第二，佩戴角膜接触镜。

第三，严重影响视力者可行 LK 术。

6. 临床路径

（1）询问病史

注意发病时间、反复次数、病变位置。

（2）体格检查

注意角膜病变部位。

（3）辅助检查

一般不需要。

（4）处理

根据影响视力程度选择保守或手术治疗。

（5）预防

目前无有效预防措施。

第四节　角膜先天异常

一、圆锥角膜

（一）概述

圆锥角膜是一种以角膜扩张为特征，使角膜中央部前凸呈圆锥形，产生高度不规则散光的角膜病变，严重影响视力。它可为常染色体隐性或显性遗传。多于青少年期起病，进展缓慢。多为双侧性，但发病时间可有先后，病变程度也可不同。

（二）临床表现

第一，进行性远视力减退，近视及散光度数增加，一般眼镜可以矫正视力。一旦出现典型的圆锥角膜症状时，只能用硬性角膜接触镜才能矫正视力。

第二，角膜地形图可显示部分区域角膜屈光力增加、非对称。Pentacam 前房成像系统测量可以发现角膜后表面局部不均匀或者屈光力增加；膜曲率计检查可发现规则或不规则散光。

第三，角膜向前锥状突起，锥顶往往位于角膜中央偏鼻下侧。在锥顶处角膜最薄。

第四，在病变进展过程中，角膜基质层出现许多呈垂直分布、相互平行的细线。以后细线逐渐变长变粗似栅栏状，称为圆锥角膜线，又称为 Vogt 条纹。

第五，在角膜圆锥的基底部可出现上皮下黄褐色环，称为 Fleischer 环，为含铁血黄素沉着于角膜上皮或前弹力膜所致。

第六，眼下视时上睑隆突，称为 Munson 征。

第七，角膜前弹力层可自发性破裂，出现角膜水肿。急性角膜水肿时可致视力突然下降、眼痛、眼红、畏光和大量流泪等。修复后形成浅层瘢痕。

第八，角膜后弹力膜破裂时，可引起急性角膜基质层水肿和混浊。水肿常于 4 个月内吸收，但遗留瘢痕组织。

（三）诊断

根据角膜特征性改变可以诊断。

（四）鉴别诊断

1. 边缘性角膜变性

一种非炎症性、慢性角膜变性。常于青年期发病，出现进行性视力减退，双眼同时或先后发病。晚期因高度不规则散光，普通镜片或角膜接触镜均不能矫正视力。病变位于角膜缘附近，角膜基质逐渐变薄，以角膜上缘多见，病变区伴有新生血管长入。

2. 角膜边缘透明样变性

一种少见的非炎症性疾病，常发生于下方角膜周边部，多为双眼发病，病变区不伴有脂质沉积或新生血管形成。

3. 球形角膜

一种先天性角膜发育异常，通常为静止性、不发展、无症状；全角膜变薄，尤其以中周部明显，角膜呈现球形扩大，显著前突，有时合并有高频率神经性听觉障碍。

（五）治疗

第一，轻度圆锥角膜可以佩戴硬性角膜接触镜，也可以行表面角膜镜片术或板层角膜移植术。

第二，角膜水肿时，可滴用睫状肌麻痹剂，3%氯化钠眼膏，必要时可予加压包扎。

第三，若角膜圆锥突起很高，且角膜有全层混浊时，应行穿透性角膜移植术。

（六）临床路径

1. 询问病史

注意有无家族史。

2. 体格检查

重点注意角膜曲率和形态的改变。

3. 辅助检查

角膜曲率计、角膜地形图检查和 Pentacam 前房成像系统测量。

4. 处理

根据视力下降程度和角膜病变情况选择佩戴角膜接触镜或手术治疗。

5. 预防

目前无有效预防措施。

二、大角膜

（一）概述

大角膜指角膜直径比正常大，但眼压和视功能均为正常。它是一种先天性发育异常，男性多见，通常为 X 连锁隐性遗传。

（二）临床表现

第一，为先天性、双侧性、静止性。

第二，多合并近视及散光，一般矫正视力较好。

第三，角膜缘界限清晰，横径 13mm 以上，竖径 12mm 以上。整个眼前段不成比例地扩大。

第四，少数患者伴有其他眼部异常，尤其是虹膜及瞳孔异常，甚至可以伴有全身先天性异常，如马方综合征。

（三）诊断

根据发病年龄和角膜直径扩大的特征性改变可以明确诊断。

（四）鉴别诊断

先天性青光眼：角膜扩大，但有混浊。有畏光、流泪等症状，眼压升高。

（五）治疗

无需特殊治疗。

（六）临床路径

第一，询问病史注意有无家族遗传史。

第二，体格检查重点注意眼压、角膜直径和透明度的改变。

第三，辅助检查可行角膜曲率检查。

第四，无特殊处理。

第五，目前无有效预防措施。

三、小角膜

（一）概述

小角膜是一种先天性发育异常。可能与视杯外胚叶生长的原发性畸变有关。可单眼或双眼发病，无性别差异。为常染色体显性或隐性遗传。

（二）临床表现

第一，先天性、静止性。

第二，单纯小角膜，视力较好。

第三，角膜扁平，横径小于 10mm，眼前节不成比例地缩小，而眼球大小可以正常。

（三）诊断

根据家族史、发病年龄和角膜直径小于正常等特征可以确诊。

（四）鉴别诊断

根据角膜所具有的特征性改变，无需特殊鉴别。

（五）治疗

第一，无需特殊治疗。

第二，若患者发生青光眼时，需针对性治疗。

（六）临床路径

1. 询问病史

注意有无家族遗传史。

2. 体格检查

重点注意角膜直径和可能伴有的眼前段其他异常。

3. 辅助检查

一般不需要。

4. 处理

若小角膜合并有青光眼时，应给予相应治疗。

5. 预防

无有效预防措施。

四、先天性角膜混浊

（一）概述

本病是一类先天性发育异常。发病原因不甚清楚，可能与发育障碍或妊娠前 3 个月母体子宫内炎症有关。

（二）临床表现

第一，先天性、静止性。

第二，角膜部分或全部混浊。

第三，角膜混浊程度和范围因临床类型而异，其中先天性角膜白斑与后部圆锥角膜混浊主要发生在中央部，硬化性角膜和先天性角膜葡萄肿多为弥漫性角膜混浊。

第四，不同临床类型先天性角膜混浊可伴有相关的眼部病变。

（三）诊断

根据出生就有的部分或全部角膜混浊可以诊断。

（四）鉴别诊断

其他原因引起的角膜混浊：可以发现引起角膜混浊的疾病，如角膜炎等不是出生时就发生的。

（五）治疗

如果角膜混浊明显影响视功能时应尽早行穿透性角膜移植术，以防止弱视。

（六）临床路径

1. 询问病史

注意有无家族遗传史及角膜混浊发生的时间。

2. 体格检查

重点注意角膜混浊程度、范围和可能伴有的眼部其他异常。

3. 辅助检查

一般不需要。

4. 处理

根据角膜混浊程度和对视功能的影响，确定是否实施穿透性角膜移植术。

5. 预防

妊娠前几个月母体尽量避免如风疹病毒等的感染。

五、扁平角膜

（一）概述

扁平角膜是一种先天性发育异常，比较少见。其弧度小于正常，使角膜呈扁平状态。病因不明，可能与发育停滞有关。有常染色体显性遗传和隐性遗传两种遗传方式。

（二）临床表现

第一，先天性视力不佳，常为远视眼。

第二，角膜弯曲度特小，外观扁平，曲率半径与巩膜相似，角膜屈光力明显降低，仅为 20~30 屈光度。

第三，角膜直径正常或较短，角膜与巩膜交界处不清晰，前房浅，眼球直径正常。

第四，有时伴有其他眼部异常，如晶状体异位、白内障、青光眼、葡萄膜缺损等。

（三）诊断

根据视力不佳、角膜较平坦、屈光力较正常明显减低可以诊断。

（四）鉴别诊断

无需特殊鉴别。

（五）治疗

第一，一般无需特殊治疗。

第二，部分患者有晶状体异位、白内障或青光眼时，视具体情况给以相应治疗。

（六）临床路径

1. 询问病史

注意有无家族遗传史。

2. 体格检查

重点注意角膜形态、曲率和角膜屈光力的改变。

3. 辅助检查

可行角膜曲率检查。

4. 处理

若无明显症状，无需特殊治疗。

5. 预防

无有效预防措施。

六、球形角膜

（一）概述

球形角膜是整个角膜变薄，呈球状前隆。它是一种先天性发育异常的眼病。多为男性，累及双眼。其病因不明，似为一种与扁平角膜相反的发育异常，也有人认为是一种形态变异，或为水眼病变终止所致。属常染色体隐性遗传。

（二）临床表现

第一，视力不佳，常为高度近视。

第二，角膜球形扩大，显著前突；角膜基质变薄，尤其以近周边处为明显，角膜厚度可减少至正常1/5。

第三，由于角膜球形隆起，前房明显加深。

第四，球形角膜可伴有巩膜变薄。

第五，偶有年龄较大时，出现后弹力层破裂，突然发生角膜水肿混浊。

第六，角膜地形图呈现角膜屈光力明显增加的特殊改变。

（三）诊断

根据角膜球形隆起、基质变薄、屈光力较正常明显增高可以诊断。

（四）鉴别诊断

圆锥角膜：多发生于青少年期，视力进行性下降，是角膜向前锥状突起，其锥顶部角膜基质变薄。

（五）治疗

第一，一般无需特殊处理。

第二，病情严重者，应行穿透性角膜移植术，以防角膜穿孔。

（六）临床路径

第一，询问病史注意有无家族史和疾病发生的时间。

第二，体格检查重点注意角膜形态和角膜屈光力的改变。

第三，辅助检查可行角膜地形图检查。

第四，病情严重者可选择穿透性角膜移植术。

第五，无有效预防措施。

第六章 葡萄膜病

第一节 葡萄膜炎

一、前葡萄膜炎

（一）概述

前葡萄膜炎是指累及虹膜和睫状体的炎症，包括虹膜炎、虹膜睫状体炎和前部睫状体炎三类。虹膜炎指炎症局限于虹膜和前房，有前房细胞和房水闪辉，但前玻璃体内无细胞存在。前部睫状体炎是指炎症仅局限于前部睫状体，表现为前玻璃体内有细胞存在。虹膜睫状体炎指炎症累及虹膜和睫状体，表现为前房和前玻璃体内细胞和房水闪辉。前葡萄膜炎可表现为急性（持续时间一般不超过 3 个月）、慢性（持续时间 3 个月以上）、肉芽肿型和非肉芽肿型炎症。前葡萄膜炎是临床上最常见的葡萄膜炎，其病因多为原发性或与 HLA−B27 相关性，少数可合并眼内其他疾病或全身性疾病。

（二）临床表现

1. 症状

眼红、眼痛、畏光、流泪及视物模糊，慢性期患者可无任何症状或症状轻微。

2. 体征

第一，球结膜睫状充血或混合性充血。

第二，角膜后有沉着物（KP）。

第三，房水闪辉及房水中有浮游细胞。

第四，虹膜结节：Koeppe 结节出现于肉芽肿和非肉芽肿型前葡萄膜炎，Busacca 结节出现于肉芽肿型前葡萄膜炎。虹膜肉芽肿是虹膜内在的结节，不透明，呈粉红色，可有新生血管，多见于结节病。

第五，虹膜色素脱失和实质的萎缩。

第六，前房积脓：多见于外源性或内源性革兰阳性细菌感染者，也见于 HLA-B27 相关性急性前葡萄膜炎和 Behcet 病。

3. 并发症

可有并发性白内障、继发性青光眼、低眼压和眼球萎缩等。

（三）诊断

第一，根据症状和体征可以诊断。

第二，实验室检查：为明确病因，应作相关辅助检查，如 HLA-B27、骶髂关节像、抗核抗体等。如果怀疑是感染因素所致的葡萄膜炎，可做相关的病原体检查，必要时行前房穿刺取房水做相关病原学检查。

（四）鉴别诊断

1. 全葡萄膜炎

如 Behcet 病、Vogt-小柳原田病（VKH）、急性视网膜坏死等均可出现前葡萄膜炎的表现，应散瞳后详查眼底，同时询问有无相关的全身症状。

2. 急性原发性闭角型青光眼

患者有眼红、眼痛，有时也会出现前房反应，但是青光眼患者具有前房浅、前房角关闭、眼压急剧升高的特征。多数急性前葡萄膜炎患者眼压偏低或正常。

3. 眼内肿瘤

一些原发于眼内的肿瘤或转移癌，前房可出现浮游体或前房积脓。应询问患者有无肿瘤病史，散瞳详查眼底，必要时行眼部超声波、CT 或磁共振检查。

（五）治疗

1. 睫状肌麻痹和散瞳剂

应根据临床需要选择药物，如阿托品、托吡卡胺、后马托品滴眼液等。混合散瞳剂（阿托品+肾上腺素）结膜下注射可以拉开新鲜的虹膜后粘连。

2. 糖皮质激素滴眼液

常用制剂有 1%醋酸泼尼松龙、0.5%醋酸泼尼松龙，0.1%氟米龙或氟美瞳，还有地塞米松滴眼液等。根据炎症轻重选择滴药浓度及频率，根据炎症控制情况逐渐减量，浓度由高到低，滴药频率由多到少。

3. 非甾体类抗炎药

如普拉洛芬、双氯芬酸钠等，主要用于手术后或外伤后的抗炎。

二、中间葡萄膜炎

（一）概述

中间葡萄膜炎是累及睫状体平坦部、玻璃体基底部、周边视网膜和脉络膜的一种炎症性和增殖性疾病。病因尚不完全清楚，可能是一种自身免疫病。它可伴发其他全身疾病。其发病无性别、种族及遗传的差异，好发于儿童及青壮年，多数病例累及双眼。

（二）临床表现

1. 症状

发病隐匿，可无任何症状，或有眼前黑影、视物模糊，偶可出现眼红、眼痛等。

2. 体征

第一，下方玻璃体雪球样混浊，偶见下方睫状体平坦部雪堤样改变，雪堤一般表现为前缘锐利，后缘不整齐，常增厚或形成指样突起伸入玻璃体内。

第二，前节炎症轻微，可有角膜后沉着物、前房闪辉、少量房水细胞、虹膜周边粘连、前房角凝胶状沉积物和粘连、虹膜后粘连。少量儿童患者可出现急性虹膜睫状体炎的表现。

第三，周边部视网膜可有白色渗出灶，周边视网膜有血管炎、血管周围炎。

3. 并发症

黄斑囊样水肿、后囊下白内障较常见。此外可出现视神经盘水肿、视网膜新生血管、视网膜脱离、玻璃体积血等。

（三）诊断

第一，根据症状和体征，特别是下方睫状体平坦部雪堤样改变可以诊断。

第二，荧光素眼底血管造影可明确视网膜血管炎、黄斑囊样水肿及视神经盘水肿等改变。

（四）鉴别诊断

1. Behcet 病

可引起中间葡萄膜炎，但它不仅表现为中间葡萄膜炎，还有口腔溃疡、生殖器溃疡、皮肤病变等全身性改变。

2. Fuchs

异色性睫状体炎可伴有中间葡萄膜炎的表现，但患者还出现典型的角膜后沉着物及虹膜脱色素，而不出现雪堤样改变及黄斑囊样水肿。

3. 慢性前葡萄膜炎

出现前房炎症反应和玻璃体内炎症细胞及混浊，但细胞和混浊主要限于晶状体后间隙，不出现下方玻璃体内雪球样混浊和雪堤样改变。

（五）治疗

1. 糖皮质激素

口服泼尼松，$1\sim1.2mg/(kg\cdot d)$。根据炎症控制情况逐渐减量，维持量一般为20mg/d。在泼尼松减量过程中，如果炎症复发致视力明显下降，可给予眼周注射醋酸甲基泼尼松龙（每次40mg）或加用其他免疫抑制剂。对于有眼前节炎症时可滴用糖皮质激素滴眼液。应用糖皮质激素应注意眼部和全身的不良反应。

2. 免疫抑制剂

在糖皮质激素减量过程中炎症复发，或糖皮质激素治疗效果不满意时，可加用免疫抑制剂。免疫抑制剂与小剂量糖皮质激素联合应用可提高疗效。

3. 手术治疗

对于出现雪堤的患者，如果药物治疗不满意或周边视网膜出现新生血管，可采用睫状体冷凝治疗。尽量采用激光光凝封闭新生血管。对于持续密集的玻璃体混浊、玻璃体积血、牵拉性视网膜脱离等，可行玻璃体切除手术。

三、后葡萄膜炎

（一）概述

后葡萄膜炎是一组累及脉络膜、视网膜、视网膜血管和玻璃体的炎性疾病。由于炎症的原发位置不同，在临床上可表现出多种类型，如视网膜炎、视网膜血管炎、脉络膜炎或几种炎症类型同时存在的情况。病因有四类。①感染：如病毒、细菌、真菌、寄生虫等。②合并全身性疾病：如 Behcet 病、Vogt-小柳原田病、Crohn 病、溃疡性结肠炎、结节病、结节性多动脉炎、Wegener 肉芽肿、系统性红斑狼疮、多发性硬化等。③原发于眼部疾病：如交感性眼炎、鸟枪弹样视网膜脉络膜病变、地图状脉络膜视网膜炎、急性后极部多灶性鳞状色素上皮病变、急性视网膜色素上皮炎、多灶性易消散性白点综合征、全葡萄膜炎等。④恶性肿瘤：如淋巴瘤、白血病、转移癌等。

（二）临床表现

1. 症状

眼前黑影漂动、视物变形或视力下降，偶有眼红、眼痛。有些患者无明显症状。

2. 体征

第一，玻璃体内炎症细胞和混浊。

第二，局灶性视网膜或脉络膜浸润灶。

第三，视网膜血管炎的表现，如血管旁出血、渗出，血管白鞘、白线等。

（三）诊断

第一，根据症状和眼底的改变可以诊断。

第二，荧光素眼底血管造影有助于明确病变位置和范围。

第三，实验室检查对确定一些后葡萄膜炎的病因有重要价值。

（四）鉴别诊断

1. 孔源性视网膜脱离

常伴前玻璃体少量色素性混浊和前葡萄膜炎。

2. 视网膜色素变性

玻璃体内细胞，黄斑水肿，伴有视网膜骨细胞样色素沉着，视网膜血管变细眼电生理检查有助于鉴别。

3. 眼内异物

眼球穿通伤后可有持续炎症，或有虹膜异色。超声扫描和眼球 CT 检查有助于鉴别。

4. 后巩膜炎

玻璃体炎，视网膜下斑块样改变，视网膜增厚，或有渗出性视网膜脱离，视网膜脉络膜皱褶。

5. 视网膜母细胞瘤

常见于儿童。可有假性前房积脓，玻璃体细胞。眼底可见一个或多个视网膜白色隆起病灶。

（五）治疗

第一，治疗目的是消除炎症，保存视力，预防并发症和复发。

第二，针对病因进行治疗。

第三，前节有明显活动性炎症时，可加用糖皮质激素滴眼液及睫状肌麻痹剂。

四、与强直性脊柱炎相关的葡萄膜炎

（一）概述

强直性脊柱炎（AS）为主要累及轴骨骼的慢性炎症性疾病，多发生于 20~40 岁成人，其病因尚不完全清楚。约有 25% 的患者并发急性前葡萄膜炎。

（二）临床表现

第一，绝大多数患者伴发急性、非肉芽肿型前葡萄膜炎，极少数患者可出现后葡萄膜炎。

第二，患者绝大多数为男性。

第三，可为双眼受累，但发病有先后。

第四，易复发，双眼往往交替发作。

第五，葡萄膜炎一般发生在 AS 之后。

第六，X 线检查可发现低髂关节和脊椎的软骨下骨板模糊、骨侵蚀、骨硬化、关节间隙纤维化、钙化、骨化及骨性强直等改变。

（三）诊断

（1）根据骶髂关节和脊椎的改变及葡萄膜炎的临床特征可以诊断。

（2）HLA-B27 阳性对诊断有一定帮助。

（四）鉴别诊断

1. Reiter 综合征

典型表现为结膜炎、葡萄膜炎、尿道炎和关节炎，易与 AS 鉴别。

2. 牛皮癣性关节炎

本病常有典型的皮肤改变，较少脊椎受累。

3. 炎症性肠道疾病

常有明显的腹痛、腹泻、便血等胃肠道表现。虽然也引起脊椎炎，但发生率较低。除引起葡萄膜炎外，还可引起巩膜炎、角膜病变。X 线检查、肠道内镜检查及活检易于与 AS 鉴别。

（五）治疗

第一，尽早扩瞳治疗：应用阿托品或混合散瞳剂（阿托品+肾上腺素）拉开虹膜后粘连及缓解疼痛，当患者疼痛症状缓解后，改为复方托吡卡胺散瞳。

第二，在前葡萄膜炎急性期，应频繁滴用糖皮质激素滴眼液，如 1% 醋酸泼尼松龙，严重病例应每 10min 滴眼一次，对于前房有成形性渗出者，可全身给予糖皮质激素，并迅速减量。

五、Vogt-小柳原田病

（一）概述

Vogt-小柳原田病是一种累及全身多系统的炎症性疾病，主要表现为双侧肉芽肿型全葡萄膜炎。本病多发于 20~50 岁的成人。病因仍未完全清楚，可能与自身免疫反应有关。

（二）临床表现

1. 眼部表现

（1）前驱期

有类似病毒感染的表现，如发热、恶心、乏力、头痛、颈部强直、眼眶疼痛、畏光流泪、头晕等，甚至颅神经麻痹和视神经炎。

（2）葡萄膜炎期

约持续数周。突然双眼视物模糊，患者最初表现为后葡萄膜炎，出现脉络膜增厚，视神经盘充血、水肿，视神经盘周围视网膜脉络膜水肿隆起。脉络膜炎常为多灶性，伴有视网膜色素上皮损害，多发性视网膜下积液可导致多发性浆液性视网膜脱离。如果炎症不能得到及时有效控制，则炎症累及眼前节形成全葡萄膜炎。

（3）恢复期

活动性葡萄膜炎症逐渐消退，视网膜色素上皮和脉络膜色素脱失，眼底呈现晚霞状改变，并出现 Dalen-Fuchs 结节和相应的萎缩灶。

2. 眼外表现

（1）皮肤和毛发的改变

前驱期头发和皮肤对触摸敏感；恢复期出现毛发和皮肤的脱色素，表现为眉毛、睫毛和头发变白，皮肤白癜风。

（2）神经系统的改变

可出现颈部强直、头痛、意识模糊。脑脊液淋巴细胞增多。

（3）听觉系统的改变

发病时可出现听力下降，持续数月甚至数年。也常有耳鸣。

3. 辅助检查

（1）荧光素眼底血管造影

活动期：早期多发性高荧光点，以后逐渐扩大，融合成片，形成多湖状染料积存；有些患者可形成脉络膜皱褶。恢复期：弥漫性色素移行和视网膜色素上皮萎缩。

（2）B 超检查

可见到视网膜脉络膜增厚或渗出性视网膜脱离。

（3）OCT 检查

可见到黄斑区神经上皮脱离或黄斑囊样水肿。

（三）诊断

根据典型的病史和临床表现，辅以荧光素眼底血管造影可以诊断。

（四）鉴别诊断

1. 交感性眼炎

有眼球穿通伤或内眼手术史。可表现为肉芽肿型葡萄膜炎，但脉络膜毛细血管受累、浆液性视网膜脱离少见，皮肤、毛发和听力的改变也少见。

2. 原发性非霍奇金淋巴瘤

可表现为慢性葡萄膜炎伴有神经系统症状和体征。眼底为多灶性视网膜下和视网膜色素上皮下隆起病变，呈黄白色和分叶状，主要累及后极部。也可有视网膜脱离。但本病不出现晚霞状眼底，也无皮肤和毛发的改变。玻璃体切除物或脑脊液组织病理学检查可发现肿瘤细胞。

3. 眼莱姆病

可表现为双侧肉芽肿型虹膜睫状体炎，也可发生中间葡萄膜炎，偶尔可引起双侧全葡萄膜炎伴有渗出性视网膜脱离。而在 Vogt-小柳原田病中，一般为全葡萄膜炎，有典型的脉络膜视网膜萎缩灶、晚霞状眼底改变。

4. 结节病

常表现为慢性肉芽肿型葡萄膜炎，也可表现为急性非肉芽肿型葡萄膜炎，但一般不发生像 Vogt-小柳原田病的渗出性视网膜脱离，且视网膜血管炎血管鞘和蜡烛泪样改变非常明显，而 Vogt-小柳原田病不出现这种改变。

5. 急性多灶性后极部鳞状色素上皮病变

患者在病毒感染后中心视力突然丧失，眼底后极部出现多发性黄白色扁平鳞状损害，常自发消退伴视力恢复。无皮肤毛发的改变，脑脊液细胞正常。应用糖皮质激素治疗有效。

（五）治疗

第一，早期大剂量全身糖皮质激素治疗，主要以泼尼松口服，开始剂量可为 1~1.5g/（kg·d），于 10~14 天开始减量，维持量为 20mg/d。治疗可能需 8 个月以上。

第二，若有前葡萄膜炎表现，滴用糖皮质激素滴眼液。

第三，对于复发患者，应用其他免疫抑制剂，如环磷酰胺 1~2mg/（kg·d）、苯丁酸氮芥 0.1mg（kg·d）、硫唑嘌呤 1~2.5mg/（kg·d）、环孢素 A3~5mg/（kg·d），可与糖皮质激素联合应用。

六、Behcet 病

（一）概述

本病是一种以葡萄膜炎、口腔溃疡、皮肤损害和生殖器溃疡为特征的多系统受累的疾病。其发病可能是 T 细胞介导的自身免疫反应，其自身抗原不明。

（二）临床表现

1. 非肉芽肿型全葡萄膜炎

眼部反复发作的非肉芽肿型全葡萄膜炎，主要表现为眼红、眼痛、畏光、流泪、视力下降、尘状角膜后沉着物、房水闪辉及细胞、前房积脓、虹膜后粘连，偶尔有前房积血。眼后节主要表现为视网膜血管炎，后期出现视网膜血管闭塞。常见并发症为并发性白内障、继发性青光眼、视神经萎缩。

2. 口腔溃疡

反复发作，疼痛明显，多发性。

3. 皮肤损害

皮肤损害呈多形性改变，表现为结节性红斑、痤疮样皮疹、溃疡性皮炎、脓肿等。皮肤针刺处易出现结节和疱疹。

4. 生殖器溃疡

疼痛明显，愈合后可遗留瘢痕。

5. 其他

可出现关节红肿、血栓性静脉炎、神经系统损害、消化道溃疡、附睾炎等。

（三）诊断

第一，复发性口腔溃疡（1 年内至少复发 3 次）。

第二，下列四项中出现两项即可确诊：①复发性生殖器溃疡或生殖器瘢痕；②眼部损害（前葡萄膜炎、后葡萄膜炎、玻璃体内细胞或视网膜血管炎）；③皮肤损害（结节性红斑、假毛囊炎或脓丘疹或发育期后的痤疮样结节）；④皮肤过敏反应阳性。

（四）鉴别诊断

1. 感染性眼内炎

有外伤、手术或全身感染史，发病急，玻璃体混浊迅速加重，出现眼内炎或全眼球炎。血、房水或玻璃体细菌培养阳性。

2. 结节病

表现为慢性肉芽肿型葡萄膜炎，有羊脂状角膜后沉着物、虹膜和前房角结节、周边虹

膜幕状前粘连、玻璃体雪球状或念珠状混浊、结节状视网膜静脉周围炎等改变。而 Behcet
病表现为复发性急性非肉芽肿型炎症，两者易于鉴别。

3. 强直性脊椎炎

可引起急性前葡萄膜炎，一般不累及眼后节。炎症消退较慢，而 Behcet 病较快。

（五）治疗

1. 麻痹剂

对于眼前节受累者，滴用睫状肌麻痹剂。

2. 糖皮质激素

第一，眼前节受累时，滴用糖皮质激素滴眼液。
第二，眼后节受累者，全身应用糖皮质激素+免疫抑制剂。

3. 免疫抑制剂

可选用苯丁酸氮芥、环磷酰胺、环孢素 A、硫唑嘌呤、FK506 等。

第二节　葡萄膜囊肿和肿瘤

一、虹膜囊肿

（一）概述

虹膜囊肿是少见的单眼病变，可分为原发性和继发性两类。原发性虹膜囊肿可发生于
虹膜色素上皮层或基质层。继发性虹膜囊肿可因内眼手术、眼外伤、长期滴用缩瞳剂后、
炎症渗出和寄生虫感染等原因所引起。

（二）临床表现

1. 原发性

一般为静止，无症状。发生于色素上皮的虹膜囊肿为深棕色、圆形或椭圆形囊样小
体，投照试验阳性。它可位于瞳孔缘、虹膜中周部或虹膜周边部。发生于基质层的虹膜囊
肿见于儿童，囊肿的前壁清晰，包含液体。

2. 继发性

发生于手术后和外伤后的虹膜囊肿包含液体，囊肿前壁清楚。囊肿常增大，可导致前葡萄膜炎和继发性青光眼。

3. 炎症渗出性和寄生虫性

可伴有前房炎症反应。

4. 囊肿膨出

如果囊肿向后房膨出，则经瞳孔区可见到虹膜后方黑色隆起团块。

（三）诊断

第一，根据虹膜改变的形态可以诊断。

第二，超声及 UBM 扫描，有助于确诊。

（四）鉴别诊断

虹膜黑色素瘤：超声检查有助于鉴别诊断。

（五）治疗

第一，对于无症状或较小的虹膜囊肿，应密切观察。

第二，对于炎症渗出性虹膜囊肿，可给予糖皮质激素治疗。

第三，采用激光光凝治疗。

第四，手术治疗尽可能彻底切除，以免复发。

二、脉络膜血管瘤

（一）概述

脉络膜血管瘤即是 Sturge-Weber 综合征的眼底表现，是母斑病中的一种。它是在先天血管发育不良的基础上发展起来的一种良性肿瘤。可孤立地出现于眼底后极部，或弥漫地侵入大部分脉络膜。

（二）临床表现

1. 症状

眼前有黑影、视力减退、视物变小变形。随着病程进展，视力与视野不断恶化，最终失明。

2. 眼底检查所见

第一，多位于眼底后极部，邻近视神经盘或黄斑区，为杏黄色或橘红色、圆形或近似球形的隆起，表面可有色素沉着。

第二，后照法透红光，大多伴有不同程度的浆液性视网膜脱离。

第三，视网膜呈微囊样变性，视网膜血管细窄，甚至发生视网膜和视神经萎缩。

3. 荧光素眼底血管造影

视网膜动脉充盈前期出现似脉络膜血管形态的强荧光，渗漏迅速，融合扩大，出现浓密的强荧光，其间有更高的荧光亮点，持续至晚期不退。肿瘤表面及边缘处色素的增生，遮挡荧光或为低荧光纹或斑点，有时可见视网膜毛细血管扩张。

4. 超声检查

A超表现为内反射强，波峰与波峰的间隔和高度相似，波谷与波谷的间隔和高度也相似，排列均匀。B超显示扁平隆起的病灶，常伴有浆液性视网膜脱离。

5. 视野

由于肿瘤压迫血管，可出现视神经缺血的视野改变。长期视网膜下积液，亦导致视野相应缩窄。

（三）诊断

第一，根据眼底检查所见可以诊断。

第二，荧光素眼底血管造影、超声扫描有助于诊断。

（四）鉴别诊断

1. 无色素性脉络膜黑色素瘤

甚少见，眼底表现为黄色隆起，边缘更为清楚。超声检查显示为实性低回声。荧光素眼底血管造影显示早期无荧光，动静脉期呈斑驳状荧光，并持续至晚期。

2. 脉络膜黑色素瘤

眼底表现为灰色或灰棕色肿物，后照法检查不透红光。荧光素眼底血管造影早期呈边界清楚的暗区，肿瘤表面血管呈迂曲不规则状，其背景仍为弱荧光，动静脉期肿瘤呈斑驳状强荧光，外围一圈强荧光。脉络膜血管瘤动脉早期开始即呈现布满浓密多叶状的高荧光斑，且持续至晚期不退。

3. 脉络膜转移癌

眼底表现为灰白或黄色、圆形或卵圆形隆起的肿物。荧光素眼底血管造影早期荧光不易被发现，有弱荧光的暗区。晚期出现斑驳状荧光，不如脉络膜血管瘤的荧光那样迅速、密集而满布全肿瘤。

4. 湿性年龄相关性黄斑变性

渗出与机化均可为隆起的病变，呈黄灰色。荧光素眼底血管造影可出现浆液性和（或）出血性视网膜神经上皮和（或）色素上皮脱离。有视网膜下新生血管膜者，可出现车轮状或花边状血管荧光。荧光素渗漏可将整个病变区着染。

5. 脉络膜骨瘤

病变较扁平，表面不平有棕褐色色素沉着，有时有出血，其边缘有伪足状表现。

6. 中心性浆液性脉络膜视网膜病变

脉络膜血管瘤位于黄斑区者，在早期时应与本病相鉴别。本病用眼底后照法及荧光素眼底血管造影均无脉络膜血管瘤的表现。荧光素眼底血管造影的表现完全不同。

（五）治疗

1. 激光光凝

采用氩激光或氪激光光凝，操作方便，定位准确，可直接封闭瘤体表面来自脉络膜的血管，使其不再渗漏。术后脱离的神经上皮与色素上皮粘连，促进黄斑部视网膜脱离复位。

2. 经瞳孔温热疗法

采用810nm红外激光大光斑2mm或3mm，以60秒或更长时间照射，促使瘤体表面血管萎缩。可反复治疗，方便易行。

三、脉络膜痣

（一）概述

脉络膜痣常为先天性改变，由来自神经嵴的含不同色素不典型而又良性的黑色素细胞（痣细胞）组成。多数脉络膜痣局限于脉络膜毛细血管层以外的脉络膜组织内，但也累及脉络膜毛细血管层。

（二）临床表现

1. 好发于眼底后极部或赤道部

大小变异很大，直径为 0.5~10mm，可为单眼单个或多个，也可双眼同时发生。

2. 非黄斑区的脉络膜痣无主观症状

黄斑区附近的脉络膜痣可有渗出性视网膜神经上皮脱离，引起视物模糊、小视症和视物变形等症状。

3. 眼底表现

第一，为扁平圆形、石灰色、微隆起、表面光滑、边缘清楚但不太规则的病变。

第二，肿物所含色素量不等，颜色深浅不一。有的痣部分有色素，部分无色素。偶有无色素的痣。

第三，病变表面可有橙色的色素斑、玻璃膜疣。病变位于黄斑部时常有渗出性视网膜脱离。有时在痣的周围有一圈黄色或不规则的光晕，称为晕轮痣。

4. 荧光素眼底血管造影

第一，根据痣内色素多寡、位于脉络膜组织的深浅、视网膜色素上皮改变情况，有不同的荧光表现。痣内色素少荧光就强，反之则呈弱荧光。

第二，脉络膜痣位于脉络膜深层时，荧光素血管造影相对正常。如脉络膜痣较厚并侵占或替代脉络膜毛细血管时，则显示低荧光。

第三，大而厚的脉络膜痣可使其表面视网膜色素上皮有改变，而呈斑驳状荧光，脉络膜背景荧光增强。

5. 视野检查

有与脉络膜痣相对应的视野缺损。

（三）诊断

第一，根据病变的位置、大小、形态特征，及定期观察多年大小不变可以诊断。

第二，荧光素眼底血管造影和超声扫描有助于诊断。

（四）鉴别诊断

第一，脉络膜黑色素瘤，如肿物直径>5mm，高度≥2mm，应高度怀疑脉络膜黑色素瘤。

第二，视网膜色素上皮细胞增生，有外伤或炎症史，病损处呈黑色，边缘清楚，常合并胶质增生。

第三，先天性视网膜色素上皮肥大，呈圆形或扇贝形的病损，合并脱色素的晕轮边缘。

第四，视网膜下出血位于视网膜下时呈暗红色，如位于视网膜色素上皮下时呈暗黑色。出血随时间延长而吸收，逐渐出现纤维组织增生及色素上皮的改变。

（五）治疗

无需治疗。

四、脉络膜黑色素瘤

（一）概述

脉络膜黑色素瘤是成人常见的眼内恶性肿瘤，在我国仅次于视网膜母细胞瘤，为第二位眼内恶性肿瘤。根据其在眼底的生长形态，可分为结节型和弥漫型。

（二）临床表现

第一，肿瘤位于黄斑区时，早期会有视物变形、小视或大视、色觉改变、相对性或绝对性视野缺损等表现。

第二，肿瘤位于眼底周边部时可无自觉症状。

第三，晚期可有眼压高、眼红、眼胀、头痛，甚至恶心、呕吐、眼痛及眼球突出等表现。

第四，眼底检查所见。①结节型：多见，为高低不平的局限隆起，表面有黄白色玻璃膜疣及棕色色素颗粒。肿瘤生长顶端突破玻璃膜后，迅速向视网膜下增大，形成蘑菇状形态。视网膜呈现无孔性波浪状实体性脱离。②晚期因肿瘤高度坏死，瘤体血管或瘤体表面视网膜血管破裂而致玻璃体内大量出血。瘤细胞种植到虹膜和前房角，可发生继发性青光眼。虹膜有新生血管形成，导致新生血管性青光眼。有时并发眼内炎、全眼球炎和并发性白内障。③临床上结节型脉络膜黑色素瘤小于 7mm×7mm×2mm 者为较小的肿瘤，大于（7~10）mm×（10~15）mm×（3~5）mm 者为中等大小的肿瘤，大于 15mm×15mm×3mm 者为大肿瘤。④弥漫型：少见，沿脉络膜平面发展，使脉络膜普遍增厚。眼底表现类似转移性脉络膜肿瘤，或为橘红色、稍发暗的广泛的浆液性视网膜脱离。

第五，荧光素眼底血管造影。①造影早期，肿瘤部位为无荧光背景上出现斑驳状荧光。如果肿瘤表面视网膜有破坏，则出现迂曲回旋的异常血管形态，荧光素迅即渗漏，融合成片。②动静脉期，一些肿瘤血管与视网膜血管同时显示荧光，呈双循环现象。随荧光造影时间延长，出现更强的荧光点。在肿瘤边缘可见视网膜血管扩张。肿瘤全部呈现高、低荧光混杂的斑驳状态。③造影晚期，肿瘤部位表现为较弥漫性荧光，其外围有高荧光晕或弧。

第六，视野检查有与肿瘤部位相对应的视野缺损。

第七，超声扫描可显示：①蘑菇状或圆顶状；②低到中等的内反射；③内部结构较规则；④有血液循环。

第八，磁共振能较好地显示肿瘤与视网膜下的积液。T_1WI 显示肿瘤为中或高信号；T_1WI 像上显示肿瘤为低信号，视网膜下的积液为高信号。即使黑色素瘤很少，仅 1cm 厚度，MRI 便可显示。无色素性脉络膜黑色素瘤缺乏此特征。

（三）诊断

根据症状和眼底改变可以诊断。巩膜后照法检查、荧光素眼底血管造影、超声扫描、CT 和 MRI 检查，有助于确诊。

（四）鉴别诊断

1. 脉络膜痣

表现为圆形、扁平、石灰色、边界清楚的病变，表面光滑，隆起≤2mm，无渗出性视网膜脱离。荧光素眼底血管造影显示无荧光素渗漏。

2. 脉络膜血管瘤

为橘红色圆形隆起肿物，表面可有色素沉着，伴有浆液性视网膜脱离。后照法检查肿物透红光。荧光素眼底血管造影早期出现不规则的脉络膜血管形态，荧光素迅速渗漏并融合扩大，持续至晚期。

3. 脉络膜转移癌

表现为结节状、边界不整齐、灰黄或黄白色的浸润性肿物，渗出性视网膜脱离不显著。如患者有癌病史更可助诊断。

4. 湿性年龄相关性黄斑变性

黄斑区有浆液性和（或）出血性视网膜神经上皮盘状脱离。重者视网膜下血肿，病变处周围有出血、硬性渗出。荧光素眼底血管造影可见脉络膜新生血管膜，荧光素渗漏，出血处遮挡荧光。

5. 脉络膜出血

眼底检查时在后极部可见视网膜下有大片圆形或卵圆形、暗红色、稍隆起的出血。荧光素眼底血管造影显示与出血相似大小和形态的荧光遮挡区域。

（五）治疗

1. 定期观察

如果初诊患者的肿瘤较小或中等大小并生长缓慢者，应每3～4个月定期随访。如无变化，每6个月复查一次。以后如病情无变化，可改为每6个月至1年随访。

2. 光凝治疗

适应证：①肿瘤高度<5D，范围≤30°；②肿瘤表面无视网膜脱离；③肿瘤部位必须易被光凝包绕；④肿瘤不邻近视神经盘或在视网膜中央血管环内；⑤屈光间质清晰；⑥瞳孔能充分散大；⑦肿瘤表面没有大的视网膜血管经过；⑧能定期复查。

3. 放射治疗

行质子光束照射或氦离子放射，既可保持视力又不损伤患者的生存，也可用镭敷贴器、碘敷贴器及金敷贴器等治疗。

4. 局部切除

适应证：①经过观察，肿瘤确为生长活跃，肿瘤基底部尚未超过4个钟点的睫状突范围；②肿瘤确为逐渐长大，位于眼球后极而近赤道或赤道关，直径≤15mm。

5. 眼球摘除

适应证：①就诊时肿瘤很大，且失明，放疗或局部切除手术均不可能施行；②已有视网膜全脱离或并发青光眼的患眼；③经过多次随访，证实小的或中等大的肿瘤继续长大，并侵及视神经实质。

6. 眶内容摘除术

适用于脉络膜黑色素瘤已向眼外伸展，或眼球摘除术后眶内有肿瘤复发，但尚无全身性黑色素瘤转移者。

五、脉络膜转移癌

（一）概述

脉络膜转移癌为其他部位的恶性肿瘤细胞经血运或淋巴系统转移到眼内组织。可为单眼或双眼先后发病。好发于中老年患者。原发癌多为乳腺癌、肺癌，其次为消化道癌。

（二）临床表现

1. 症状

可无任何症状。80%的患者因肿瘤位于眼底后极部，可有视力减退并有闪光感、畏光及视物变形。少部分患者因癌肿压迫睫状神经，在早期就有眼痛及头痛。也有并发新生血管性青光眼的病例。

2. 眼底检查所见

第一，肿瘤呈奶黄色或灰黄色、鳞片状或圆形的扁平隆起。有时肿瘤在眼内为多结节状，生长较快。

第二，肿瘤上或旁可有黄白渗出或出血，有些肿瘤表现为圆顶状高度隆起，表面有色素上皮继发性的增生或游走。个别病例癌瘤穿破玻璃膜增长如蕈状。

第三，病程长者会发生继发性视网膜脱离，可局限于肿瘤附近黄斑区，或脱离广泛，视网膜下液体可随头位改变而移动，尤其肺癌转移时，还可有周边部脉络膜渗漏如葡萄膜渗漏综合征。

第四，如肿瘤向前至睫状区，上巩膜血管可被充盈迂曲，患眼疼痛。

第五，因肿瘤生长快，短期内眼底就有较大变化。

3. 荧光素眼底血管造影

（1）造影早期

瘤体表现为无脉络膜背景荧光的暗区，看不到任何血管形态。

（2）动静脉期

可见视网膜血管爬行其上，常伴有毛细血管扩张及血管瘤样改变。

4. 视野

病变相应处视野缺损，如有视网膜脱离，视野缺损远较视网膜脱离范围为小。

5. 超声扫描

转移癌的内反射为中等到高度，内部结构不规则，少数表现为低反射。

（三）诊断

第一，根据视力减退、浮体漂动和闪光感，及眼底的特征性改变可以诊断。

第二，荧光素眼底血管造影、超声扫描和视野检查有助于确诊。

（四）鉴别诊断

1. 脉络膜黑色素瘤

为棕色或黑灰色隆起的肿瘤，常呈蘑菇状或半球形生长。荧光素造影早期表现为无荧光，但随后出现一些异常粗大的血管形态，并有"双循环"现象。渗漏亦较转移癌明显。

2. 脉络膜血管瘤

中度隆起的圆形或椭圆形肿物，生长缓慢。荧光素眼底血管造影早期就显示瘤体本身血管形态，渗漏迅速出现浓密的强荧光点，并互相融合使病变区满布强荧光，晚期瘤体周围常见一低荧光环。

3. 脉络膜骨瘤

多发于眼底后极部，为黄白色扁平隆起，表面可有色素脱失或沉着，形状不规则，常有伪足样伸出，表面不平。荧光素造影早期显示透见荧光，晚期也呈斑驳状。CT 扫描显示病变区骨样密度。

4. 局限性脉络膜出血和出血性色素上皮脱离

眼底均表现为灰黑色近圆形隆起扁平，边缘划限。外围部常可发现红色或暗红色边。眼底荧光造影表现出与病变一致的荧光暗区，在造影过程中大小形态始终不变，视网膜血管爬行其上。

5. 中心性浆液性视网膜脉络膜病变

位于黄斑部的转移癌表面及附近可有黄白渗出或出血，易与中心性浆液性视网膜脉络膜病变混淆，荧光素眼底血管造影和超声检查均可鉴别。

（五）治疗

第一，尚未确诊眼内转移癌前，勿轻易使用糖皮质激素，避免癌细胞蔓延，恶化病情。

第二，极少数扁平生长不活跃的脉络膜转移癌，其表面有成堆的色素上皮，并没有视网膜脱离时，可以随诊观察。如果脉络膜转移癌呈弥漫发展，并有视网膜脱离者，应积极治疗原发癌，并每隔2~4个月定期复查眼底。

第三，对黄斑区受累者，放射治疗可使肿瘤变小，视网膜脱离消失，视力可有所提高。

第四，除患者因继发性青光眼，疼痛难忍外，不必摘除眼球。

六、脉络膜骨瘤

（一）概述

脉络膜骨瘤是一种骨性迷离瘤，好发于女性，双眼居多，可同时发生或间隔数年。患者一般无全身疾病或家族史。

（二）临床表现

1. 症状

视力下降，眼前出现旁中心暗点，或有复视、视物变形。可伴有同侧偏头痛。偶尔伴有恶心、喷射性呕吐等。

2. 眼底检查所见

第一，眼底后极部视神经盘黄斑区有黄白色、卵圆形或不规则如地图状或扇贝状的轻微隆起的肿物。多数脉络膜骨瘤邻近或绕视神经盘。

第二，病变周围呈橙红色，边界圆钝不整齐有如伪足状。肿瘤大小和隆起度不等，表面凹凸不平，有棕色素沉着，有时有出血。

第三，肿瘤表面可见由微小血管分支组成的血管丛。很多脉络膜骨瘤侵犯黄斑区，并可有新生血管膜出血、浆液性视网膜脱离。

3. 荧光素眼底血管造影

造影早期病变处为强荧光。造影过程中荧光逐渐加强。造影晚期呈斑驳状荧光染色。如有视网膜下新生血管，早期可有网状的荧光素渗漏，色素和出血会遮挡荧光。

4. 超声检查

显示超高的反射和极强的声影。

5. CT检查

眼底后极部有CT值增高与骨密度相同的病灶。

（三）诊断

第一，根据症状和眼底检查所见可以诊断。

第二，荧光素眼底血管造影、超声检查和 CT 检查有助于确诊。

（四）鉴别诊断

1. 脉络膜血管瘤

眼底为杏黄色或橘黄色似球形隆起，后彻照透红光。荧光素眼底血管造影于动脉前期显示脉络膜血管形态的荧光，迅速荧光素渗漏，浓密的强荧光持续至晚期。B 超检查显示脉络膜囊样高反射波。

2. 脉络膜转移癌

眼底为灰白色或黄色、圆形或卵圆形或散在的成片隆起的肿物，局限于脉络膜，不累及视网膜。荧光血管造影早期遮挡荧光，晚期有斑驳状强荧光。

3. 脉络膜黑色素瘤

眼底为一灰色或灰棕色肿物，后彻照检查不透红光。在荧光造影早期正常脉络膜荧光被肿物遮盖无荧光，动静脉期肿物呈斑驳状。B 超检查显示低密度回声及脉络膜"挖空现象"。

（五）治疗

第一，激光光凝可用不同波长封闭血管渗透点。

第二，经瞳孔温热疗法促使肿瘤萎缩，即使病变侵犯黄斑区亦可采用。

第三节　葡萄膜退行性改变与先天异常

一、葡萄膜退行性改变

（一）虹膜角膜内皮综合征

1. 概述

（1）炎症或血管学说

现已证明本病虹膜血管有不同程度闭塞，但其改变的原因不明，可能是先天性，也可能是由某种因素所致。

（2）Campbell 膜学说

根据临床观察和组织病理提出原发性虹膜萎缩是由角膜内皮细胞异常开始的，产生一层由单层内皮细胞和后弹力膜样组织的膜。这种膜伸展越过前房角到虹膜表面。由于膜的牵引可引起虹膜周边前粘连和瞳孔向粘连处移位变形，以及引起虹膜萎缩、虹膜孔形成。另外可能继发于虹膜缺血而引起溶解性孔。由于膜影响角膜内皮功能而引起角膜水肿；由于虹膜前粘连及膜的阻塞房角而引起青光眼。

2. 临床表现

（1）原发性进行性虹膜萎缩

多为单侧，好发于青年或成年女性。病变在不知不觉中进展，无自觉症状，直到数年后眼压高才被发现。开始瞳孔有偏中心改变，随着病情的进展，逐渐向周边部移位，萎缩加重，进而色素上皮松解消失，发生虹膜穿孔，形成假性多瞳症。裂孔变大或相融合而形成巨大裂孔，虹膜大部消失。严重者仅遗留实质层条索；轻者组织疏松，颜色变浅。大多数病例都有前粘连。初起时呈细小锥形，基底逐渐变大，向角膜边缘部进展。瞳孔常向虹膜前粘连处移位，有时虹膜被牵引向前，离开晶状体，这种牵引更促进虹膜孔的形成。

（2）Chandler 综合征

角膜后壁有特殊的细小斑，点状、滴状改变，常伴有角膜水肿，异常的内皮细胞覆盖在角膜后面、小梁网和虹膜表面。裂隙灯下呈弥漫的角膜内皮点彩样改变或呈细小金箔样斑点。角膜内皮镜下内皮畸形、多形态，并有无内皮细胞的暗区，有轻度虹膜萎缩，仅限于虹膜实质表层弥漫萎缩，不形成孔；也可有虹膜前粘连，程度不等，从针尖大到较宽的前粘连；中等眼压升高。本病对探讨单眼青光眼原因很重要，对每个单眼青光眼患者都应详细检查角膜后壁。

（3）虹膜痣

首先报告单眼青光眼患者虹膜上有较多的结节样突起，角膜内皮营养不良和角膜水肿，有不同程度的虹膜萎缩，有时也有虹膜前粘连，但虹膜很少穿孔有虹膜色素性小结节或弥漫性色素病变，初起时表现为少量细小淡黑色或黄色结节，以后结节逐渐变大为棕黑色或暗棕色有蒂的结节。眼压正常或稍高。

3. 诊断与鉴别诊断

（1）诊断

根据临床表现可以诊断。

（2）鉴别诊断

①角膜内皮异常的鉴别疾病

第一，Fuchs 角膜内皮营养不良症：多为双眼，角膜内皮异常，但无虹膜萎缩和虹膜前粘连。

第二，角膜后多形性营养不良症：角膜后壁可见成串的小泡，有时在后弹力膜可见赘生物，但本病为双侧性，有家族史。

②虹膜萎缩的鉴别疾病

第一，先天性虹膜实质发育不良：自幼房角发育不良，有青光眼和虹膜异常，瞳孔括约肌色浅，多不进展。常染色体显性遗传。

第二，Rieger 综合征：有广泛的周边前粘连，瞳孔移位和虹膜孔。全身表现为先天性缺齿，上颌发育不良。有家族史。

③虹膜结节和色素性改变的鉴别疾病

第一，神经纤维瘤：虹膜常有大小不同的结节和色素沉着，为双侧性。

第二，虹膜恶性色素瘤：病变较大并多发。

4. 治疗

主要针对角膜水肿和继发性青光眼治疗。如药物不能控制眼压，需进行手术治疗，以滤过性手术为主；对严重角膜水肿可考虑穿透性角膜移植术。

（二）回旋形脉络膜萎缩

1. 概述

回旋形脉络膜萎缩为脉络膜、视网膜进行性萎缩性疾病，有遗传性，1/3 患者有双亲血族联姻，多为常染色体隐性遗传，常伴有脑、肌肉异常改变。本病与高鸟氨酸血症有关。这是由于鸟氨酸酮转氨酶（orthine ketoacid transminase，OKT）的活性不足或缺乏所致。又有研究提出牛眼视网膜之鸟氨酸转化为脯氨酸主要是由于 OKT 的作用。可能导致脉络膜视网膜内脯氨酸缺乏而引起眼底改变。眼部改变是全身代谢障碍的一部分。

2. 临床表现

多见于 20~30 岁人群，男女均可患病，病程缓慢，常一家族中累及数人。早期有夜盲，视力逐渐减退，视野收缩，当病变累及黄斑时，视力极度低下，甚至仅剩光感。ERG 低于正常，最后消失，EOC 异常。

眼底表现颇为特殊：开始在赤道部有萎缩，常呈不规则圆形、多角形、扇贝形和各种奇形改变，在病变之间眼底正常。病变区的脉络膜毛细血管和色素上皮完全消失，可见脉络膜大血管和视网膜色素紊乱。随着病程进展，萎缩区由周边向后极扩展，常形成一环形带，因而出现环形暗点，极周边的眼底正常。随后萎缩区又进一步向视盘及周边部扩大，仅黄斑因有致密的脉络膜毛细血管丛得以长时间保持正常，但最后也发生萎缩，全眼底呈黄白色，散布有小色素斑，周边部更致密，有时呈天鹅绒样棕色色素增生，视网膜血管变细，视盘色变浅，常伴有白内障。

3. 治疗

随着本病的生物化学研究，对以往认为无法治疗的本病提出下列治疗方案：

（1）增加剩余酶的活力

应用高水平的辅助因子。这种物质在酶的降解方面是一种辅助因子也是对 OKT 的辅助因子，是食物维生素 B_6 的活动型。因此提出以维生素 B_6 治疗以增加残余酶的活力，可以减少血内鸟氨酸，每日维生素 B_6 300~700mg，1 周内血浆鸟氨酸水平下降 45%~50%。

（2）限制鸟氨酸的先驱物

主要限制精氨酸，因为精氨酸是来自蛋白，因而应采取低蛋白饮食。但这种方法也不是没有危险的。

（3）调整缺乏的物质

血浆内鸟氨酸升高，血浆中赖氨酸、谷氨酸和肌酸要减少，因此需要补充肌酸、赖氨酸。OKT 活性下降，视网膜脉络膜内脯氨酸缺乏，更应补给脯氨酸，每日服用 2~3g。也可用赖氨酸每日 2.5~5g，以降低血浆内的鸟氨酸。

（三）原发性脉络膜硬化

1. 概述

原发性脉络膜硬化是一种在脉络膜发生的弥漫性或局限性变性改变并伴有视网膜变性和色素性改变，有家族史和不同的遗传形式，多见于老年人，但不常伴有全身性动脉硬化和脉络膜血管硬化，而是眼底如同大脉络膜血管的硬化表现，这是由于血管周围组织、毛细血管消失和视网膜色素上皮（RPE）变薄的萎缩背景下脉络膜大血管明显暴露出来。

2. 临床表现

（1）弥漫性脉络膜硬化

是少见类型，常侵及全眼底。往往为常染色体显性遗传，也有隐性或性连锁遗传者。近年来生化研究结果表明，本病为光感受器的某些遗传生物学改变，主要异常改变为环磷酸腺苷浓度升高，光感受器间维生素 A 结合黏蛋白减少。本病发病较晚，一般中年期起病，但也有发生于青年者，到 40 岁时形成广泛脉络膜视网膜萎缩。有进行性视力减退、夜盲及视野收缩，可发生环形暗点，常呈管状。病种进展缓慢，最后视力可仅为手动。眼底早期有水肿和色素以及小的奶油状色素斑，随着年龄的增长，病变由视盘或黄斑附近开始，以后逐渐扩展，到 60 岁全眼底被侵犯，呈弥漫性萎缩豹斑状，后极部更明显。由于视网膜色素上皮萎缩，脉络膜毛细血管消失，透露出硬化的脉络膜大血管，其中有些已闭锁呈白色索条状；有的在灰白色血管中尚有细窄的血管柱，在血管明显硬化的脉络膜萎缩区往往露出白色巩膜。视盘呈蜡黄色，视网膜血管变细，眼底常伴有散在的色素斑。也可有色觉异常，ERG 低于正常，最后消失，EOC 明显异常，有不典型暗适应改变。

（2）视盘旁和中心性脉络膜硬化

多为常染色体隐性遗传。病变开始于视盘周围，相当于视盘附近的血管环的小分支受累，使视盘周围的脉络膜发生萎缩，病变区边界不清，病变扩展的程度不同，有时很广泛，可累及黄斑部和后极部；有时很轻微如同老年晕，暗适应受影响，但无完全性夜盲。

（3）中心性晕轮性脉络膜萎缩

本病仅限于黄斑部，多为双侧性，有家族史，最早可在 15 岁发病，黄斑部有渗出和水肿，到 20~30 岁眼底改变明显，50 岁以后黄斑部出现圆形、椭圆形，境界清楚 2~4PD 的局限性萎缩区，其中 RPE 和脉络膜毛细血管消失，仅有的脉络膜大血管也变细，偶有闭锁呈亮的白条状。荧光血管造影脉络膜大血管边缘部由于色素脱失表现为强荧光。视网膜血管正常。有绝对性中心暗点，周边视野正常，无夜盲。

3. 诊断与鉴别诊断

根据双眼对称性改变，有家族史以及眼底特殊性改变，多能作出诊断。病变广泛者如弥漫性萎缩应与视网膜色素变性和其他视网膜变性疾病区别；中心部的萎缩应与老年性黄斑变性和后极部炎症病变鉴别。

（四）无脉络膜症

1. 概述

无脉络膜症是遗传性进行性脉络膜视网膜变性，为一种中间性性连锁的遗传病。男性病变典型、严重且为进行性；女性病变轻且不进展，视力很少减退。疾病通过女性传递给后代，为一种进行性毯层脉络膜营养不良。

2. 临床表现

本病为双侧性。男性患者自觉症状明显，5~10 岁开始有夜盲，视力、视野逐渐有改变，晚期完全失明。眼底改变男性明显，多在儿童时期即出现周边部椒盐状视网膜色素上皮退行性改变，并有散在的色素斑点。病变进展，脉络膜血管及色素上皮萎缩，出现小区域的脉络膜大血管暴露。这种改变从周边部向后极部发展。随着年龄的增长脉络膜血管逐渐消失，一般在50岁之后几乎全部色素上皮被破坏，脉络膜萎缩，血管消失以至巩膜暴露，最后眼底为均匀一致的白色反光，仅在中央区有限界不清的淡棕红色或眼底周边有岛状淡红色区能残留一段时间。视网膜动脉变细，视神经盘晚期萎缩；玻璃体可发生液化，有点状、纤维状混浊或灰白胆固醇样结晶以及细小棕色素点。

女性携带者的眼底表现与男性患者年轻时的早期改变相似，眼底周边有椒盐状萎缩，也可见色素斑，但病变多不进展。男性患者有色盲，ERG、EOG晚期都明显异常。女性视功能能多为正常，偶尔有异常也比男性患者较轻。

3. 诊断与鉴别诊断

根据家族发病史、典型眼底改变以及电生理检查，可以作出诊断。应与视网膜色素变性相鉴别，特别是非典型病例与本病中期改变有相似之处，应当注意。另外应与严重的脉络膜硬化相区别。

二、葡萄膜先天异常

（一）无虹膜

1. 概述

无虹膜是少见的眼部先天畸形，表明其发育停滞于原始状态，凡肉眼在前房周边能看到部分虹膜组织者称为部分性无虹膜；如果用前房角镜检查才能看到少许虹膜残端者称为无虹膜。无虹膜几乎都是双眼受累，不仅虹膜异常，并常伴有角膜、前房、晶状体、视网膜、视神经异常。发病原因不明，多表现为常染色体显性遗传。

2. 临床表现

临床上因瞳孔极度开大，常有畏光，眼裂变小，并由于各种眼部异常而引起视力减退，中心凹缺如，视细胞受光损伤，视力低下。瞳孔极大占据全角膜范围，在角膜缘内可见到晶状体赤道部边缘，有时可见到悬韧带及其后房的睫状突。无虹膜可伴发其他眼部异常。

（1）角膜混浊

较早出现角膜混浊，往往伴有细小放射状浅层血管，侵犯角膜周边部。有的病例为先天性小角膜。

（2）青光眼

常规做房角镜检查是必要的，可见卷缩状宽窄不等的虹膜残根。疾病早期小梁网往往正常，但可逐渐引起房角关闭，虹膜残根如同前粘连向前伸到小梁的滤过区，掩盖小梁网的大部分而引起青光眼；或由于晶状体移位。

（3）白内障

出生时有轻的前后皮质混浊，逐渐发展，严重者需要手术治疗。

（4）晶状体异位

56%患者有晶状体异位。

（5）斜视

比较多见，患者常有屈光不正，多为远视，应当检查屈光不正，提高视力。

（6）眼球震颤

是继发于黄斑发育不良。本病患者可伴有全身异常如骨骼畸形，颜面发育不良、泌尿系统先天异常、发育迟缓以及 Wilms 肿瘤。Wilms 肿瘤是肾脏恶性肿瘤，常染色体显性遗传，有人报道 Wilms 肿瘤患者 1%有无虹膜病。更易发生于散发性先天无虹膜者。

3. 治疗

无特殊疗法，防止强光刺激可戴墨镜。应当注意并发症以便及时治疗（如青光眼等）。

（二）虹膜缺损

1. 概述

虹膜缺损有两种，一种是典型葡萄膜缺损，在胚裂区从脉络膜到虹膜缺损，系先天胚裂闭锁不全所致。在胚裂封闭以后发生的缺损称为单纯性虹膜缺损，病因不明，与视杯发育过程中切迹有关，由于中胚叶的机械性阻塞或外胚叶生长的原发性发育异常以及晶状体纤维血管膜异常生长使视杯在此处不能向前生长而形成虹膜缺损。虹膜整个节段缺损直至睫状体缘者称为全部性缺损，否则为部分性缺损，部分性缺损可表现为瞳孔缘的切迹、虹膜孔洞和虹膜根部缺损。如果缺损累及虹膜组织的全厚层，称为完全性虹膜缺损；仅累及外胚叶或中胚叶部分者称为不完全性虹膜缺损。

2. 临床表现

（1）先天性典型虹膜缺损是位于虹膜下方为完全性虹膜缺损。瞳孔向下伸展到角膜缘，并且愈向下伸展愈变窄，形成尖向下的梨形瞳孔；瞳孔上缘略向下移位，瞳孔缘的边缘色素缘和瞳孔括约肌一直由瞳孔缘沿缺损部延续到角膜缘。这是与手术造成的虹膜缺损的主要区别点。本病常伴有其他眼部先天畸形如脉络膜缺损，而使视力减退。

（2）单纯性虹膜缺损为不合并其他葡萄膜缺损的虹膜缺损。

①完全性虹膜缺损

有三种类型：A. 切迹样缺损：比较多见，常发生于虹膜下方典型性缺损的位置，为轻度完全性缺损。B. 虹膜孔型：单一虹膜孔比较多见，在瞳孔开大时被动地关闭，瞳孔缩小时张开。C. 虹膜周边缺损：瞳孔正常。缺损的虹膜孔较小，呈圆形、裂隙状或三角形。

②不完全性虹膜缺损

有三种类型：A. 虹膜基质和色素上皮缺损：但有虹膜-瞳孔板层结构残余称为桥形缺损，有丝网状薄膜组织架于虹膜缺损处。或在缺损处有粗大条索。B. 虹膜基质缺失而色素上皮存在，称为虹膜小窝，为虹膜隐窝中的两层中胚叶组织完全缺如，小窝底部为黑色素上皮。C. 虹膜色素层缺损：在虹膜实质发育不全处用检眼镜能看到眼底红光反射。

（三）瞳孔残膜

1. 概述

胚胎时晶状体被血管膜包围，到胚胎 7 个月时该膜完全被吸收消失。但有时在出生后晶状体前囊上残存一部分称为瞳孔残膜。

2. 临床表现

瞳孔残膜颜色与虹膜色相同，主要有丝状和膜状两种。前者一端连在虹膜小环部，另一端连到瞳孔区晶状体前表面或角膜后壁。这一点与炎症后粘连不同：膜状者起于虹膜小环部，占据部分瞳孔。瞳孔膜残留一般不影响瞳孔运动，除致密的膜外，一般不引起视力障碍。

3. 治疗

影响视力的厚瞳孔膜需要手术或激光治疗。

（四）脉络膜缺损

1. 概述

脉络膜缺损是指脉络膜有局部缺损，为比较常见的先天性眼底异常。典型的脉络膜缺损是由于眼泡胚裂闭锁不全，脉络膜发育不良，致使脉络膜和 RPE 完全缺损，可有遗传性。

非典型脉络膜缺损的病因和性质尚无统一的意见，一般认为可能是外胚叶或中胚叶发育异常，子宫内期脉络膜炎症也可能与之有关。

2. 临床表现

（1）典型脉络膜缺损

多为双眼，也可有单眼，往往合并其他眼部异常，导致视力不佳。缺损位于视盘下方，与其下缘之间有一宽窄不等的正常区；有的病例其上方也可包括视盘在内，下方边缘直达眼底周边部。缺损的面积大小不一，一般大于数 PD，大者可超过一个象限。视野检查可见与缺损一致的扇形缺损。缺损区无脉络膜，通过菲薄的视网膜可见巩膜，显示白色或灰白色，在缺损区有时可见色素或少许脉络膜血管。缺损的边缘齐整清楚，其周边部有色素。有时缺损区凹陷，视网膜血管进入凹陷区时向下弯曲，称为膨出性脉络膜缺损。脉络膜大缺损表面可有横条色素带分隔成数区，或者在视盘下方有孤立的一个或数个缺损，排列成行，大小不等，呈不规则圆形或横椭圆形称为桥形脉络膜缺损。在脉络膜缺损处的视网膜常有萎缩变性，有时由裂孔或组织牵引而引起视网膜脱离，由于没有正常眼底颜色作为背景，很难发现视网膜破孔和视网膜脱离，需要仔细检查眼底。有人认为脉络膜缺损处如有出血斑时，裂孔往往在其附近。

脉络膜缺损常伴有其他先天异常如小眼球、虹膜、视神经、晶状体缺损以及黄斑部发育异常，因而视力不良，并可伴有斜视和眼球震颤。

（2）非典型脉络膜缺损

较少见，多为单眼。缺损可位于眼底任何部位，发生于黄斑者称为黄斑部缺损，中心视力丧失，这是最多见的非典型脉络膜缺损，缺损部的表现与典型者相似，巩膜暴露为灰白色并有色素沉着，非典型脉络膜缺损需要与陈旧性脉络膜病灶相区别，后者形状不一，边缘不整齐，往往不是单一的，萎缩区有瘢痕组织和大量色素增生，不伴有其他先天异常。

3. 治疗

无特殊疗法。并发视网膜脱离者考虑手术治疗，应注意封闭脉络膜缺损的边缘部，脉络膜缺损范围较大，后部边缘部不易封闭，故治疗效果较差。

现有激光治疗和玻璃体视网膜手术治疗两种方法。

（1）激光治疗

根据破孔和视网膜脱离不同考虑不同措施：①如果缺损区有破孔尚无视网膜脱离，或有脱离仅限于缺损区可考虑激光封闭缺损边缘。②如果脱离已波及缺损区外，可先试行保守治疗促进视网膜下液吸收，以利激光照射；如果不能吸收可先放水，视网膜复位后再激光照射。③如果发病时间较长，脱离范围较广而高，卧床后不恢复，玻璃体有浓缩现象，术中一般需要放水，巩膜折叠部置入填充物，手术不易达到的缺损区近视盘边缘，在视网膜复位后可补充激光治疗。

（2）玻璃体视网膜手术

如果脉络膜缺损处的视网膜破孔不易发现或有严重的增殖性玻璃体视网膜病变可考虑玻璃体手术。充分的视网膜前膜和玻璃体切除可恢复视网膜的弹性，封闭裂孔及缺损区边缘；玻璃体内注入气体或硅油顶压眼球效果更好。

第七章　晶状体病

第一节　先天性与后天性白内障

一、先天性白内障

先天性白内障指影响视力的晶状体混浊出生时既已存在，或晶状体的混浊随年龄增长而加重，逐渐影响视力。先天性白内障的发病率约为4%，约占新生盲的30%。

（一）病因

各种原因造成的胎儿期晶状体纤维分化缺乏或晶状体发育异常。①遗传相关：染色体异常或突变，常与遗传代谢性疾病共存。②胚胎期晶状体发育异常：母亲期营养或代谢失调（维生素A缺乏、甲状旁腺功能障碍、钙质代谢异常）；妊娠早期病毒感染（风疹、麻疹、水痘、腮腺炎、巨大病毒等）；中毒、接受过量有害射线等。

风疹所致先天性白内障发病率较高。据统计如母体妊娠3个月时感染风疹病毒，其婴儿患先天性白内障的发病率是50%，而在妊娠2个月内感染风疹病毒，先天性白内障的发病率高达100%。目前，随着社会的发展，环境污染、电磁辐射、孕早期用药所引发的母婴疾病也日益引发人们的关注。

（二）分类

先天性白内障因晶状体混浊与发育相关，形态具有特性。临床上分类主要依据两种思维方式：第一，依据晶状体的混浊是否进展性加重；第二，依据晶状体的混浊程度及部位。虽然先天性白内障晶状体的混浊程度及分布有一定的规律，但仍然具有不典型性。随着诊疗技术的发展，在临床上医生更加关注晶状体混浊对患儿视力的影响，而并非诊断分类。因此，当先天性白内障的诊断确定后，首要问题是评估患儿的视功能，选择有利于视力正常发育的治疗手段，并尽早实施。

（三）临床表现

1. 症状

先天性白内障多由患儿家长发现，主诉包括发现患儿眼斜视，瞳孔区发白，眼球不规则颤动，不能固视目标等。

因患儿幼小，不能自诉不适，对视力不好的表现形式各异，因此医生要注意听取家长的诉说，仔细询问相关病史，如出生时是否足月、足重，有否缺氧史，其他全身疾病史及相关家族史等。

2. 体征

先天性白内障常为双眼发病，有时为先天畸形的眼部表现，或伴有其他眼部发育异常，如先天性小眼球、小角膜、先天性虹膜和脉络膜缺损以及面部四肢畸形等影响视力的先天性白内障会出现感觉性眼球震颤、斜视及弱视。先天性白内障患儿晶状体混浊的形态具有一定的特征性，下面我们将临床常见、较有代表性的晶状体混浊按其出现部位的不同分类描述。

（1）先天性中心性粉状白内障

晶状体胚胎核混浊呈灰白粉尘样，多为双眼对称性。

（2）板层白内障

胎儿核至婴儿核混浊，多为双侧性，混浊多呈带状，绕核而行，可分几层呈同心性排列，层间隔以透明带，最外一层常有短弓形绕带骑在核的赤道部周围，被称作骑子。在高倍裂隙灯下可见这些带状混浊是由致密的混浊小点组成。一般愈靠近周边部愈致密，愈接近轴心部愈稀薄甚至于逐渐消失。这些混浊所在的部位和大小与胎生期发病的早晚和持续时间有关。即发病愈早愈偏向核心，持续愈久混浊愈浓厚。因此胎儿早期出现的混浊多在胎儿核附近，对视力可有一定的影响。有学者认为板层白内障与患儿先天营养不良，特别是与钙质缺乏有关。患儿常伴有佝偻病以及牙齿生长迟缓，指甲脆弱等上皮营养性发育不良体征。

疱疹病毒所致白内障的形式多样，可表现为完全性白内障，亦可表现为板层白内障，同时常常合并其他先天异常，如先天性小眼球、虹膜萎缩、视网膜色素性变性、青光眼以及智力低下、心血管异常和耳聋等。

（3）冠状白内障

多为双侧性，晶状体的中心区透明。混浊位于周边部皮质深层呈短棒状、哑铃状、圆形或椭圆形不等，呈整齐的放射状，形如花冠。

（4）蓝色点状白内障

带有蓝色的灰白混浊呈细小点状（间或见少许片状）散布在皮质深层（周边部多见）。

（5）珊瑚状白内障

混浊位于晶状体前后极之间的中轴部及其附近。表现为以后极为中心向前方放射出许多杆状、管状混浊，且常伴有斑点状多彩的结晶。

（6）苔藓状白内障

晶状体成人核深层内细小、彩色反光的花边样混浊。有时合并冠状或点状白内障。

（7）缝性白内障

晶状体前后沿 Y 字出现的各种形式的混浊，使 Y 字缝清晰显示。有时合并冠状或点状白内障。

（8）极性白内障

①前极性白内障

混浊居前囊下，多呈灰白色斑点。推测是在胚胎期晶状体泡未能全部干净地从表层外胚层脱下来的缘故。

前极性白内障应与金字塔形白内障（pyramidal cataract）相鉴别。金字塔形白内障是继发性白内障。由于角膜穿孔，晶状体前囊和角膜后壁发生一过性接触，导致晶状体上皮局限性增生形成一前囊下圆锥形混浊。随着晶状体的发育，这种混浊不断被新生的透明晶状体纤维覆盖，致使早期形成的金字塔样混浊病灶逐渐向晶状体深层移动，裂隙灯下可见金字塔形混浊与前囊间有透明皮质。

②后极性白内障

位于晶状体后极偏鼻下方的圆形斑状混浊，周围常围绕有半环状灰色混浊环。

一般认为后极性白内障的发生与玻璃状体动脉残留或原始玻璃体残留有关。因为晶状体的圆形混浊相对应的玻璃体内，常有残存的玻璃体动脉。若有原始玻璃体残留，晶状体后极混浊范围较广泛，同时后极可能向玻璃体腔隆起。因后极白内障混浊所在位置邻近眼球内的屈光结点，对视网膜成像质量影响较大。

（四）治疗

治疗先天性白内障，一定要结合患儿的视力发育尚未完成的特点，考虑选择安全、有效、远期疗效好的医疗干预方式。并要向患儿家长或监护人做详尽的说明、解释以求得他们的理解和合作、帮助。（参考：新生儿出生后视觉反射逐渐建立，在注视发生后一个半月初步建立双眼共轭运动，2个月建立瞬目反射及注视反射，3个月可追随目标物，6个月建立集合反射，1岁建立时融合反射）。

首先，要明确先天性白内障的诊断，注意鉴别其他造成白瞳征的疾病，同时，全面的了解其他的伴随性发育障碍性疾病，以便医生制订最切合患儿的治疗方案。先天性白内障的治疗除考虑疾病外，还一定要针对患儿的个体情况，包括：

第一，患儿就诊时年龄。

第二，是否合并其他身心发育障碍。

第三，患儿的居住地医疗条件和随诊能力。患儿家长对治疗的支持能力（包括理解、配合程度）。

同时，接诊医生一定也要充分地评估自身医疗环境、医疗设备和技术所能提供的医疗干预质量。综合评估后，选择最有利手术/矫正视力方案，并同时提供长期追踪观察及视力训练的方案。

原则上，完全性先天性白内障和位于视轴上的白内障应在明确诊断后选择白内障摘除手术治疗。手术中尽量维持解剖结构的完整，并提供接近生理的屈光状态，如同期植入人工晶状体对需要白内障摘除的患儿，应尽早手术。不少文献报道眼震是白内障术后视力恢复好坏程度的标志。眼震出现以前术后视力恢复满意，出现眼震以后，术后视力一般难以恢复至正常甚至在 0.1 以下。单眼白内障弱视程度更严重。目前许多学者主张 2 个月以前做白内障手术，因为这个时期是注视反射发育的时期，延缓手术将导致眼震。

在治疗先天性白内障的同时，要考虑其伴随疾病对治疗效果的影响，如斜视、眼球震颤、屈光参差、弱视等。有些患儿的眼部伴随疾病在治疗白内障，恢复正常注视功能后，经过视力训练可以矫正；但也有些患儿需要摘除白内障外的其他手术治疗，如斜视矫正术、眼震矫正术。

随访是治疗先天性白内障的重要环节，随访时限应至少延续到患儿视力发育完成后。

二、后天性白内障

后天性白内障指生后全身或局部眼病、营养代谢异常、中毒变性及外伤等原因所致的晶状体混浊，其中最常见的是老年性白内障。

（一）老年性白内障

老年性白内障又称为年龄相关性白内障，是一种最多见的后天性原发性白内障。临床上，年龄相关性白内障诊断标准尚存在一些争论，至今仍无一完整准确的定义。当晶状体混浊导致视力下降，此时年龄相关性白内障的诊断才具有临床意义。在流行病学调查中，将晶状体混浊并且视力下降到 0.7 或以下作为诊断标准。

1. 病因及发病机制

老年性白内障是多因素疾病，其确切病因至今尚未完全清楚，与辐射损伤（如紫外线）、全身疾病（如糖尿病）、遗传因素、药物的应用（如糖皮质激素）以及晶状体的营养和代谢状况等有关。其中最具有普遍意义的环节，便是氧化损伤。许多实验都证明，晶状体的氧化损伤发生在晶状体混浊之前。晶状体上皮细胞是抗氧化损伤的活性中心，它通过两个途径发挥抗氧化作用。第一个途径是以还原型谷胱甘肽、抗坏血酸和维生素 E 等抗氧化剂为代表的清除自由基机制，第二个抗氧化屏障是晶状体的抗氧化酶系统，主要是谷胱甘肽过氧化物酶、过氧化氢酶和超氧化物歧化酶。各种理化因素均可通过不同途径导致晶状体自由基的聚积。自由基最先损害的靶目标是晶状体上皮细胞，其次是晶状体纤维。蛋白质和脂质过氧化，发生交联、变性，并聚积成大分子，引起晶状体混浊。

2. 分类

老年性白内障多见于 50 岁以上老年人，年龄愈大愈多见。偶见于 40 岁以前甚至于青年人名曰早老性或青年性白内障。但他们的临床表现并无多大差别，只是发病早晚不同。根据混浊部位的不同，临床上将老年性白内障分为 3 种类型，即皮质性、核性和囊膜下性白内障。事实上，各类型年龄相关性白内障之间无严格区分，仅仅是代表混浊以何部位为主导的实际情况。皮质性年龄相关性白内障最为常见，约占 65%~70%；其次为核性白内障，占 25%~35%；囊膜下性白内障相对比较少见，仅占 5%。

3. 晶状体核硬度分级

在白内障发展过程中，定量监测其混浊变化规律，对揭示白内障病因及判断治疗效果均有重要意义。此外，对现代白内障手术而言，晶状体核硬度也是一个非常重要的概念。比如在超声乳化手术中，晶状体核越硬，需要破碎的超声能量越大，操作时间越长，发生相关手术并发症的可能性也愈大。对初学者来说，根据自己的技术水平，选择适当核硬度的白内障，以最大限度保证手术的安全性，是体现正确的学习曲线，由囊外白内障手术顺利过渡到超声乳化技术的重要保证。晶状体核硬度，主要是参照 Emery 及 Little 晶状体核硬度分级标准，根据裂隙灯检查结果，对其核颜色进行判断而进行分级。

4. 临床表现

老年性白内障为双眼病，但两眼发病可有先后。患者自觉眼前有固定不动的黑影，呈渐进性、无痛性视力减退。视力障碍出现时间因混浊部位不同而异，可有单眼复视、多视和屈光改变等。

（1）皮质性白内障

特点是混浊自周边部浅层皮质开始，逐渐向中心部扩展，占据大部分皮质区。按其发展过程可分为四期：初发期、肿胀期、成熟期和过熟期。

①初发期

最早期的改变是在靠周边部前后囊膜下皮质，出现辐轮状排列的透明水隙或水泡。水隙或水泡主要是由于晶状体上皮细胞泵转运系统失常导致液体在晶状体纤维间积聚所致。液体积聚可使晶状体纤维呈放射状或板层分离，晶状体形成典型的楔形混浊，底边位于晶状体赤道部，尖端指向瞳孔区中央。散瞳检查在后照或直接弥散照射下，呈典型的辐轮状外观。这种辐轮状混浊，最初可位于皮质表浅部位，而后向深部扩展，各层次间可互相重叠掩映。此期混浊发展缓慢，晶状体大部分透明，一般不影响视力，可经数年才达下一期。

②肿胀期（或称未熟期）

晶状体纤维水肿和纤维间液体的不断增加，使晶状体发生膨胀，厚度增加，前房变浅。此时在有青光眼体质的患者，很容易诱发青光眼的急性发作。但并非所有皮质性白内障患者都要经历膨胀期发展过程，也不一定都会诱发青光眼发作。这一阶段患者主要症状为视力逐渐减退，有时伴有眩光感，偶有单眼复视。由于尚有一部分皮质是透明的，用斜照法检查时，光线投照侧的虹膜阴影投照在深层的混浊皮质上，在该侧瞳孔内出现新月形投影，称为虹膜新月影投照试验阳性，为此期特点。

③成熟期

晶状体纤维经历了水肿、变性等一系列病理过程，最终以晶状体纤维崩溃，失去正常形态为结局。组织学上，代表纤维基质变性的特征性改变，形成微小球状蛋白的所谓 Morgagnian 小体。这一阶段以晶状体全部混浊为其特点，此时虹膜新月影投照试验转为阴性，晶状体肿胀消退，前房深度恢复正常，眼底不能窥入。视力降至光感或手动，但光定位和色觉正常。

④过熟期

此期由于皮质大部分液化，使晶状体内容减少，前囊膜失去原有的张力而呈现松弛状态，前房加深，虹膜有震颤。有时可看到尚未液化的核心沉到囊袋下方，随眼球转动而晃动，称为 Morgagnian 白内障。在特殊情况下，因外伤或剧烈震动可使核心穿破囊膜而脱入前房或玻璃体腔，如伴有液化基质流失，患者会出现豁然开朗的"不治而愈"的结果。当囊膜变性或因外伤形成微细裂痕时，晶状体蛋白成分可溢入前房，诱发自身免疫反应，引起晶状体成分过敏性眼内炎。与一般性虹膜睫状体炎不同，本病发病急骤，突然出现眼睑肿胀、角膜水肿；角膜后羊脂样后壁沉着物分布密集，广泛虹膜后粘连，甚至形成瞳孔膜闭。而组织碎片积聚于前房角，阻塞小梁网，则可产生继发性青光眼，即所谓晶状体溶解性青光眼。大多数情况下，药物治疗无效，手术摘除晶状体是唯一有效手段。

（2）核性白内障

发病较早，一般40岁左右开始。最初，混浊出现在胚胎核，而后向外扩展，直到老年核。晶状体核的混浊开始呈灰黄色，以后逐渐加重而呈黄褐色、棕色或棕黑色，临床称棕色或黑色白内障。这一过程可持续数月、数年或更长。在临床上经常遇到患者主诉虽已到老花眼的年龄，却不需要戴"老花镜"即可近距离阅读。这是由于核性白内障患者随着晶状体核硬化，屈光指数逐渐增加，从而形成了近视"进行性增加"的特殊临床现象。如果核硬化仅仅局限于胚胎核，而成年核不受影响，其结果将会产生一种更为特殊的双屈光现象，即中心区为高度近视，而外周区为远视，结果产生单眼复视。

从手术角度出发，鉴别皮质性和核性白内障的意义在于，前者的晶状体核一般较小并且比较软，最适合于超声乳化白内障吸除术；而后者，在选择病例时特别要考虑核硬度因素，这一点对初学者来说尤其重要。

（3）囊膜下性白内障

是指以囊膜下浅层皮质混浊为主要特点的白内障类型。混浊多位于后囊膜下，一般从视轴区开始，呈棕色微细颗粒状或浅杯形囊泡状盘状混浊，又称为盘状白内障。有时前囊膜下也可出现类似改变。由于病变距节点更近，因此即使病程早期，或病变范围很小很轻，也会引起严重视力障碍。临床上，常常发现视力同晶状体混浊程度不相符合的情况，仔细检查方可发现后囊膜下浅层皮质混浊是其主要原因。在皮质性白内障成熟期或过熟期，以晶状体全面陷入混浊为特点，其前囊膜下受累全然是一种并发现象，不应与此相混淆。

囊膜下性白内障，除后囊膜下浅层皮质受累外，其他部分的皮质和晶状体核均透明，因此属于软核性白内障类型。

5. 预防和治疗

白内障混浊的机制十分复杂，目前还不能有效地预防。减少白内障的危险因素，如预防辐射、预防和控制全身病、眼部和全身用药时考虑到诱发白内障的危险，可以减少白内障的发生。白内障的治疗尚无肯定的药物，仍以手术治疗为主。只有揭开晶状体混浊的奥秘，才能找出防止白内障发生和使混浊的晶状体恢复透明的方法。

（二）外伤性白内障

机械性（眼球钝挫伤、穿通伤、球内异物）或非机械性（辐射性、电击性）损伤作用于晶状体，可使晶状体产生混浊性改变，称作外伤性白内障。这一类白内障大多发生在青少年，由于伤情复杂，其形态学特点亦错综复杂。大多数病例可述及明显的外伤史，然而在婴幼儿，切不可忽视"否认外伤史"的外伤性白内障。辐射性白内障详见职业性眼病。

1. 挫伤所致白内障

当外力来自正前方，可将与瞳孔相对应的虹膜色素印记在晶状体前囊表面，谓之 Vossius 环。它是由虹膜脱落的色素颗粒组成，有时杂有少许红细胞。如果此时不伴有晶状体实质混浊，一般不影响视力。严重挫伤可致晶状体囊膜破裂，房水进入晶状体内而致混浊。有时钝挫伤后晶状体不一定立即出现混浊性变化，数月乃至数年后始形成典型的白内障改变，裂隙灯下并未观察到囊膜破裂。钝挫伤性白内障可单独发生，也可合并晶状体半脱位或全脱位。最早期改变是正对瞳孔区的后囊膜下混浊，进而形成类似于并发性白内障的星形外观或菊花状混浊。混浊可以长期保持稳定，也可缓慢向深部和广度扩展，最后发展成全白内障。在大多数情况下，钝挫伤性白内障可合并外伤性虹膜睫状体炎，瞳孔后粘连，在严重病例还可出现虹膜膨隆等继发性青光眼表现。

2. 眼球穿孔伤所致的白内障

眼球穿通伤同时使晶状体囊膜破裂，晶状体皮质与房水接触，即发生晶状体混浊。如囊膜破裂较大，房水迅速引起晶状体纤维肿胀与混浊，乳糜样物质可很快充满前房，甚至从角膜创口挤出，阻塞房水流出通道，引起继发性青光眼。如囊膜破裂伤口很小，晶状体保持完整状态，仅出现局部混浊。介于以上两种情况之间，尚有一种自发性吸收的可能。即穿通伤后，从未经历皮质大量溢入前房的过程，但囊膜破损又不能通过修复而自愈，因而使晶状体皮质长期处于房水的"浸浴"之中，并持续地被吸收。当最终大部分皮质被吸收，则前后囊壁贴附，便形成所谓膜性白内障。

3. 晶状体铁锈、铜锈沉着症

眼球穿孔伤如合并眼球内异物，情况可能更为复杂。一方面是机械性急性损伤的直接后果；另一方面则是异物本身具有的理化特性对晶状体的慢性损伤。具有特殊意义的是易产生氧化反应的铜和铁在眼内的长期存留，产生所谓"晶状体铜锈沉着症"和"晶状体铁锈沉着症"。前者晶状体混浊形态多呈葵花样外观，铜绿色反光；后者作为整个眼组织变性的一部分，晶状体混浊呈黄色。

4. 电击性白内障

触高压电或遭雷击，有时可以在双眼发生白内障，其形态与钝挫伤性白内障类似。多数病例混浊静止不发展，也有病例发展迅速，在数周甚至数天内晶状体全部混浊。

（三）并发性白内障

并发性白内障是指眼内疾病引起的晶状体混浊。

1. 病因

由于晶状体附近的组织的炎症或退行性变产物的袭击，使晶状体营养或代谢发生障碍而导致混浊。常见于葡萄膜炎、视网膜色素变性、视网膜脱离、青光眼、眼内肿瘤、高度近视眼及低眼压，其中眼内炎症是并发性白内障最常见的病因。

2. 发病机制

角膜和虹膜的疾病以及青光眼均可造成并发性白内障。

角膜溃疡的毒性物质能损害晶状体，角膜溃疡穿孔后因角膜直接接触晶状体而使其损伤，或者渗出物在晶状体的前囊膜沉积而损伤晶状体。

虹膜睫状体炎的炎性白细胞沉积在晶状体囊膜可以影响囊膜的渗透性，从而诱发白内障。

此外虹膜异色性虹膜睫状体炎，多并发白内障，初期为点、线状混浊，后期则全部混浊。最近研究发现，葡萄膜炎引起并发性白内障是因为晶状体的渗透性改变，丢失钾，吸收钠和水分。

脉络膜视网膜炎、视网膜色素变性、陈旧性视网膜脱离并发的白内障都位于晶状体的后极部，这是因为眼内的有害物质容易穿通薄弱的晶状体后囊膜。

眼内肿瘤也能并发白内障，除了肿瘤的毒性作用外，当肿瘤直接接触晶状体后部及造成机械性损伤，从而发生晶状体混浊。

3. 临床表现

根据眼部原发病组织的位置，可以将并发性白内障分为两类：一类是由眼前段疾病如角膜、虹膜睫状体炎、青光眼等引起的白内障，多由晶状体前皮质及核开始混浊，急性虹膜睫状体炎可形成虹膜后粘连，长期慢性炎症过后可以在晶状体前皮质产生弥漫性混浊；另一类是由眼后段疾病如严重的脉络膜视网膜炎、视网膜色素变性、陈旧性视网膜脱离等引起者，先于晶状体后极部囊膜下皮质出现颗粒状灰黄色混浊，并有较多空泡形成，逐渐向晶状体核中心及周边部扩展，呈放射状，形成玫瑰花样混浊，继之向前皮质蔓延，逐渐晶状体全混浊。以后水分吸收，囊膜增厚，晶状体皱缩，并有钙化等变化。高度近视多并发核性白内障。

角膜溃疡和虹膜睫状体炎多导致局限性的晶状体混浊。发展成为全白内障的病程很慢。葡萄膜炎并发性白内障可由炎性及退行性变性产物侵袭所致，也可能与长期点用糖皮质激素有关，可分为两类。一种是由虹膜睫状体炎所致，炎症反复发作或转为慢性，造成房水成分改变，影响晶状体代谢，可引起白内障。晶状体混浊多位于囊下的中轴区域或中轴旁处。在中轴旁处者常位于虹膜后粘连处。根据虹膜睫状体炎的病情，混浊可以长期固定或逐渐发展。其进展方向多沿晶状体缝扩散，并向深处发展终至形成致密的白色珠母状全部晶状体混浊，其中也可能有钙化点或结晶。一种是由后葡萄膜炎所致，由后葡萄膜炎所致的所谓脉络膜性白内障，其发生可能由于炎性产物由晶状体后极侵入而造成。多起自后囊下，首先出现鲜艳的闪光点，呈现彩色的光泽，继而出现点状混浊，后皮质内也可出现多色光泽，并逐渐致密，可发展至团球状。其特点是囊膜肥厚有皱褶，或有钙化点，最后液化和皱缩。

Fuchs 虹膜异色性葡萄膜炎主要引起前葡萄膜炎，发病隐匿，活动性低，90%可发生并发性白内障，是长期睫状体炎的后果。早期晶状体透明，发生较晚，始于后囊下，此种后囊下白内障与其他慢性葡萄膜炎所致的白内障在外观上并无不同，但其发展迅速，很快成熟。

Vogt-小柳原田病的葡萄膜炎特别是前葡萄膜炎往往反复发作，迁延不愈。易发生虹膜后粘连，引起瞳孔闭锁。并发性白内障是其常见并发症，其类型多为后囊下性白内障。

急性青光眼发作时，或在降眼压术后，在瞳孔区的晶状体囊膜下有白色圆点状或哑铃状混浊，称为青光眼斑。这是急性眼压升高导致的前囊下上皮局灶性坏死。这种混浊起初位于囊下，当新的纤维移行过来，这些混浊被推向晶状体深部皮质。青光眼斑的出现标志着患者曾经经历了急性眼压升高的过程。绝对期青光眼晚期可并发黄色或微带绿色的白内障，因此青光眼又有"绿内障"之称。

视网膜脱离、视网膜色素变性以及脉络膜视网膜炎等病均可引起白内障。眼后部疾病并发的白内障通常表现为后囊下皮质混浊。陈旧性视网膜脱离多见核性白内障。视网膜色素变性晚期在后极部的皮质内有星状混浊，虽然进展缓慢，但对视力的影响很明显。在裂隙灯下可见到后极部有点状或条纹状混浊，这些混浊还带有红、蓝、绿色影。以后混浊逐渐向皮质及核扩散，多形的混浊融合，同时出现空泡和白色的钙化点，晚期混浊逐渐形成玫瑰花样，呈放射状，色彩消失。

永存原始玻璃体增生症（PHPV）的晶状体后囊下混浊与晶状体后异常的玻璃体血管分支形成有关。视网膜缺氧和前节坏死导致的白内障与晶状体营养供应异常有关。这将导致合成代谢减少，分解代谢增加，酸度和坏死也增加。

高度近视性白内障可能表现为不完全的后囊下混浊或核性混浊。

玻璃体切割联合硅油填充术后晶状体混浊难以避免，即使是短期填充。硅油眼内填充并发白内障的机制不十分明确，一般认为硅油接触晶状体，妨碍其营养代谢有关，同时也与硅油注入眼均系复杂性视网膜脱离，多次手术损伤使血眼屏障破坏严重有关。

经过较长时间后，并发性白内障也能发展为完全性白内障。

4. 鉴别诊断

并发性白内障的治疗必须要结合原发病考虑，因此要对原有疾病做出正确的诊断。

对于并发性白内障的患者首先要仔细询问病史和治疗情况，必须仔细做裂隙灯检查并评估眼底情况，对于白内障严重，眼底无法窥视的患者，视觉诱发电位（VE）和B型超声对于评估眼底和视神经的情况甚为重要。眼压测量也非常重要，低眼压预示早期眼球萎缩或视网膜脱离，高眼压则提示应除外眼内肿物或青光眼。对老年人应鉴别并发性白内障和老年性后囊下性白内障，后者多为棕黄色盘状混浊，盘的边缘不是很零乱，而且没有色彩的结晶，空泡比较少，常呈蜂窝状的外观，而前者在后极部的盘状混浊呈不均匀状，且边缘不整齐，常有色彩，空泡也多。外伤性白内障患者多可询问出有外伤史。

5. 治疗

已影响工作和生活，如患眼光定位准确，红绿色觉正常，可行白内障手术。

角膜疾患并发白内障手术时，如果角膜混浊严重，影响操作和术后视功能，可以考虑角膜移植联合白内障摘除。

对于视力下降明显的葡萄膜炎并发性白内障，可考虑手术治疗。不同类型葡萄膜炎引起的白内障对手术反应不同，应根据类型在眼部炎症控制后，手术摘除白内障。手术时机的选择应考虑两个问题：一是虹膜睫状体炎的情况，一是眼压情况。一般来讲，活动期虹膜睫状体炎不宜手术，应采取有效措施加以控制。理想的情况是炎症完全消退3个月后再手术。如果炎症慢性而迁延，术前必须抗炎治疗，术后根据临床情况给予加强治疗。此外，如果患者同时并发青光眼，最好不要作三联手术，而是先作滤过手术，以后再行白内障手术，必要时在白内障手术时行玻璃体切除术。是否植入人工晶状体应慎重考虑手术前后局部或全身应用糖皮质激素的剂量要大些、时间要长些。

玻璃体切割联合硅油充填术后白内障摘出的临床研究结果显示，实施超声乳化术比囊外摘除术更安全，硅油溢入前房的危险小。如果没有条件实施超声乳化术，则在囊外摘除术中尽量选择环形撕囊代替开罐式截囊法更为安全。

高度近视患者玻璃体液化，视网膜周边变性比例大，手术摘出晶状体后，玻璃体前移，对视网膜势必产生一定的牵拉。后房型人工晶状体的植入限制了玻璃体的前移，减小了视网膜脱离的危险，人工晶状体的植入还阻止了前列腺素向后扩散，减少由前列腺素导致的血——视网膜屏障的破坏，避免了黄斑囊样水肿的发生。虽然高度近视的患者植入的人工晶状体度数可以接近 0 度甚至是负度数，但是出于以上考虑，还是植入人工晶状体更为安全。

并发性白内障尤其是葡萄膜炎并发性白内障患者的术后炎症反应比较重，可见大量纤维素样成形渗出，并且持续时间较长。术后应全身及局部给予糖皮质激素治疗。除白内障术后的一般并发症以外，瞳孔区机化膜是这类患者术后晚期的常见并发症。该机化膜往往较致密，影响视力，需要处理。比较安全的方法是以钇铝石榴石（YAG）激光切开，以避免手术切膜激惹再次生成大量的成形渗出。此外，瞳孔区机化膜可引起继发性瞳孔阻滞性青光眼，因此术后必须密切观察眼压，及时处理高眼压情况。在除外眼底陈旧性病变的情况下，这类患者术眼眼前节炎症反应控制后，视力预后一般较好。

（四）药物与中毒性白内障

晶状体的代谢依赖于眼球的健康程度，任何影响眼部氧和营养供应或产生毒性产物的药物或眼部疾病都会加速白内障发病。许多药物和化学物质可以引起白内障，其中毒性物质有萘、二硝基酚、三硝基甲苯、铊、硒、芥子气、三乙烯亚胺三嗪以及一些金属如铜、铁、银、汞等经全身或局部进入眼内偶可出现白内障。可以诱发白内障的药物也有许多种，如皮质类固醇、缩瞳剂、氯丙嗪、别嘌醇、氯喹、胺碘酮。

1. 皮质类固醇

皮质类固醇与后囊下型晶状体混浊有关，发病机制不详，病变程度与应用皮质类固醇的剂量和用药时间有关，也与个体对皮质类固醇的敏感性有关。多途径给药都有报道可形成白内障，如全身用药，局部点眼，结膜下注射，喷鼻。例如，有报道眼睑皮炎局部应用皮质类固醇药引起白内障形成。用药剂量≤15mg/d 的比≥15mg/d 的患者发生白内障的比例低。一项研究显示，角膜移植术后局部应用 0.1%地塞米松平均每天 2.4 滴，10.5 个月后50%患者出现白内障。

无论从组织病理还是从临床表现上看，由皮质类固醇形成的后囊下性白内障与老年性的晶状体后囊下混浊都不能区分。在一些儿童的皮质类固醇性白内障，停药后病变可逆。

2. 吩噻嗪

吩噻嗪是一类影响精神状态的药物，可以导致色素沉积在晶状体的前上皮细胞。此外，有些吩噻嗪类药物特别容易形成这种混浊，如氯丙嗪、硫利达嗪。吩噻嗪类药物产生的视力损害通常都不明显。

3. 缩瞳剂

抗胆碱酯酶药物可以导致白内障。据报道使用毛果芸香碱后 55 个月有 20% 的患者出现白内障，在使用碘磷灵后有 60% 的患者出现白内障。通常，这种白内障首先表现为晶状体前囊、上皮细胞内或其后的微小空泡，这些空泡通过投照法最容易观察。白内障也可以发展为后皮质和核性。长期应用或者频繁应用抗胆碱酯酶药物的患者更容易发生白内障。

虽然在局部应用抗胆碱酯酶药物的年长患者更容易出现影响视力的白内障，但是在调节性内斜患儿使用乙膦硫胆碱后尚未见进展性白内障形成的报道。由缩瞳剂引起的白内障大多数不影响视力，停药后也可以逐渐消失。有时发现过晚，混浊偶可扩展到后部皮质，此时停止滴药虽混浊不易消失，但可停止发展。

4. 胺碘酮

胺碘酮是一种抗心律失常药，据报道可以形成前部晶状体星状轴性色素沉着，这种情况很少会影响视力。胺碘酮也会沉积在角膜上皮细胞，偶尔会导致视神经病变。

5. 碳酸酐酶抑制剂

长期口服治疗青光眼的碳酸酐酶抑制剂也可以引起白内障。

6. 吸烟与饮酒

核性白内障与吸烟有关。吸烟一直是可以预防的危险因素之首。吸烟引起损害的精确机制还不清楚，可能是对晶状体的氧化损伤造成蛋白修饰，溶解性下降和细胞 DNA 损伤，最终导致蛋白变性，使晶状体透明性下降。酒精导致的白内障见于各种临床类型。

第二节　儿童白内障

由于感染及营养不良所致的失明显著减少，白内障已成为儿童致盲的主要原因。据报道，儿童白内障的发生率为 1/10000~5/10000，其中发展中国家的儿童白内障致盲率约为发达国家的 10 倍。早期诊断和治疗对于视力的提高具有相当重要的意义。由于儿童的眼球特点和发育等因素的影响，与成人手术相比，儿童的白内障手术存在着一系列复杂的问题，给手术预后带来较大的影响。随着近年来新的技术和设备不断出现，白内障手术方法随之不断获得新的进展，但在人工晶状体植入的时机和度数的选择等方面，目前仍然存在着较大的争议。

一、儿童眼球的特点与白内障手术的关系

由于儿童的眼球特点，以及在术前检查时配合能力较差、眼部手术需要全身麻醉等因素，儿童的白内障手术不仅具有较大的危险性和操作难度，而且术后效果也不如成人手术效果满意。

影响白内障手术术后效果的因素主要有以下几点。

（一）屈光状态

婴幼儿的眼轴长度明显短于成人眼。婴儿出生时眼轴长度约为 16mm，此时的屈光状态为+30.00~+35.00D。随着年龄的增长，眼轴长度和角膜的屈光度也随之改变。1 岁时，婴儿的眼轴长度和屈光度接近成人。因此，若打算在患儿 1 岁以前行人工晶状体植入术，选择人工晶状体的度数是一个关键的问题。

（二）眼球硬度

儿童眼球与成人眼的另一个重要区别在于眼组织的硬度不同。婴儿的角膜和巩膜相对成人而言较薄，角膜梯形切口较成人难做，术中眼球在房水流出后易发生塌陷，若切口为无缝线小切口，术后切口自闭功能较差。儿童眼的玻璃体弹性强，后房压力较成人眼高，术中前房难以形成，手术操作空间小，易发生玻璃体溢出。另外，儿童晶状体囊膜的脆性较大，在抽吸皮质和人工晶状体植入时容易发生囊膜撕裂，从而导致术后并发症的发生。

（三）术后易发生后囊混浊

小于 3 岁的儿童，不论是何种类型的白内障，在行单纯白内障囊外摘除手术以后，3 个月内几乎 100%的患儿发生后发障；3 岁以上的儿童后发障的发生率也明显高于成人。这是由于儿童的晶状体上皮细胞的增殖活性明显比成人高。尽管一些手术者在摘除白内障的同时作了一期的后囊截开术，但仍然有患儿的晶状体上皮细胞利用玻璃体作为支架，继续增殖扩展，从而形成后发障。

（四）对手术和人工晶状体的反应高于成人

首先，儿童眼术后的纤维炎性渗出反应明显高于成人，大量的纤维渗出加速了虹膜和

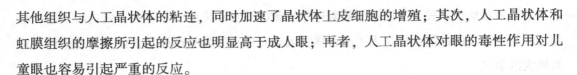

其他组织与人工晶状体的粘连，同时加速了晶状体上皮细胞的增殖；其次，人工晶状体和虹膜组织的摩擦所引起的反应也明显高于成人眼；再者，人工晶状体对眼的毒性作用对儿童眼也容易引起严重的反应。

二、儿童白内障的种类

儿童白内障可有先天性及外伤性等类型。先天性白内障是胎儿发育过程中晶状体发育障碍的结果。从形态学上分，先天性白内障可分为前极性、后极性、冠状、点状、板层、核性、全白内障和膜性白内障等类型。不同类型的白内障对视力的影响程度不同。如果晶状体混浊程度较轻，对视力无明显影响，可以对患者进行认真的随访，观察有无屈光不正并及时予以矫正，若视力障碍有明显进展，则需及时手术处理，谨防弱视的发生。

外伤性白内障是儿童单眼白内障的常见原因。对其处理须依赖于后囊和悬韧带的损伤情况以及角膜、葡萄膜、房角、眼后段是否受累。若患儿晶状体损伤程度轻，视力较好，只需密切观察。但若损伤明显影响视力，或引起眼部并发症，则需手术治疗。

三、术前检查

如果一个先天性白内障的患儿未被发现全身其他系统有临床表现异常，则没有必要进行广泛详尽的实验室检查来评估其白内障的发生原因。但如果患儿同时存在有代谢性疾病、性传播疾病、子宫内感染或伴有发育畸形，术前最好由儿科医生协助检查，以找出先天性白内障的真正发病原因，并进行全身其他相关疾病的治疗。

当一个白内障患儿前来眼科就诊时，最首要的是进行详细的眼部检查。首先可在散瞳的情况下用直接检眼镜检查眼底的红光反射以粗略地判断患儿的眼底状况。其次是评估患儿的视功能，幼小的患儿无法配合视力的检查，可以通过询问其父母与患儿是否有目光的交流来帮助判断，同时检查患儿是否有固视和跟随物体运动的能力。如果大于2~3个月的婴幼儿出现明显的眼球震颤往往预示着视力预后较差。彻底地检查往往需要使用镇静剂或全身麻醉后进行，可以给患儿口服水合氯醛，待其熟睡后进行检查，也可以在手术开始前全麻达成之后进行。在检查时不仅对患眼要进行散瞳后的眼前段和眼后段检查，对于单眼患者的对侧眼也必须进行散瞳后的详细检查，这是因为有些单眼白内障患者的对侧眼，即使没有形成白内障，常常也可以伴有其他的发育畸形。眼前段的检查除了常规的裂隙灯检查外，还包括角膜直径的测量、眼压的测量，眼后段的检查主要用检眼镜检查玻璃体和视网膜的状况。眼部检查还包括眼轴长度和角膜曲率的测量，用以计算所需植入的人工晶状体度数。

四、手术时机的选择

手术是治疗白内障的最重要而有效的方法。20 世纪 70 年代以前，对于儿童白内障曾采用非常保守的治疗方法，即用阿托品或托吡卡胺散瞳，或采用光学虹膜切除术，让患儿从混浊晶状体的周边视物。然而人们逐渐认识到光学虹膜切除术对提高视力的作用不大，散瞳剂引起的调节麻痹也阻碍了视力的发育。因此现在公认的治疗原则是在视觉发育的关键时期及早进行白内障摘除术和无晶状体眼屈光不正的矫正，避免患儿出现不可逆的视觉剥夺性弱视。

要确定手术时机，首先必须正确判断晶状体混浊对视力的影响程度。3~4 岁以下的儿童很难查视力，通常只能通过检查白内障的形态、患儿的视觉固视反射、视觉电生理的检查以及患儿对外界环境的反应能力来综合判断视力，从而决定是否手术。许多学者认为混浊直径大于 3mm 的白内障应及时手术，混浊部位越接近后极对视力的损害就越大。70 年代的学者认为白内障手术应于患儿 3~6 个月时进行较为合适。目前认为在患儿身体条件允许的情况下应尽早手术，特别是单眼白内障的患者。国外一些学者认为对单眼先天性白内障而言，要获得术后好的视力只有在新生儿期手术才有可能实现；双眼白内障患者也应尽早手术。但婴儿出生后 6 周是双眼视力发育的潜伏期，在此之前过早手术，并无太大必要。现在，有不少学者把出生后 8 周内进行先天性白内障手术作为最佳手术时间。第二只眼的手术应在第一只眼手术后 2 天至 1 周内完成，以防在手术后因单眼的遮盖而诱发形觉剥夺性弱视。

对于绕核性白内障或晶状体部分混浊的患儿，应注意观察其患眼是否具有良好的视功能。倘若患儿尚有较好的视功能，可密切随访观察晶状体混浊的发展状况和是否有弱视的发生，不当的过早手术若造成并发症反而可能会导致斜视、弱视并丧失双眼视功能。前极性白内障很少形成弱视，但应注意密切随访。

五、无晶状体眼的矫正

目前常用的对儿童无晶状体眼进行光学矫正的方法有 4 种：框架眼镜、角膜接触镜、人工晶状体和角膜表面镜。

（一）框架眼镜

它是古老而传统的光学矫正无晶状体眼的方法，对许多双眼患者既经济又安全。它配戴方便，价格便宜，镜片度数能够随患儿眼球的发育变化而及时更换，手术后可以立即配

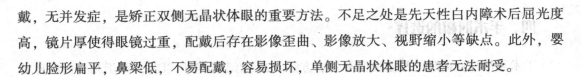

戴，无并发症，是矫正双侧无晶状体眼的重要方法。不足之处是先天性白内障术后屈光度高，镜片厚使得眼镜过重，配戴后存在影像歪曲、影像放大、视野缩小等缺点。此外，婴幼儿脸形扁平，鼻梁低，不易配戴，容易损坏，单侧无晶状体眼的患者无法耐受。

（二）角膜接触镜

为国外婴幼儿无晶状体眼最常用的光学矫正方法，国内目前应用还不普遍。它的优点同框架眼镜样，可以随着患儿眼球的发育而改变屈光度，特别适合于单侧无晶状体眼患儿；除了屈光度外，接触镜还可以随时改变其他参数（如镜的曲率、大小和制作材料等）；同时，1岁以内的婴儿可以很好地耐受角膜接触镜；此外，角膜接触镜是一种非创伤性的治疗方法，对眼部的损伤小，一些新型的接触镜显示出较好的耐受性，特别适合儿童配戴。

但是角膜接触镜也存在着一些缺点：儿童在1~3岁时，很难制成合适的角膜接触镜，而且单眼无晶状体眼也不易接受接触镜，使得治疗效果不理想；在此年龄，接触镜容易丢失，造成儿童有效矫正时间的缩短；同时，1岁以后，儿童对角膜接触镜的耐受能力逐渐下降，即使使用接触镜也可能产生复视或因接触镜偏心而产生视力压抑；由于频繁装取接触镜，会对儿童带来心理上的伤害；高度数的接触镜制作困难，价格昂贵，有时需要全麻下操作，种种因素使得许多患儿家长不能坚持治疗，即使继续治疗，也会因家长把大部分时间和注意力集中在接触镜上而放松了健侧眼的遮盖治疗；另外，角膜接触镜的配戴还可能引起角膜新生血管与上皮下浸润、角膜溃疡、感染等并发症的发生。

接触镜度数的选择是用接触镜治疗儿童无晶状体眼的关键，不合适的度数仍然有可能导致弱视的发生。一般幼小婴儿要求有更好的视近物能力，随年龄增长，则远视力更加重要。每个患儿配戴接触镜的度数应根据散瞳验光结果来决定，另外加上过矫量，1岁以内过矫+1.5~+3.5D，1~4岁过矫+0.5~+1.5D，生后18个月时开始试戴双焦镜以便近距离注视。

（三）角膜表面镜

这种术式于20世纪80年代被提出。它的优点是该手术为眼外手术，而且可以重复进行，还可矫正儿童角膜瘢痕所引起的散光。但这一技术只适合于大于1岁的儿童，手术费用高，需要有供体角膜，矫正度数不能随眼轴的发育而改变，术后植片水肿时间较长，导致一段时期内患眼视力不能提高，少数患者植片失败，种种不足之处使其应用受到限制，目前临床上还未广泛开展使用。

（四）人工晶状体

对于成人无晶状体眼的矫正，人工晶状体植入术已被公认为是最安全有效的方法。但对于儿童而言，目前仍存在较大的争议。对于年龄较大的儿童，人工晶状体的植入是提供光学矫正的最好方法。它所产生的物像不等率最小，可最快速地提供术后视力重建，可提供全天的光学矫正，其性能与晶状体蛋白所形成的晶状体相似，不需摘换，即使对于配合差的儿童也可以提供合适的弱视治疗，已成为普遍采用的方法。目前，对于 2 岁以上的儿童，用人工晶状体植入术来矫正无晶状体眼的屈光不正已没有异议。但对于婴幼儿的应用尚存在许多争议。目前多数学者不主张为 1 岁以内的婴幼儿植入人工晶状体，主要原因有：①患眼术后炎症反应强烈，甚至难以控制。②患儿的眼轴长度及角膜曲率变化迅速，难以选择适宜的人工晶状体度数。出生后 1 年内，患儿的眼轴长度平均增长 4mm。若植入人工晶状体，眼轴及角膜曲率的变化随着年龄的增长可造成屈光不正、屈光参差和明显的影像不等，从而影响弱视的防治和视觉系统的发育，使手术失去了本来的意义。目前对于 1 岁以下的儿童，国外许多手术者认为接触镜不失为最佳的选择。除了安全、简便外，更重要的是可根据眼球发育所致的屈光状态变化调整接触镜的度数，同时又照顾到各个时期对远、近视力的不同需要。事实证明，幼小婴儿一般都能很好地耐受角膜接触镜。待患儿年龄较大时，眼球发育已基本完成，可选择适当时机进行二期人工晶状体的植入。

人工晶状体植入禁忌证包括眼球先天畸形如严重小眼球或小角膜、先天性青光眼、慢性葡萄膜炎、角膜内皮疾病。常规白内障禁忌证包括黄斑病变和视网膜脱离等。外伤性白内障一期手术时应注意外伤的情况是否构成人工晶状体植入的禁忌，同时还必须考虑到植入人工晶状体对恢复视力是否有意义。

六、手术方式的选择

（一）前部进入法

儿童白内障的手术多采用角巩缘隧道切口或巩膜隧道切口，这样可以避免虹膜前粘连的形成，切口位置一般位于上方 12 点钟位，也可以在颞侧。因为儿童的晶状体还没有形成核，所以用小切口结合单纯注吸就可以去除晶状体。儿童的前房通常比较狭窄，所以一般选择黏度较高的粘弹剂，这样可以更好地起到填充效果。

如果瞳孔比较小并且难以散大，用虹膜牵开器的效果非常好。

采用前囊的连续环形撕囊是保证人工晶状体的位置在囊袋内的关键。撕囊口应比人工晶状体的光学部直径略微小一些儿童的前囊膜比较厚、有弹性，因此也比较容易撕向赤道部。连续环形撕囊可以先用截囊针在囊膜中央穿刺后改用撕囊镊完成，也可以直接用撕囊镊一次完成。为避免撕向赤道部，很好地控制撕囊的方向，撕囊镊须重复抓捏在囊膜瓣不同的部位。撕囊过程中直径须控制在比预先设计的直径稍小一点的尺寸，由于内在弹性的关系，撕囊结束之后撕囊口的直径通常还会再自动扩大一些。如果白内障处于膨胀状态，在前囊膜穿刺完成以后白色的液体会进入前房。可以先吸除液化的皮质或用 Healon 5 粘弹剂注入前房，在晶状体前方起到填压液化皮质的作用。

在水分离以后，基本上用灌注、吸引的方式就可以彻底清除皮质和软核。彻底清除所有的晶状体物质能使术后的炎症反应降低到最小程度。

大于 6 岁的儿童术后眼内炎的发生率有所增加，所以对于这一年龄段的患儿我们倾向于保留后囊膜。即使发生后发障，患儿也可以较好地配合采用 YAG 激光的后囊膜截开术。对于 6 岁以下的儿童，后囊膜环形撕囊联合前段玻璃体切除术是保证术后产生一个清晰的视轴、减少二次手术的必要手段。清除晶状体物质以后，用高黏度的粘弹剂填充囊袋，将截囊针套在粘弹剂的注射器上完成囊膜切开，尽量勿使玻璃体涌出，做开口的方式最好用撕开、划开的方法而不是向后刺穿囊膜，在后囊开口处注入粘弹剂保持玻璃体不涌出，在囊膜瓣的后部注入粘弹剂，使瓣向前进入囊袋内，用撕囊镊抓住后囊瓣，完成连续的环形撕囊有作者用玻璃体切割器完成囊膜切除，发现比连续环形撕囊更容易控制。也有作者用粘弹剂填充囊袋之后，再做一个后囊的穿刺，将粘弹剂注入后囊膜和玻璃体之间，以堵住玻璃体的出口，避免玻璃体涌入前房。不过，如果有粘弹剂存在于后囊膜之后，较难获得预定大小的撕囊直径，手术结束时存在于后囊膜之后的粘弹剂也较难以清除，容易导致术后人工晶状体向前拱起。后囊环形撕囊的直径须稍小于前囊撕囊口直径，最好为4.0mm，至少必须大于3.0mm，而且必须清除游离的后囊瓣，否则术后有自闭的可能。

用玻璃体切割器至少清除前段1/4～1/3的玻璃体。这一操作的目的是为了防止纤维上皮细胞沿玻璃体的前界膜长入，从而术后再次影响视轴的清晰。方法是在前房内和人工晶状体的前面注入高黏度的粘弹剂，在人工晶状体后面进行无灌注的玻璃体切除，即所谓的干切。首先，玻切器通过前囊撕囊口，越过人工晶状体光学部的边缘并且通过后囊的环形撕囊口，彻底清除残留在前房、囊袋内或后囊开口附近的玻璃体，然后切除前段玻璃体看清从后囊到后极部之间是否有永存性玻璃体动脉的存在，如果有的话应予一并切除。

在眼前段充满高黏度粘弹剂的情况下，干切是很安全的。玻切结束以后，注入缩瞳剂缩小瞳孔。为了检查切口处是否有机化条索形成，从边孔伸入粘弹剂针头，在虹膜表面扫一遍，如果看到虹膜被牵动则表示前房内还有玻璃体存在。

所有操作结束后必须彻底清除粘弹剂，以免引起术后眼压升高。关闭创口。11岁以下的儿童的巩膜较软、有弹性，往往很难形成一个自闭的切口，需要用10-0尼龙缝线关闭切口。11岁以上的儿童可以采用无缝线的自闭切口。

如果计划一期植入人工晶状体，可在术中直接将人工晶状体植入囊袋，这是减少术后后发障形成的重要措施，此外，囊膜还可以将人工晶状体与周围血管组织隔开，减少由此而产生的慢性炎症的可能性。植入的方法和成人手术相同。有些手术者提议将人工晶状体的光学部嵌顿在后囊的撕囊口内以减少后发障的发生率，具体方法是先作后囊的环形撕囊，直径比人工晶状体的直径小1~1.5mm，然后抓住人工晶状体的光学部，在后囊的撕囊口处交替向相反方向移动，直到光学部进入到后囊撕囊口的后部。

这种方法有可能会造成前后囊的接触，引起囊袋的闭合，形成Sommering环，但由于后囊孔缘位于人工晶状体视区的前表面而不是玻璃体前界膜，而前者是不适合上皮细胞生长的，所以视轴区得以保持透明。另外，如果前囊膜的撕囊不完整的话，最好将人工晶状体嵌入后囊的撕囊口以避免将来可能发生的偏心，还可以成为房水-玻璃体很好的屏障。如果采用这项技术，则不需要进行前段玻璃体切除，但这项手术的一个潜在的危险是如果发生屈光参差，手术置换人工晶状体的难度将会非常大。

如果计划将来二期植入人工晶状体，一般前、后囊膜的残余部分已经粘连、纤维化甚至形成瘢痕组织，无法从囊袋内植入。但由于纤维膜坚韧、稳定，可提供较好的支撑，所以可以将人工晶状体植入在睫状沟内。一般不考虑植入前房型人工晶状体。没有行一期人工晶状体植入的患儿，白内障术后须立即接受配戴角膜接触镜或框架眼镜矫正无晶状体眼的屈光不正。

（二）后部进入法

后部进入法需在睫状体扁平部做2或3个切口。作眼内灌注后，用玻切器彻底清除后囊膜和晶状体组织，将中央前囊膜切开。如果计划一期植入人工晶状体，剩下的前囊膜部分可以起到支撑作用。这时关闭扁平部切口，行巩膜隧道切口或角巩膜隧道切口，将人工晶状体植入眼内睫状沟处。在关闭切口之前要确定没有玻璃体残留在前房内或切口处。这一方法与前部进入法相比，有可能将视网膜色素上皮细胞带入玻璃体，导致术后远期的视网膜脱离，而且人工晶状体位于睫状沟内不如位于囊袋内稳定和安全，所以一般不常规采用这种术式，多与玻璃体视网膜手术联合采用。

七、人工晶状体的度数和类型的选择

对于儿童无晶状体眼，在行人工晶状体植入术之前如何选择合适的屈光度数一直是争论和研究的焦点。首先，这一度数必须提供良好的屈光矫正，使患儿术后立即可以获得满意的视力以免弱视形成；其次，患眼发育以后不至于形成高度屈光不正。儿童的双眼通常处于远视状态，在继续发育的过程中，眼轴变长、角膜曲率逐渐变小，屈光状态不稳定。人工晶状体植入后与眼内组织粘连固定，很难依靠二次手术更换人工晶状体的度数。因此，理想的人工晶状体度数不仅要求能在术后近期获得较好的视力，在眼球发育完成、屈光状态稳定后，也能接近正视。在实际选择人工晶状体屈光度数时，应顾及这两个方面。有人主张为防止弱视的发生，要求术后能矫正到正视，但眼球的屈光度数随着年龄的增长会有相当大的改变，眼球会变成高度近视状态，需要在成年以后再行角膜激光手术或背驮式人工晶状体植入术矫正高度近视。也有作者主张为中和以后发育中可能出现的近视，应倾向于偏远视的矫正，术后再配戴角膜接触镜或框架眼镜矫正欠矫的这部分远视，以免由于远视造成的弱视。还有学者认为，儿童人工晶状体的植入度数应与成人的平均晶状体度数（+20.00D）一样，剩余的屈光不正度数通过戴镜来矫正。对于 2~4 岁的患儿，可在矫正到相当于对侧眼屈光状态所需的度数上减去 1.25D，术后给予框架眼镜或角膜接触镜矫正；对于 4~10 岁的患儿，以矫正到对侧眼屈光状态所需的人工晶状体度数为标准；10 岁以上的患儿，则在避免造成双眼屈光参差的前提下尽量矫正到正视。这一标准同时考虑到了患儿年龄、眼球发育以及对侧眼的屈光状态。对于 2~8 岁的儿童可欠矫正视度数的 10%，对于小于 2 岁的儿童可欠矫 20%。Scot 等认为，对于双眼人工晶状体植入的儿童，第二术眼的屈光度数要根据第一术眼的结果来决定。对学龄儿童，第二术眼的屈光度数应较第一术眼低 2D，这样当发育完全时能有较好的视近和视远功能，有的甚至阅读时也无须戴镜。

人工晶状体材料的选择对于术后反应的大小是一个重要的影响因素。建议选择较软的人工晶状体，以免过硬的襻通过囊袋对虹膜根部压迫造成组织坏死。目前人工晶状体材料的不断改进，对于术后反应发生率的下降也起了一定的作用。研究表明，表面覆盖肝素的聚甲基丙烯酸甲酯（PMMA）材料的人工晶状体比起以往常用的 PMMA 人工晶状体有更好的生物相容性，可以明显减少儿童白内障术后晶状体表面细胞的沉积。

术中尽量将晶状体植入在囊袋中，可以减小术后炎症反应的发生。但是使用这类人工晶状体的缺点是：在植入 PMMA 的人工晶状体时切口必须扩大，这样会增加术后潜在感染的可能性，并且加大手术引起的角膜散光。

使用直角边的人工晶状体可以减少术后在瞳孔区的后发障的发生率。折叠式人工晶状体通过小切口就可以植入，可减少术后散光。一般我们不推荐在儿童中使用无角度即平面襻的人工晶状体，因为会出现晶状体位置偏心、前囊混浊和囊膜收缩等一系列问题。

人工晶状体大小的选择也是一个重要因素。有动物实验表明，在新生兔眼中植入一个常规大小的人工晶状体虽然可以通过扩张囊袋及机械阻遏晶状体上皮细胞的增生移行来减少后发障的发生，但可以导致明显的术后并发症诸如眼球发育的迟缓和人工晶状体襻的断裂。通过植入较小尺寸的人工晶状体可以减少术后并发症的发生。在成年患者中，对于植入囊袋内的单片式 PMMA 人工晶状体，一般建议选择的直径为 12mm。2 岁以上的儿童，这样一个大小的人工晶状体同样适用。小于 2 岁的儿童，推荐使用直径为 10mm 的人工晶状体，尽管在这一年龄组的儿童测量囊袋直径所得到的结果是 7mm，但是儿童的囊袋具有较强的弹性，可以在一定程度上耐受直径稍大的人工晶状体。

八、术后常规处理

术后的眼内炎是最严重的并发症之一。最好在手术过程中预防性地使用抗生素。建议用 1mg 先锋霉素 V 溶于 0.1mL 的生理盐水中，在手术结束时注入前房，在新生儿则用 0.5mg 即可。

不建议在白内障手术过程中常规性地在灌注液中加入万古霉素，认为这样会增加患儿黄斑囊样水肿的发生率。但有人将 4000 单位万古霉素加入 500mL 灌注液用于儿童白内障手术，并未发现上述并发症发生。

婴幼儿术后不宜常规使用保护性的眼罩，以免不可逆性弱视的发生。术后儿童的眼睛与成人相比更容易发炎，可立即开始局部应用可的松眼液，使用时间超过 1 个月，每天使用 4~5 次，同时常规使用散瞳剂（1%托吡卡胺）数周。

术后对患儿的密切随访要持续到 7 岁左右。在出生后 1 个月左右接受手术的患儿随访时间更要延长，因为新生儿术后继发性青光眼的发生率相当高。如果是单眼弱视的患儿，而且屈光间质清晰，术后立即开始遮盖训练治疗弱视。对于双眼白内障的患儿，应在 1 周内进行另眼的手术。

九、术后并发症的治疗

除了和成人白内障术后相同的常见并发症外，儿童白内障术后更容易发生以下并发症。

（一）后发障

瞳孔区的混浊是婴幼儿患者最严重的术后并发症之一，因为这很快会引起不可逆的剥夺性弱视。混浊的原因主要是由于残存的晶状体上皮细胞、虹膜色素细胞和巨噬细胞受炎症介质刺激后增殖并发生成纤维细胞的化生，沿后囊表面延伸并收缩的结果。即使已经行了后囊环形撕囊术的患儿，在术后数月内也仍旧可以发现晶状体上皮细胞在玻璃体表面生长。

行后囊环形撕囊联合前段玻璃体切除手术可以较好地避免术后发生后发障。如果已有后发障形成，混浊程度较轻且患儿较配合的，可用 Nd：YAG 激光予以截开。如果在混浊形成数月之后才发现，此时后囊膜已经机化相当明显，用 YAG 激光往往难以截开，必须行全麻下的后发障切除术。将高黏度的粘弹剂从角巩膜缘穿刺口注入前房后，从扁平部做切口，用穿刺刀从人工晶状体后方切开中央的混浊，用干切方式切除长在瞳孔区的晶状体上皮细胞。

（二）继发性青光眼

继发性青光眼在白内障患儿术后是一种很常见的并发症。其病理生理机制尚未完全明确。可能与葡萄膜炎、玻璃体物质进入前房以及残余的晶状体物质融合形成 Soemmering 环导致房角关闭有关。眼压升高可以导致新生儿角膜水肿、眼轴迅速增长和角膜直径的迅速增大，严重的一过性高眼压可造成不可逆的视功能损害。当进行性炎症引起瞳孔阻滞和虹膜膨隆时，会引起急性青光眼的发生。通常虹膜周边切除术足以解决。无晶状体眼的青光眼可以用联合丝裂霉素的小梁切除术来控制眼压。必须牢记的一点是：如果患儿是在出生后 1 个月行的白内障手术，必须终生随访眼压。

（三）葡萄膜炎与膜形成

葡萄膜炎是人工晶状体植入术后最常见的并发症，儿童术后的炎症反应往往比成人明显，年龄越小，出现越早，越难以处理。炎症反应可表现为人工晶状体表面的细胞和色素沉积物，前房内纤维素样渗出，晶状体前后膜和虹膜后粘连等。瞳孔区机化膜和虹膜后粘连的形成不仅影响视力，还可导致继发性青光眼、人工晶状体移位、瞳孔夹持等并发症。外伤性白内障患儿术后渗出反应明显比先天性白内障患儿重而且持续时间长。

葡萄膜炎发生的机制是由植入的人工晶状体激发的免疫反应、残留的晶状体物质和上皮细胞、血-房水屏障的破坏和对侧眼有白内障手术史等多种因素引起。彻底清除前房内晶状体物质和玻璃体，将人工晶状体植入囊袋内，使用表面经过肝素处理的人工晶状体，手术者操作轻柔以及术前全身应用抗前列腺素类药物均可减轻炎症反应。术后反应可通过静脉滴注和局部频繁点用皮质激素来控制。对于人工晶状体表面不能吸收的机化膜，可使用 YAG 激光沿瞳孔缘将其击穿。

（四）瞳孔的偏心

白内障的创口有时会引起虹膜的前粘连从而继发性地引起瞳孔的偏心。如果视轴被虹膜遮盖了，则有必要尽快恢复瞳孔的位置或者用 Nd：YAG 激光或手术方式再造一个瞳孔。

（五）人工晶状体移位、偏心和夹持

后房型人工晶状体植入后偏心较多见，经常发生袋-沟综合征，即一个襻在囊袋中，另一个襻在睫状沟中。这种情况往往需要手术调整人工晶状体的位置。连续环形撕囊可以确保人工晶状体植入在囊袋内，从而减少移位、偏心和夹持。术后早期散瞳容易发生瞳孔夹持。一旦发生，应用强效散瞳剂拉开瞳孔缘与人工晶状体表面的粘连，夹持解除后随即仰卧位缩瞳，也可 YAG 激光打开虹膜粘连。

（六）迟发性眼内炎

感染性眼内炎是所有内眼手术中最严重的并发症，可带来破坏性的后果。植入人工晶状体引起眼内炎的病原体可能来自湿式灭菌，也可能与灌注液污染有关。在囊袋内的微生物，对体外实验敏感的抗生素可能不敏感。在治疗方面，应全身应用抗生素、皮质激素结合玻璃体腔内注射抗生素，必要时取出人工晶状体。

第三节　晶状体异位、脱位与先天异常

一、晶状体异位和脱位

（一）概述

晶状体悬韧带部分或全部破裂或缺损，可使悬挂力减弱，导致晶状体位置异常。若出生时晶状体就不在正常位置，称为晶状体异位。若出生后因先天因素、眼球钝挫伤，或一些疾病，马方（Marfan）综合征、马奇山尼（Marchesani）综合征、葡萄肿、牛眼均能使晶状体位置改变，称为晶状体脱位。

（二）临床表现

1. 晶状体全脱位

晶状体悬韧带全部断裂，患眼的视力为无晶状体眼视力，前房加深，虹膜震颤。晶状体可脱位至以下。

（1）前房内

晶状体多沉下前房下方。晶状体透明时呈油滴状，混浊时则呈白色盘状物。虹膜被脱位的晶状体挤压，因而影响到前房角，房水外流受阻而致眼压急性升高。

（2）玻璃体腔内

呈一透明的球状物，脱位早期尚可活动，长期脱位后固定于下方，并与视网膜粘连。日久后晶状体变混浊，可导致晶状体过敏性葡萄膜炎和继发性青光眼。

（3）晶状体嵌于瞳孔区

晶状体一部分突于前房内，影响房水循环而致眼压急性升高。

（4）严重外伤

角巩膜缘破裂，晶状体可脱位至球结膜下，甚至眼外。

2. 晶状体半脱位

第一，瞳孔区可见部分晶状体，散瞳后可见部分晶状体赤道部，该区悬韧带断裂。Marfan 综合征的晶状体常向上移位，Marchesani 综合征和同型胱氨酸尿症的晶状体常向下移位。

第二，前房深浅不一致，虹膜震颤。

第三，如果半脱位的晶状体前后轴仍在视轴上，则仅出现由于悬韧带松弛、晶状体凸度增加而引起晶状体性近视。

第四，可产生单眼复视。眼底可见到双像。

（三）诊断

根据病史、症状和裂隙灯下检查结果可以做出诊断。

（四）鉴别诊断

不同原因引起的晶状体脱位：根据体型、有无外伤史、晶状体脱位的状况，可对不同原因引起的晶状体脱位做出鉴别诊断。

（五）治疗

1. 晶状体全脱位

第一，脱入前房内和嵌于瞳孔区的晶状体应立即手术摘除

第二，脱入玻璃体腔者，如无症状可以随诊观察。如果发生并发症，如晶状体过敏性葡萄膜炎、继发性青光眼或视网膜脱离时需将晶状体取出。

第三，脱位于结膜下者，应手术取出晶状体并缝合角巩膜伤口。

2. 晶状体半脱位

第一，如晶状体透明，且无明显症状和并发症时，可不必手术。所引起的屈光不正可试用镜片矫正。

第二，如晶状体半脱位明显，诱发青光眼、有发生全脱位危险或所引起的屈光不正不能用镜片矫正时，可行手术摘除晶状体。

（六）临床路径

1. 询问病史

有无眼部外伤史。

2. 体格检查

散瞳后以裂隙灯检查晶状体，特别注意晶状体位置。

3. 辅助检查

必须行眼部超声扫描。

4. 处理

晶状体全脱位时，应考虑手术治疗。对晶状体半脱位的患眼，可根据对视力影响程度而确定是否手术摘除白内障。

5. 预防

避免眼部外伤。

二、晶状体先天异常

（一）晶状体形成异常

1. 概述

晶状体形成异常包括先天性无晶状体、晶状体形成不全等，属晶状体先天性异常。常伴有眼其他组织异常。

2. 临床表现

（1）先天性无晶状体

胚胎早期未形成晶状体板，为原发性无晶状体，极罕见。当晶状体形成后发生退行性变，使其结构消失，仅遗留其痕迹者为继发性无晶状体，多见于小眼球和发育不良的眼球。

（2）晶状体形成不全

晶状体泡与表面外胚叶分离延迟时会发生角膜混浊和后部锥形角膜及晶状体前部圆锥畸形。晶状体纤维发育异常时可发生晶状体双核或无核或晶状体内异常裂隙。

3. 诊断

根据裂隙灯下晶状体的形态可做出诊断。

4. 鉴别诊断

无晶状体眼：一般为白内障囊内摘除术后。无先天性眼病史。

5. 治疗

无晶状体眼可佩戴眼镜。

6. 临床路径

第一，询问病史有无自幼发生的眼病史。

第二，体格检查散瞳后以裂隙灯检查瞳孔区及晶状体。

第三，辅助检查必须行眼部超声扫描。

第四，无晶状体眼可佩戴眼镜，预防弱视。

第五，无有效措施预防发生。

（二）晶状体形态异常

1. 概述

晶状体形态异常包括球形晶状体、圆锥形晶状体、晶状体缺损和晶状体脐状缺陷等，属晶状体先天性异常。

2. 临床表现

（1）球形晶状体

第一，多为双侧。

第二，晶状体呈球形，直径和体积小，前后径较长。

第三，晶状体悬韧带松弛，晶状体前移，易加重瞳孔阻滞。滴用缩瞳剂后可使睫状肌收缩，晶状体悬韧带更松弛，晶状体前移而加重瞳孔阻滞，可导致急性青光眼发作。

第四，球形晶状体屈折力增大可致高度近视。

第五，常发生晶状体不全脱位，有时可发生全脱位。

第六，由于晶状体悬韧带延长牵拉力减弱，因而无调节功能。

（2）圆锥形晶状体

第一，晶状体前面或后面突出呈圆锥形或球形，通常为皮质突出。

第二，为少见的晶状体先天异常，前圆锥更为少见。

第三，可伴有不同类型的先天性白内障。

第四，常有高度近视，视力相当差。

（3）晶状体缺损

第一，多为单眼，也可为双眼。

第二，晶状体下方偏内赤道部有切迹样缺损，形状大小不等。

第三，缺损处晶状体悬韧带减少或缺如。

第四，晶状体各方向屈光力不等，呈近视散光。

（4）晶状体脐状缺陷

极少见。在晶状体前表面或后表面有一小的陷凹。

3. 诊断

根据裂隙灯下晶状体的形态可做出诊断。

4. 鉴别诊断

无特殊眼病与其鉴别。

5. 治疗

第一，无症状和无并发症时一般不必治疗。

第二，合并晶状体脱位时可行手术治疗。

6. 临床路径

第一，询问病史有无自幼发生的眼病史。

第二，体格检查散瞳后以裂隙灯检查瞳孔区及晶状体。

第三，辅助检查必须行眼部超声扫描。

第四，无症状和并发症时一般不必治疗。合并晶状体脱位时可行手术治疗。

第五，无有效措施预防发生。对于球形晶状体者应用睫状体麻痹剂使晶状体悬韧带拉紧，晶状体后移，解除瞳孔阻滞，预防青光眼发生。

第八章　视网膜疾病

第一节　视网膜动脉阻塞

一、视网膜中央动脉阻塞（CRAO）

（一）病因与发病机制

1. 血栓形成

高血压（动脉粥样硬化斑形成）、颈动脉粥样硬化、心血管疾病（风湿、二尖瓣脱垂等）、左心室肥大、心脏黏液病、心肌梗死后血栓形成、静脉内药物滥用、脂质栓子（胰腺炎）、医学检查与治疗（头颈部皮质类固醇注射、球后注射、血管照相术、淋巴造影术、子宫输卵管 X 线摄影术）、肿瘤等。眼动脉的分支通过泪腺动脉、额动脉、滑车上动脉和鼻背动脉广泛分布额面部，并与同侧和对侧额面部动脉有着丰富吻合支，在面部注射药物压力过高，导致逆行栓塞机制，可引起 CRAO 和脑部动脉血管栓塞表现。

心源性视网膜栓子的多中心研究发现，心脏疾病与急性视网膜动脉阻塞密切相关。CRAO 患者中，约 50% 存在器质性心脏疾病，但这些患者中只有 10% 的病情严重到需要抗凝治疗或手术。

CRAO 患者中，45% 会存在同侧颈动脉粥样硬化斑或狭窄。很多多中心研究已表明，颈动脉内膜切除术对治疗明显的颈动脉狭窄具有较好的效果。

2. 创伤（挤压、痉挛或直接的血管损害）

眶骨折修复手术、麻醉、穿通伤、鼻部手术、眼睑毛细血管瘤注射、药物或酒精性昏迷等。

（二）临床表现

1. 症状

发病前，部分患者会出现有短暂黑矇（即无光感）发作的先兆症状或无任何先兆，突然发生无痛性视力急剧下降（几秒钟内），完全性阻塞表现无光感，不完全性阻塞可残留部分视力，而有先天性睫状视网膜动脉患者，中心视力可保持正常。

2. 体征

急性 CRAO 患者的眼前段正常。如果同时伴有眼前段虹膜新生血管，则要考虑是否同时存在颈动脉阻塞。颈动脉阻塞可导致虹膜新生血管，从而引起眼压升高。如果眼压超过视网膜中央动脉的灌注压，则很容易发生视网膜动脉阻塞。

CRAO 发生后的几秒钟就可出现患眼瞳孔中度散大和相对性瞳孔传入阻滞的体征（直接光反射迟钝或消失，间接光反射灵敏）。在阻塞的早期阶段（2h 内），眼底看起来是正常的，但相对性瞳孔传人阻滞检查表现为阳性，如果阻塞是一过性或阻塞已自发消除，也可表现阴性。

全视网膜灰白水肿，但以后极部明显，呈弥漫性乳白色，黄斑呈现樱桃红点，是诊断 CRAO 的重要临床体征。视网膜内层的缺血坏死使视网膜呈现乳白色水肿混浊，黄斑区的视网膜菲薄，很容易透见到视网膜的色素上皮层和脉络膜，因此显示樱桃红点（紫红色）。最初视乳头可正常或边界不清，最终表现为视乳头苍白。视网膜的混浊水肿需要 4~6 周才能消失，视网膜血管狭窄和视乳头受损区的神经纤维层萎缩缺失。

视网膜动脉血管变细，血管颜色发暗。不完全阻塞的病例可见到节段性红细胞血柱缓慢移动。有睫状视网膜动脉的患者，由于该动脉起自睫状后短动脉，在发生 CRAO 时，该动脉供应血流正常。在大片灰白色视网膜水肿衬托下，视乳头颞侧保留一舌状正常视网膜颜色区域。

CRAO 中 20%~40% 的患眼可在视网膜动脉中看到栓子。最常见的是黄色闪光的胆固醇栓子。这种栓子主要来自颈动脉的动脉粥样硬化斑块。除此之外，还可能来自主动脉弓、眼动脉，甚至是视网膜中央动脉。胆固醇栓子通常很小，常不会完全阻塞视网膜动脉，因此常表现无临床表现。还有一种少见的栓子是来自额部皮下注射泼尼松，引起 CRAO。

在有些患眼中会观察到视乳头上的视网膜中央动脉中有不闪光的大栓子，周围视网膜动脉中有很多小的胆固醇栓子。虽然大小栓子在检眼镜下看起来有差异，但其实它们来源一致，只是大栓子周围聚集了大量的纤维蛋白——血小板组织。钙化栓子较胆固醇栓子少见，通常体积较大，阻塞程度更严重，一般来源于心脏瓣膜。视网膜动脉可见栓子的出现率与死亡率相关。可见栓子的病例死亡率为56%，而无栓子的病例死亡率为27%。与眼缺血综合征相似，其主要死亡病因为心脏疾病。但急性视网膜动脉阻塞中，发现栓子，并不提示颈动脉具有病理性狭窄或心脏病需要抗凝治疗或手术，需看心血管专科。

约20%的急性视网膜动脉阻塞会发展出现虹膜红变。视网膜中央静脉阻塞时，虹膜新生血管平均出现于阻塞后的5个月；而CRAO时，虹膜新生血管平均出现于阻塞后的4~5周，最早为1周，最晚为15周。阻塞严重且阻塞时间长的患眼更容易发生虹膜红变。如果阻塞在发病的最初几天得到解决，则很少发生虹膜红变。虹膜红变患眼65%可通过全视网膜光凝进行治疗。2%~3%的CRAO患眼可发展出现视乳头新生血管。与出现虹膜新生血管相似，假如在急性阻塞时同时出现视乳头新生血管，要高度怀疑是否存在潜在的颈动脉阻塞。

（三）诊断

1. 按摩眼球

可以应用Goldmann接触镜或通过手指按摩完成，持续压迫眼球10~15s，然后突然放松，这样不断重复。虽然眼球按摩很难冲走阻塞的栓子，但眼球按摩可扩张视网膜动脉，提高视网膜血流灌注量。眼内压突然升高后又突然下降可以增加86%的血流量。

2. 吸氧

持续低流量吸入95%氧和5%二氧化碳混合气体。虽然高浓度氧可使视网膜动脉收缩，但CRAO患者吸入95%氧后，氧可通过脉络膜扩散在视网膜表面维持正常的氧压力。另外，二氧化碳可使血管舒张，也可提高视网膜的血流量。

（四）治疗效果

发病初期，患眼的视力90%为指数和光感。如眼底可见栓子，则患眼视力普遍较差。CRAO患眼中，约25%患眼会存在睫状视网膜动脉供应黄斑区，其中80%患眼在两周后视力可提高至0.4以上。即使发病时只有中心视岛的可见视野，但治疗后其周边视野可以明显恢复。

CRAO患眼的最终视力通常为指数。但是对于存在睫状视网膜血管供应黄斑的患眼，视力可提高至1.0。受累视网膜对应的视野永久性缺损。CRAO发生后期，眼底改变包括视神经萎缩、视网膜动静脉变细和视网膜变薄。

二、视网膜分支动脉阻塞（BRAO）

（一）病因与发病机制

在急性视网膜动脉阻塞病例中，CRAO 约占 57%，BRAO 约占 38%，睫状视网膜动脉阻塞约占 5%。

BRAO 中，90% 以上为颞侧视网膜动脉阻塞。目前尚不清楚原因。

BRAO 的病因与 CRAO 相似。如果阻塞发生在动脉分叉点，一般都是栓子阻塞。

（二）临床表现

1. 症状

不累及黄斑患者，可感觉不到视力改变，或仅感到视力模糊或有固定黑影；累及黄斑者，可感到视力急性下降。

2. 体征

BRAO 表现为阻塞血管支配区域的视网膜变白（后极部最明显），而缺血区边缘处视网膜的白色更明显。推测与视神经纤维到达缺血区视网膜时轴浆流动受阻有关。30% 的患者可发现动脉栓子。

BRAO 后，病变区有时会出现新生血管，多见于糖尿病患者。也有极少数病例会出现虹膜新生血管。

检查时，可见到视网膜动脉侧支循环的形成，这也是 BRAO 后的特征性改变。BRAO 后的数周或数月后眼底外观可恢复正常。

（三）诊断

临床上表现为单眼无痛性视力急剧下降。后极部阻塞血管分布区视网膜明显苍白。系荧光素眼底血管造影术（FFA）可见受累血管充盈延迟，后期有时可见逆向充盈。

（四）治疗

BRAO 的治疗与 CRAO 相同。因为 BRAO 的视力预后明显好于 CRAO，因此，一般不采用具有创伤性的治疗手段，如前房穿刺、球后注射。

三、睫状视网膜动脉阻塞

（一）病因与发病机制

睫状视网膜动脉来自睫状后短动脉，一般是与视网膜中央动脉分开，从视乳头的颞侧进入视网膜。荧光造影检查中，约32%的眼底可见到睫状视网膜动脉，它与脉络膜循环同时充盈，比视网膜动脉充盈时间提前1~2s。

（二）临床表现

1. 症状

典型的临床表现为睫状视网膜血管分布对应区的旁中心暗点，经常不被患者察觉。

2. 体征

第一，单纯睫状动脉阻塞：一般视力预后良好。90%可恢复到0.5以上，其中60%可达到1.0。

第二，睫状视网膜动脉阻塞合并CRVO：约70%的患眼视力预后好于0.5，视力下降的主要原因可能与CRVO有关。CRVO的患者中约5%合并睫状视网膜动脉阻塞。目前病因尚不明确，推测可能因为睫状视网膜动脉的流体静力学压力与视网膜中央动脉相比，相对较低，当静脉血管系统压力升高时，睫状视网膜动脉容易发生血流郁积和血栓形成。睫状视网膜动脉阻塞合并CRVO时，静脉阻塞一般为非缺血型，因此很少发生虹膜红变和新生血管性青光眼。但是，如果此时CRVO为缺血型时，则很难发现同时存在的睫状视网膜动脉阻塞。

（三）诊断

旁中心暗点，眼底检查可见睫状视网膜动脉供应区的视网膜变白。因阻塞后视网膜受累面积较小，相对性瞳孔传入障碍通常为阴性。

（四）治疗

同视网膜分支静脉阻塞的治疗。

第二节　视网膜静脉阻塞

一、视网膜中央静脉阻塞（CRVO）

（一）病因与发病机制

1. 血流动力学改变

由于视网膜静脉系统是一个高阻力、低灌注的系统，所以对于血流动力学的变化十分敏感。血液循环动力障碍引起视网膜血流速度的改变容易形成血栓。例如，高血压患者长期小动脉痉挛，心脏功能代偿不全、心动过缓、严重心率不齐，血压突然降低、血压黏滞度改变等原因都会导致血流速度减慢而造成血栓形成。

2. 血管壁的改变

巩膜的筛板处，视网膜中央动脉和中央静脉在同一个血管鞘中，当动脉硬化时静脉受压导致管腔变窄，且管壁内皮细胞受刺激增生，管腔变得更窄，血流变慢，导致血栓的形成。另外一些全身以及局部炎症侵犯视网膜静脉时，毒素导致静脉管壁的内面粗糙，继发血栓形成，管腔闭合。

3. 血液流变学改变

大多数静脉阻塞的患者都患有高脂血症，血浆黏度以及全血黏度高于正常人群。有研究表明视网膜静脉阻塞患者血液里血细胞比容、纤维蛋白酶原和免疫球蛋白增高。当这些脂类和纤维蛋白原增多后，可包裹于红细胞表面使其失去表面的负电荷，因而容易聚集并与血管壁黏附。而且纤维蛋白原含量增加以及脂蛋白等成分增加使血液黏稠度增高，增加血流阻力而导致了血栓的形成。

（二）临床表现

1. 症状

患眼视力突然无痛性下降。少量出血或黄斑受累较轻的患者，视力下降不严重；大量出血者，视力可能降至数指或者手动。发病前，患者可能有持续数秒至数分钟的短暂视物模糊病史，然后恢复到完全正常。这些症状可能在数天或数个星期后重复出现，直到发病。

2. 体征

（1）眼前节检查

单纯 CRVO，眼前节检查一般正常，视力下降明显的患者同侧瞳孔中等程度散大，直接光反射迟钝，间接光反射灵敏。少数患者初次发作可发生玻璃体积血，少量积血造成玻璃体腔内有漂浮的血细胞；大量积血则出现玻璃体红色混浊，眼底窥不清。

（2）眼底检查

典型眼底改变是以视乳头为中心的点状和片状出血。中央静脉阻塞不完全的病例，视网膜出血量少，可见到围绕视乳头的放射状片状和火焰状出血，靠周边部是散在的点状和片状边界清楚的出血；还可见到视乳头无水肿，边界尚清；视网膜动脉形态正常或硬化变细，视网膜静脉扩张和迂曲；黄斑和视网膜水肿不明显。如果未治疗或治疗无效，不完全阻塞可转变成完全阻塞。

也可一开始就是完全型阻塞，眼底出现大量以视乳头为中心的放射状大片状和火焰状的视网膜出血，在黄斑周围，与视神经纤维走行一致呈弧形，往周边，视网膜出血程度逐渐减少和减轻。视乳头水肿，边界不清，生理凹陷消失和视乳头表面大量出血。中央静脉迂曲怒张，呈腊肠或者结节状，部分节段掩埋在出血下见不到。动脉也相应增粗，但有原发硬化者，可见到视网膜动脉铜丝状或银丝状并不增粗，可见到动静脉交叉压迫征。视网膜和黄斑水肿，缺血病例可见到棉绒斑。随着病程进展，出血逐步减少甚至完全吸收，出血吸收的时间取决于静脉阻塞的严重程度。出血吸收后，部分患者睫状视网膜侧支循环形成，黄斑水肿可持续存在很久，部分患者黄斑前膜形成。如出现新生血管，病程中还可能突然发生玻璃体积血。少数情况还可能合并视网膜动脉阻塞，尤其在缺血型 CRVO 比较常见。

3. 半侧视网膜中央静脉阻塞

约 20% 的人在视网膜中央静脉进入视神经的时候分为上下两支，在筛板后合并为一支。约 80% 的人上下两支没有合并，如果其中的一支阻塞则会发生半侧 CRVO。半侧阻塞所引起的病变范围大于分支阻塞，占整个眼底的 1/2～2/3。视乳头出现与阻塞部位一致的区域性水肿混浊。尽管只有半侧的视网膜被侵及，但是半侧 CRVO 在发病机制以及临床特点上都更接近 CRVO，而并非视网膜分支静脉阻塞。

（三）诊断和鉴别诊断

1. 诊断

视力突然下降，以视乳头为中心的放射状和火焰状出血，静脉血管迂曲扩张呈腊肠状，可诊断 CRVO。仅凭眼底表现很难准确区分缺血性和非缺血性，FFA 可帮助区别两者，同时还可帮助确诊黄斑水肿。有部分患者在疾病发生数月后来就诊，症状和体征往往不典型，仅发现轻度静脉充血和迂曲以及少量视网膜出血，需加以注意。

2. 鉴别诊断

（1）眼部缺血综合征

急性 CRVO 容易和眼缺部血综合征相鉴别，但病程较长的非缺血型 CRVO 的临床表现与眼缺部血综合征相似。两种疾病都有视物模糊的症状，也都可有出现短暂失明。CRVO 患者常常可以看到黄斑水肿，但是在眼部缺血综合征中少见。两种疾病都有静脉充血，但是眼部缺血综合征一般没有静脉迂曲。眼部缺血综合征视网膜出血一般位于中周部，CRVO 的视网膜出血位于后极部。

（2）血液高黏度综合征

双眼发生类似 CRVO 的症状，可能是血栓形成导致的 CRVO。CRVO 很少两侧同时发病，它经常发生于全身高凝疾病和血液高黏滞疾病的情况下。当双侧 CRVO，同时在身体其他部位发生静脉阻塞，应高度怀疑血液高黏度综合征，做相应的实验室检查。

（3）高血压视网膜病变

当高血压视网膜病变引起视乳头水肿时，临床表现与 CRVO 相似。但 CRVO 很少两侧同时发病，而高血压视网膜病变常常双眼发病，眼底静脉有扩张，但并不发暗，无明显迂曲；常常可以见到棉絮斑和黄斑区星芒状渗出；眼底有动脉硬化的表现，动脉呈铜丝或者银丝样改变，动静脉压迹明显。

（4）视网膜血管炎

可伴发视乳头血管炎症，可引起非缺血性 CRVO，与 CRVO 非缺血型的临床表现相似。血管炎性 CRVO 患者多为年轻男性，病程呈自限性，视力预后较好。视网膜出血在视乳头及邻近视网膜，如果疾病控制不佳，静脉阻塞发展，视网膜出血渗出加重，黄斑水肿明显，演变为缺血型 CRVO。

在治疗上，采用肾上腺糖皮质激素抗炎，如果反应好，可确诊为视乳头血管炎。

（四）治疗

1. 药物治疗

（1）活血化瘀

目前，一些药物对 CRVO 的治疗，包括应用抗凝剂和抗血小板凝聚药物（阿司匹林、肝素等），以及溶栓疗法和血液稀释疗法等，临床报道疗效不一，且不能对因治疗，并发症较多，很难为广大临床医生所接受。中医药经多年的临床应用证明有一定的疗效，所以，在我国临床广泛地应用各种活血化瘀的中药方剂或中成药用于本病的治疗。在临床多用复方血栓通、复方丹参或云南白药等，但因疗效标准不一致，多数结果未有大量随机双盲对照研究，使推广应用缺乏足够临床证据。

（2）肾上腺糖皮质激素

主要用于减轻黄斑水肿，玻璃体腔内或后 Tenon 囊下注射曲安奈德（TA）均可减轻 CRVO 引起的黄斑水肿，使视力有所提高或者稳定，但作用时间短，有多种的不良反应包括加速白内障进展、眼压升高以及眼内炎风险。

（3）玻璃体腔注射抗血管内皮生长因子（VEGF）

近年已有多个报告证实玻璃体腔注射贝伐珠单抗、雷珠单抗，治疗 CRVO 引起的黄斑水肿，在早期对视力的提高是明显的，但需重复注射。这些报告病例较少，且缺乏随机和对照。

2. 激光治疗

（1）治疗原则

①CRVO 发生后 6 个月内是虹膜新生血管出现的高危期，故最少每月随访 1 次，检查包括视力、裂隙灯、眼压和散瞳眼底检查，由于部分虹膜新生血管先出现在前房角，因此推荐作常规房角检查，如出现虹膜新生血管应立即进行全视网膜光凝术（PRP）；②对缺血型 CRVO，缺血范围>3ODD、视力低于 0.1 的患眼可作为预防性 PRP 的指征；从长期来看，较一旦发现虹膜新生血管后即作 PRP 者无突出的优点，但要坚持常做（每月）随访检查，对不可能做密切随访的患者，则应该进行预防性 PRP；③PRP 后患眼须每月随访，仔细观察虹膜新生血管，以决定是否再做 PRP 补充治疗或其他治疗，如证实虹膜新生血管已退缩，随访密度可渐渐减低。

（2）治疗方法

光斑 200~500μm，时间 0.1~0.5s，功率 0.3~1.0W，以产生Ⅱ级反应斑，两光斑间隔一个光斑直径的密度，激光光凝斑覆盖全部无灌注区，分别在激光光凝术后 12 周和 24 周行 FFA 复查，如有新的或光凝不全的无灌注区则进行补充光凝。适时治疗、定期随诊以及行 FFA 是提高治愈率的关键。早期预防性全视网膜光凝治疗缺血型视网膜静脉阻塞，一般需 1000~2000 个光凝点，分 3~5 次完成，并随访观察光凝前后眼部新生血管的消退和视力变化以及远期并发症的发生情况。

对非缺血性中央或分支静脉阻塞的黄斑水肿眼，可使用氪红激光诱导脉络膜视网膜静脉吻合，可防止其发展至缺血状态。在非缺血型黄斑水肿未发展至囊样变性之前，应用氩激光或 Nd：YAG 激光直接针对分支静脉光凝，激光能量的释放使静脉后壁和 Bruch 膜破裂，诱导建立脉络膜视网膜静脉吻合，可使非缺血型视网膜静脉阻塞所致黄斑水肿消退或减轻，从而改善视功能。由于激光脉络膜视网膜静脉吻合会加重缺血型 CRVO 纤维血管增生性并发症的危险，所以对于缺血型 CRVO 不推荐该项治疗。

3. 手术治疗

（1）玻璃体积血

适应 CRVO 出现玻璃体积血，治疗观察 1 个月不能自行吸收。术中清除视网膜前膜并行全视网膜光凝。

（2）视神经巩膜环切开术

是玻璃体切除联合视神经鼻侧巩膜环切开以解除对该处视网膜中央静脉压迫，有利于静脉的回流。适应于单纯 CRVO。这种手术有一定的并发症，要确定手术效果仍需要大量的临床随机对照研究及长期的临床观察。

二、视网膜分支静脉阻塞（BRVO）

（一）病因与发病机制

BRVO 的部位主要出现在动静脉交叉的位置，在这个位置上动静脉有共同的血管鞘，动脉一般位于静脉前方，硬化的动脉压迫静脉而导致血流动力学紊乱和血管内皮的损伤，最终导致血栓形成和静脉阻塞。多数的 BRVO 出现在颞侧分支，可能是因为这里是动静脉交叉最为集中的地方。血管性疾病还包括巨大血管瘤、Coats 病、视网膜毛细血管瘤等往往会引起 BRVO。

高血压是 BRVO 最常见的全身相关疾病，研究证明了静脉阻塞和高血压之间的重要关系。该研究还发现了分支静脉阻塞和糖尿病、高脂血症、青光眼、吸烟以及动脉硬化有关。而视网膜分支静脉的阻塞与饮酒和高密度脂蛋白的水平呈负相关。

组织病理学研究表明阻塞的血管都有新鲜或者陈旧的血栓形成。部分的病例能看到阻塞区域的视网膜缺血萎缩。所有的病例都有不同程度的动脉粥样硬化，但未发现同时有动脉血栓形成。

（二）临床表现

1. 症状

一般患者主诉为突然开始的视物模糊或者视野缺损，视力在 1.0 到指数不等。黄斑外区域的阻塞，视力较好，当黄斑分支受累时，视力明显下降。

2. 体征

眼球前段检查一般正常。分支静脉阻塞位于眼底一个或偶尔的两个象限，阻塞部位一般靠近视乳头，视网膜出血仅限于阻塞的分支静脉分布区域，以阻塞部位为顶点，呈扇形或三角形排列，以火焰状出血为主。也可少见地远离视乳头的后极部，如黄斑分支静脉阻塞。阻塞引起的血管异常，也可引起大量渗漏，呈黄白色，类似 Coats 病。

3. 辅助检查

（1）FFA

对于分支静脉阻塞的诊断和治疗有重要的指导意义。动脉充盈一般正常，但是阻塞的静脉充盈延迟，由于大量出血和毛细血管无灌注造成片状弱荧光，可见扩张迂曲的毛细血管，阻塞部位的视网膜静脉出现静脉壁荧光染色。病情较长患者，可出现动静脉异常吻合和新生血管大量的渗漏荧光，但是侧支循环血管无荧光渗漏。分支静脉阻塞累及黄斑则会出现黄斑水肿，黄斑花瓣样水肿可能包括整个黄斑区，也可能是部分，这取决于阻塞血管的分布。

（2）OCT

用于观察分支静脉阻塞后有无黄斑囊样水肿或视网膜弥漫水肿、神经上皮层脱离、视网膜出血、视网膜前膜、视乳头水肿等。在治疗过程中，可准确观察黄斑水肿消退情况。

（三）诊断和鉴别诊断

1. 诊断

主要依据典型的临床表现和 FFA 特征，确诊并不难，但应区分缺血型还是非缺血型，并应努力寻找引起分支静脉阻塞的原因。

2. 鉴别诊断

（1）糖尿病视网膜病变

该病为血糖升高引起，一般为双眼发病，出血可位于眼底任何部位，散在点状和片状。在缺血区常可见散在微血管瘤和硬性渗出。静脉迂曲扩张没有 BRVO 明显。但是静脉

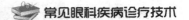

阻塞患者有时也可能合并有糖尿病，容易与单眼发病的糖尿病视网膜病变相混淆。

（2）高血压视网膜病变

有明显动静脉交叉改变和视网膜出血的高血压视网膜病变容易与 BRVO 相混淆。高血压视网膜病变常常是双眼发病，眼底有动脉硬化，动脉呈铜丝或者银丝样改变，有动静脉交叉压迫征。静脉有扩张，但并不发暗，无明显迂曲。眼底出血表浅而稀疏，常常可以见到棉絮斑和黄斑区星芒状渗出。而 BRVO 患者多为单眼发病，静脉高度迂曲扩张，血液淤滞于静脉血管呈暗红色。

（四）治疗

1. 全身药物治疗

参阅视网膜中央静脉阻塞。

2. 激光治疗

BRVO 研究组的研究结果对于黄斑水肿和新生血管这两个 BRVO 最主要的特征性病变的治疗有着很大的指导意义。

（1）黄斑水肿

由于部分 BRVO 患者有一定自愈倾向，视力有时都能自行恢复，所以患者在发病后的3 个月内一般不建议采用激光光凝治疗。光凝范围在黄斑无血管区的边缘与大血管弓之间，光斑大小为 100m，视网膜产生灰白色 I 级反应斑。4~6 周后复查 FFA。黄斑持续水肿的患者需要在残留的渗漏区补充光凝。

（2）视网膜新生血管

FFA 发现有视网膜缺血区，就要及时进行缺血区视网膜光凝，预防发生新生血管，从而降低玻璃体积血发生率。已经发生视网膜新生血管者，仍要在视网膜缺血区及周围补打激光。激光光斑大小为 500μm，视网膜出现白色（II 级）反应斑。

3. 视网膜动静脉鞘膜切开术

动静脉鞘切开术适用于动静脉交叉压迫引起的 BRVO。因视网膜动脉和静脉被包裹在一个鞘膜内，动脉硬化对相对缺乏弹性的静脉产生压迫，通过切除该鞘膜可解除压迫。该手术对恢复视网膜的血液灌注，使视网膜内出血和黄斑水肿减轻有较好的效果，但不能改善已出现的视网膜无灌注状态，所以该手术适宜在 BRVO 早期进行。

第三节 视网膜血管炎

一、视网膜静脉周围炎

(一) 病因与发病机制

视网膜静脉周围炎的病因与发病机制至今不明，许多学者提出与结核感染有关，但结核杆菌直接引起该病的可能性较小。Eales 病的发病机制是对视网膜自身抗原的免疫反应。在 Eales 病患者的玻璃体中发现血管内皮生长因子（VEGF）含量明显升高，提示它们可能参与了眼内新生血管增生反应，视网膜缺血缺氧可能是 VEGF 释放增多的直接原因。还有一些报道认为与神经系统疾病、多发性硬化等因素有关。

(二) 临床表现

双眼可同时发病或先后发病，大多在 1 年之内，双眼严重程度可不一致。

1. 症状

早期病变只是在周边部，患者常无自觉症状。当周边部的小血管有病变但出血量不多者，患者仅有飞蚊症现象，视力正常或轻度下降，常不被患者注意。当病变侵及较大静脉，出血量增多而突破内界膜进入玻璃体时，患者感觉视力突然下降至眼前指数、手动，甚至仅有光感。如黄斑未受损害，玻璃体积血吸收后，视力可恢复正常。临床上经常看到大多数患者直到视力出现突然下降时才来就诊。

2. 体征

（1）眼球前段

大多无异常，在有些患者会出现虹膜红变和房角新生血管，引起青光眼。

（2）视网膜血管改变

早期视网膜静脉的改变常见于周边部眼底的小静脉扩张，扭曲呈螺旋状，最初仅见某一支或几支周边部小静脉受累。受累的静脉周围视网膜水肿，附近有火焰状或片状出血。病情继续发展可逐渐累及整个周边部小静脉，并波及后极部及大静脉。一些静脉可变狭窄，周边部或一个象限小血管可逐渐闭塞，可见到血管呈白线状，FFA 显示大片无灌注区。也有一开始就有大静脉受累。静脉周围可有白色渗出鞘，大静脉局部扩张扭曲和小静脉扭曲、异常吻合。

（3）视网膜渗出

当视乳头附近静脉被波及时，可引起视乳头水肿。静脉血管渗漏可形成血管白鞘。严重病例可有黄斑水肿甚至囊样水肿，黄斑区有时可见星芒状渗出。渗出明显的病例，在视网膜下形成大量黄白色渗出物，类似外层渗出性视网膜病变。

3. 辅助检查

（1）FFA

在视网膜静脉周围炎的诊断中，FFA 起到至关重要的作用。当患者视力还是 1.5 的时候，后极部视网膜血管及黄斑区可看不到任何异常，但在周边部或周边部的某一个象限可能已出现了小静脉的扭曲，荧光素渗漏，甚至已出现大片血管闭塞区。如果波及大静脉可在后极部或中周部发现某支静脉或某个象限静脉扩张，荧光素渗漏，甚至大片血管闭塞区和出现新生血管膜，说明病情已久。新生血管膜荧光素渗漏可表现棉花团样高荧光，较晚期病例新生血管膜可演变为纤维增生膜。出血不太多的病例，在 FFA 中可看到玻璃体内片状飘浮物呈低荧光，可遮蔽不同的视网膜部位但很快飘过。玻璃体积血由于重力的原因往往沉积在下方，呈遮蔽荧光，在造影过程中可始终遮蔽局部的视网膜结构，所以下方玻璃体积血吸收后要再次进行 FFA 检查，若发现血管闭塞应及时视网膜光凝治疗。造影要求进行双眼检查，并注意周边部，尽早发现另一只眼的早期病变，以免延误治疗。

（2）B 型超声波检查

适用于玻璃体大量积血的患者。因很多眼底疾病可以引起玻璃体积血，为排除裂孔性因素引起的玻璃体积血，应每周做一次 B 型超声波检查，发现有视网膜脱离图形，要立即手术治疗。

（三）诊断和鉴别诊断

1. 诊断

青壮年反复的玻璃体积血，主诉眼前黑影飘动或仅有飞蚊症。眼底检查，周边部无论是见到 1 支或数支静脉小分支血管扭曲，部分血管有白鞘，附近有小片状出血或渗出，即可做为本病的诊断依据。FFA 可明确诊断。

2. 鉴别诊断

（1）外层渗出性视网膜病变（又名 Coats 病）

本病是以毛细血管异常扩张，视网膜内、下大量黄白色渗出，血管异常，小动脉可呈球形瘤样扩张、呈梭形或串珠状，动静脉均可受累。可有血管闭塞及继发性视网膜脱离，早期病变多见于周边部。静脉周围炎的早期病变也发生在周边部，病程晚期视网膜也可出现大量渗出，视网膜血管闭塞和微血管瘤形成。但静脉周围炎没有像 Coats 病那样的异常毛细血管扩张，发病年龄没有 Coats 病早，病程较短，玻璃体可反复出血。Coats 病多单眼发病，静脉周围炎多双眼先后发病。根据病史及眼底表现不难鉴别。

（2）急性视网膜坏死

初发视网膜坏死病灶也多见于视网膜周边部，动静脉均有闭塞。但视网膜坏死较早出现黄白色点团状渗出病灶，如未及时治疗很快发展到中后大动脉闭塞和出血，伴玻璃体炎症和视网膜坏死穿孔。FFA 检查，血管闭塞区更加清晰，周边部动静脉血管均有闭塞，并可看到血管闭塞的影子。但患者没有反复玻璃体积血的病史，抗病毒治疗效果较好。

（3）视网膜中央静脉阻塞

以视乳头为中心至视网膜周边部可见广泛性火焰状、放射状出血，中央静脉迂曲、扩张，FFA 检查与视网膜静脉周围炎明显不同。

（四）治疗

1. 药物治疗

在刚出现玻璃体积血的病例要注意休息，半卧位，让积血沉到下方，不会遮住黄斑而影响视力。

（1）止血及活血化瘀药物

中西药物结合治疗，少量玻璃体积血，可完全吸收。

（2）肾上腺糖皮质激素

可抑制炎症反应和减轻黄斑水肿，激素的用量要根据患者的临床反应、病情的变化适当调整。泼尼松 30~60mg，每日 1 次，病情好转后渐减量，维持数月，以防复发。

（3）抗结核药物

如发现全身有活动性结核病灶，应抗结核治疗。未发现身体其他部位结核病变者，其在 Eales 病治疗中所起的作用仍存在争议。

2. 激光治疗

适应视网膜血管无灌注及新生血管形成，其原理是减少视网膜耗氧量，从而减少新生血管生长因子的形成，并封闭视网膜微血管异常渗漏。视网膜光凝可以阻止玻璃体积血等并发症的出现，并能加速视网膜出血及黄斑水肿的吸收。激光治疗后仍应定期复查，一些患者病情仍会发展，血管闭塞区可继续扩大，新生血管可继续产生。激光治疗后 1 个月应复查 FFA，不但是判断病情是否发展，而且是检验光凝治疗效果的重要手段，如发现新的血管闭塞区或新生血管可再次行激光治疗。

3. 玻璃体手术

大量玻璃体积血观察 1 个月不吸收，就要及时做玻璃体手术，清除玻璃体积血，同时也清除玻璃体内炎性因子、分解产物和渗出物，减轻对视网膜的刺激，从而阻止病情的发展。术中对增生膜要尽量剥除，解除对视网膜的牵拉，防止发生视网膜脱离；对血管闭塞区要进行眼内视网膜光凝，以防再增生和出血。

二、节段性视网膜动脉周围炎

（一）病因与发病机制

病因与发病机制至今仍不明确。一些学者认为，本病是多种原因致机体免疫功能异常引起的自身免疫性血管炎。可能是视网膜动脉对不同抗原的一种免疫反应。很多病例报道与一些全身病如结核、梅毒、红斑狼疮、弓形体、鼻窦炎及疱疹病毒感染等疾病有关，并根据以上病因处理后病情及眼底炎症明显好转。

（二）临床表现

1. 症状

患者视力轻度或中度减退，眼前有黑点飘动，有时视物变形或有闪光感。

2. 体征

本病常合并葡萄膜炎，如全葡萄膜炎，眼前节可有睫状充血，角膜后灰白色点状沉着物，房水混浊，玻璃体有点状或絮状混浊，屈光间质不清晰，眼底无法看清。当炎症好转，玻璃体混浊减轻后，可发现视网膜动脉壁上呈节段排列、如指环状或袖套样的黄白色渗出斑，此种表现在邻近视乳头的一二级分支和动静脉交叉处更明显。动脉管径可狭窄，炎症处动脉管壁不透明，一些小分支动脉可呈白线状。视网膜静脉大多数正常，少数静脉可有扩张。在病变的动脉附近，视网膜有水肿和出血，在后极部也可出现脉络膜炎的病灶。当动脉周围的炎症消退时，动脉管壁的指环状渗出可逐渐变淡变小，常为黄白色亮点，最后逐渐消失，不留痕迹。

3. FFA

视网膜动脉充盈和静脉回流时间较迟缓，动脉管径不规则，但血流通畅，甚至呈白线状的血管仍有血流通过。造影晚期动脉管壁可有荧光染色。如有静脉受累，静脉可迂曲、扩张，管壁染色。

（三）诊断和鉴别诊断

此病较少见，但根据眼底的特殊表现，视网膜动脉呈现节段状指环状白鞘，动脉管径狭窄，一些动脉小分支白线化，视网膜静脉大多正常，可确定诊断。早期易误诊为全葡萄膜炎，但只要看清眼底的典型表现不难鉴别，还应与不全动脉阻塞等疾病相鉴别。这些疾病可结合病史、眼底表现、眼底血管造影、实验室检查明确诊断。

（四）治疗

因病因不明，只能采取对症治疗。在病变活动期间可全身或局部应用肾上腺糖皮质激素、血管扩张剂、维生素类和中医中药等治疗。如合并前葡萄膜炎除局部应用肾用腺糖皮质激素外，应联合散瞳和局部热敷等治疗。一些学者报道，诊断性抗结核治疗取得明显疗效。

三、霜样树枝状视网膜血管炎

（一）病因与发病机制

病因不十分明了，大多病例报道可能与病毒感染有关。但一些患者发病前无任何诱因，全身检查无特殊表现，多见于健康青少年，对短期肾上腺糖皮质激素治疗敏感，患者预后良好。一些学者把此类患者称之为特发型。而另一些患者有一定病因，如人类免疫缺陷病毒（HIV）和巨细胞病毒感染，除有本病典型的眼底表现外多合并全身疾病，此种患者年龄较大，并发症较多，较难治愈，这种类型有学者称为全身型。

（二）临床表现

1. 症状

多无任何诱因发病。常为双眼，可突发眼红，视力不同程度下降，视力最差可致光感。

2. 体征

眼前段可正常或睫状充血，角膜后可见沉着物，房水、玻璃体可有尘状或雾状混浊。眼底检查，视乳头多正常，或有轻度充血水肿。视网膜血管无明显迂曲、扩张，特征性的眼底表现为视网膜血管周围白色渗出，像挂满冰霜的树枝，从后极部直达周边部视网膜均可见，多以中周部显著，少数以后极部为主。动静脉均可受累，但多以静脉受累更为明显。有些病例视网膜可有点状或片状出血，黄斑部可出现水肿，严重病例视网膜水肿、渗出，可出现渗出性视网膜脱离。病情好转后，静脉管壁白色渗出吸收或留下白鞘，黄斑水肿消退后局部可有色素紊乱或陈旧渗出。根据黄斑水肿的时间和程度，视力可有不同程度的恢复。较严重病例视网膜血管可闭塞，新生血管膜形成等并发症。

3. 荧光素眼底血管造影

FFA 早期视网膜可无异常表现，静脉期视网膜血管出现渗漏，随造影时间延长，视网膜可出现广泛性血管通透性增加，静脉更为明显。如有视乳头水肿，造影晚期视乳头荧光染色，边界不清，黄斑区毛细血管的渗漏，造影晚期可见黄斑囊样水肿。

（三）诊断和鉴别诊断

1. 诊断

根据典型的眼底改变及 FFA 大多可确诊。对于可疑病例可做全身检查、实验室检查、血清 HIV 抗体检查，以排除全身并发症。

2. 鉴别诊断

该病应与急性视网膜坏死综合征、Eales 病、中间葡萄膜炎相鉴别。

（1）急性视网膜坏死综合征

是以动脉为主的视网膜血管炎，病灶多从周边部开始，可有黄白色大量渗出及出血，根据 FFA 和临床表现可鉴别。

（2）Eales 病

累及的血管也多为静脉，管壁可伴有白鞘，但多为周边部静脉受累，玻璃体可反复出血。

（3）中间葡萄膜炎

睫状体平坦部呈雪堤样改变，而霜样树枝状视网膜血管炎不会有这些改变。

（四）治疗

特发型患者对肾上腺糖皮质激素反应良好。如有病毒感染的患者，可在抗病毒同时使用肾上腺糖皮质激素治疗。

四、双侧视网膜动脉炎伴多发性瘤样动脉扩张（IRVAN）

（一）病因与发病机制

IRVAN 的病因和发病机制尚不明了。

（二）临床表现

1 症状

多数患者无症状，于体检时发现，或因玻璃体混浊引起的眼前黑影飘动而就诊，就诊时通常视力较好。当发生黄斑区渗出或缺血、玻璃体积血和新生血管性青光眼时，患者视力明显下降。

2. 体征

在发病前，可先有前段葡萄膜炎和（或）玻璃体炎。但多数患者眼前节正常和玻璃体无炎症改变。该病的眼底特点是在视乳头附近的动脉和动脉分叉处出现瘤样动脉扩张，也可分布整个视网膜。视乳头充血和边界不清，视乳头动脉也可出现瘤样扩张，常引起视乳头周围视网膜内硬性渗出。视乳头周可有放射状出血和（或）散在视网膜内出血。静脉不规则扩张和有血管鞘膜，周边部小血管广泛闭塞，交界处毛细血管扩张和异常吻合。在严重的病例可发生从周边到黄斑的血管闭塞和缺血、玻璃体积血和新生血管性青光眼。最终，视神经萎缩和无光感。长期追踪发现眼底的动脉瘤可增加或自发消退，表现是一种血管炎性的游走性改变，受影响的动脉节段性炎症使得血管壁强度减弱，在流体静压力的作用下可变成囊状或典型的纺锤形扩张，当血管炎症消失时血管壁的强度恢复，动脉瘤减小，甚至恢复到正常血管轮廓。

3. 辅助检查

（1）FFA

能清楚显示视乳头和周边视网膜成串的大动脉瘤，一般位于动脉的分叉处，并有荧光素渗漏，周边部视网膜可见广泛毛细血管无灌注区。

（2）吲哚菁绿血管造影（ICGA）

能显示在眼底检查和 FFA 都不能发现的脉络膜血管异常，造影早期显示脉络膜大血管扩张和渗漏荧光。中期，进一步显示脉络膜血管有炎症性改变，有异常的血管灌注和血管壁损伤，在周边有斑片状低荧光区，证实有脉络膜小血管的阻塞。可是全层或者部分的脉络膜炎症损伤，或者是脉络膜基质层萎缩，使脉络膜显示异常。ICGA 也能显示扩张的视网膜动脉瘤，在整个 ICGA 造影过程中能保持因 FFA 渗漏荧光而模糊的血管壁的轮廓。

（3）OCT

可显示视网膜水肿和黄斑下局限性视网膜脱离。

（三）诊断和鉴别诊断

1. 诊断

双眼发病、视网膜血管炎、视网膜动脉分叉处瘤样扩张和视神经视网膜炎，具备这 4 个主要体征可确诊 IRVAN，3 个次要体征是周边毛细血管无灌注、视网膜新生血管和黄斑水肿。FFA 可清楚地显示这些病变，有确诊意义。ICGA 和血清学检查可协助诊断。

2. 鉴别诊断

主要和视网膜动脉扩张和血管炎症性疾病相鉴别。

（1）视网膜大动脉瘤

常见于老年人，多伴有高血压、糖尿病者病史。多为单眼发病。后极部视网膜大动脉处动脉瘤样扩张，一般只有一个，呈圆形，多有出血，周边部没有无灌注区。

（2）视网膜静脉周围炎

周边部眼底病变与视网膜静脉周围炎相似，但后者多为中青年男性，病变以静脉受累为主，不伴有视网膜中央动脉主干分支的瘤样动脉扩张。此外有反复发作病史。

（3）成人 Coats 病

可有粟粒样扩张的血管瘤，一般位于周边部视网膜，伴有较多的硬性渗出，广泛的毛细血管扩张呈梭形、囊样或串珠样。

（四）治疗

1. 药物治疗

该病是一种视网膜血管炎症性的改变，可使用肾上腺糖皮质激素治疗，但口服泼尼松 30mg/d 无效，静脉滴注甲泼尼龙 500mg/d 效果较好，但只是单个病例的报告，效果并不肯定，需要进一步证实。

2. 激光治疗

（1）适应证

视网膜毛细血管无灌注区和渗漏、黄斑水肿。

（2）治疗方法

直接光凝视网膜无血管区和渗漏的毛细血管，黄斑水肿采用栅格样光凝渗漏点。

（3）注意事项

避免直接光凝瘤样扩张的动脉，以免引起动脉的阻塞，但黄斑颞侧的动脉瘤可以直接光凝，因为它是末端血管。

3. 玻璃体腔内注药

对有视网膜新生血管和黄斑水肿患者，可玻璃体腔内注射抗 VEGF 药物（雷珠单抗或贝伐珠单抗），能显著地抑制视网膜新生血管。抗 VEGF 很少单独使用，一般是作为其他治疗的辅助治疗，必要时可补充多次注射。也有单个病例报告玻璃体腔内注射曲安奈德或植入地塞米松缓释剂能有效减轻黄斑水肿和提高视力。

第四节　黄斑疾病

一、中心性浆液性脉络膜视网膜病变（简称"中浆"）

（一）病因与发病机制

中浆的流行病学特征是好发于中青年男性，男女比例（5~10）：1，常单眼发病，较容易复发。中浆患者通常是 A 型性格的人，并常有紧张、劳累以及睡眠不足的因素，并且在一些库欣综合征、长期应用肾上腺糖皮质激素的患者，或者妊娠期女性也可见到。推测其可能与体内皮质激素的失衡，以及交感神经的兴奋有关，已在相关研究中得到证实。

20 世纪 60 年代随着 FFA 的出现，人们对中浆的发病机制有了进一步认识。在 FFA 检查中，荧光素从视网膜色素上皮层点状渗漏，聚集在神经上皮下，说明视网膜的外屏障 RPE 连接复合体功能的失代偿。随着病情的恢复，荧光造影中 RPE 的功能可以完全恢复，不留任何渗漏荧光的痕迹，说明中浆的异常荧光渗漏是 RPE 细胞连续性中断，而非 RPE 细胞死亡。若患者病情迁延不愈，部分患者同样可出现不同程度的 RPE 的色素脱失，以及不同程度色素上皮和神经上皮的损害。因此部分学者提出了 RPE 功能异常学说，他们认为中浆的发病机制是 RPE 个别细胞功能异常，或者广泛 RPE 细胞功能异常导致的液体渗漏到神经上皮下。

近年来随着 ICGA 的出现，对中浆的病理机制有了更新的认识。ICGA 中发现部分中浆患者的不仅仅有 RPE 的渗漏，相应位置的脉络膜，甚至是非病灶区的脉络膜出现早期局部脉络膜毛细血管的充盈迟缓，大中静脉的扩张，和局部脉络膜毛细血管扩张渗漏；而且往往在对侧未发病的眼也常常见到多灶性的脉络膜毛细血管通透性增加。这也提示中浆其实是双眼的疾病。ICGA 中表现为中晚期多个弥散的高荧光斑，提示了某种因素引起的脉络膜局部血管的痉挛，灌注不良，以及周围脉络膜血管代偿性的扩张，通透性增加。因此，一些学者提出了脉络膜血管异常学说，他们认为病变根本在脉络膜血管，往往脉络膜血管通透性增加的范围远大于 RPE 的损害的范围，RPE 下液体压力过高，RPE 是继发的功能失代偿。其他因素包括感染、妊娠等，其致病的准确机制尚不清楚。

（二）临床表现

1. 症状

急性期的患者，仅仅感到患眼视力稍模糊，检查视力可以正常或轻度远视，但常有视物变暗和（或）变色，逐步视力下降。大多患者是突然出现单眼视力下降，中心暗影和视物变小。慢性患者，因病程迁延不愈，通常会有不同程度的视力下降，严重的患者也可导致失明。慢性患者多数是双眼先后出现视力下降，程度不同，或单眼反复发作，或症状持续性超过半年。

2. 体征

初次起病或急性期的患者视力一般不低于 0.5，可矫正。眼部无炎症表现。多数患者眼底可见黄斑区或旁黄斑区圆形或类圆形的神经上皮脱离区。部分患者可以见到局灶性的 RPE 脱离区，表现为边界清晰的圆形病灶，前置镜下呈边界清晰的浆液性泡状隆起。慢性患者的视力可下降到 0.1 甚至更低，其原因主要是长期黄斑区脱离导致感光细胞的损害，以及 RPE 的萎缩。眼底表现可出现局灶的色素脱失和增生，少数严重的患者可出现下方大泡状视网膜脱离。严重的患者甚至出现继发性视网膜色素变性样改变。

3. 辅助检查

（1）FFA

典型的 FFA 表现为静脉期出现色素上皮损害的点状高荧光，荧光素可呈炊烟样渗漏或墨迹样渗漏。晚期可见神经上皮脱离的弱荧光晕环荧光积存，部分病例出现浆液性 RPE 脱离，表现为边界清晰、范围大小不变的随造影时间逐渐增强的高荧光斑，部分病例渗漏点位于 RPE 脱离区。

不典型的 FFA 表现多为迁延性的或反复发作的病例，新旧病灶混杂，表现为多灶性的色素上皮损害，呈现出局灶性的斑片状高荧光，渗漏点可不明确。RPE 色素脱失表现为透见荧光、增生表现遮蔽荧光。

因长期神经上皮脱离，液体受重力作用往下方走，所以 RPE 可呈沙漏样改变。

若出现视网膜脱离，浅脱离一般在下方中周部，脱离时间久了脱离区视网膜血管通透性会增加，毛细血管可从下方周边部开始闭塞，而上方非脱离区视网膜血管不会有改变；严重的病例下方可出现泡状的视网膜脱离。部分患者可出现 RPE 撕裂，多出现在 DRPE 的患者，因常伴有多个 RPE 浆液性脱离。

（2）ICGA

造影早期脉络膜毛细血管局部小叶充盈迟缓，呈相应的低荧光，相应的区域脉络膜大中静脉毛细血管扩张以及毛细血管通透性增加，在造影中期可见扩张的血管以及斑片状的弥散的高荧光斑。

迁延的病例局部脉络膜毛细血管闭塞，在晚期可见清晰的低荧光灶。RPE 脱离在 ICGA 表现为早期相应的低荧光，中晚期可见高荧光，边界清晰。神经上皮脱离表现为晚期可见一个弱荧光晕环。很多患者对侧正常眼也会有局灶性脉络膜血管扩张、通透性增加的改变，说明中浆是双眼的疾病。

（3）OCT

神经上皮脱离表现为神经上皮层隆起，其下为液体积聚的低反射或无反射区，底部见一高反射光为 RPE 与脉络膜毛细血管层。RPE 脱离显示为视网膜神经上皮层与一高反射的 RPE 层一起隆起，脱离区下方为清亮的液体，低反射。脉络膜层反射光带要比非脱离区脉络膜反射低。

（三）诊断和鉴别诊断

1. 诊断

突然出现视物变形或变色，眼底后极部见到边界清楚的盘状或小泡状隆起，OCT 证实黄斑区神经上皮脱离或色素上皮脱离，以及 FFA 显示"炊烟状"或"墨迹状"荧光渗漏，可以确诊中浆。部分患者有中浆反复发作病史，病程迁延不愈，超过半年，视力矫正不佳，中心固定暗点；OCT 提示黄斑区神经上皮脱离，FFA 显示多灶性 RPE 损害，或弥漫性 RPE 脱色素透见荧光；以及一些长期神经上皮脱离继发的改变可诊断为慢性中浆。

2. 鉴别诊断

(1) 黄斑囊样水肿

一般伴有原发病变如糖尿病性视网膜病变，视网膜中央静脉阻塞，或葡萄膜炎引起的黄斑囊样水肿。很少伴有神经上皮的脱离，是神经视网膜的增厚。OCT 检查显示视网膜内有多个囊腔形成，FFA 显示晚期黄斑区荧光渗漏呈花瓣状，可以与中浆相区别。

(2) 特发性息肉状脉络膜血管病变 (PCV)

部分 PCV 可以以中浆样的改变发病，伴有神经上皮的脱离：或者以 RPE 脱色素脉络膜萎缩改变的 PCV 较容易与慢性中浆混淆。PCV 患者年龄较中浆发病年龄大，从眼底上，PCV 患者常伴有视网膜下出血，以及橘红色的结节病灶。ICGA 是主要的鉴别要点，PCV 做 ICGA 可见异常的脉络膜血管网，末端扩张呈囊袋样，晚期囊袋可见冲刷现象，血管网部分晚期可见地图样高荧光染色。这些现象在中浆的 ICGA 检查中都没有。

(3) 特发性脉络膜新生血管 (ICNV)

患者视力较差，多伴有视物变形，一般在黄斑区可看到一个灰白色的病灶，周围多伴有水肿，仔细观察有些可见到视网膜层或视网膜下的出血点，或环状的出血。FFA 检查，在动脉期一般可见到边界清晰的脉络膜新生血管网，随时间荧光素渗漏，晚期高荧光染色。中浆的渗漏点一般出现在静脉期后，可作为两者的鉴别点。

(四) 治疗

1. 教育

如果患者是明显的 A 型性格，并且有诱因如睡眠不足、精神紧张、劳累，以及在使用肾上腺糖皮质激素，应告知患者纠正不良生活习惯，尽可能从根本上消除诱因。

2. 观察

中浆有着良好的自愈特性，最适合的一线治疗是观察。已知高水平的内源性或外源性皮质类固醇是发生中浆的病因，应询问患者是否正在使用含有该类药物的鼻腔喷雾剂、关节内注射或其他隐含皮质类固醇药物，应停止使用，将内源性和外源性皮质类固醇调整到正常后，90%患者可自愈。研究证实，中浆患者在有明显症状近 4 个月的时候，中心凹感光细胞发生萎缩。因此，如果 3 个月症状不消失，考虑给予积极的治疗。如果对侧眼因同样的疾病已经造成了视力下降，先发眼应马上考虑给予治疗。

3. 药物治疗

可服用一些活血的中成药和营养神经类药物，如复方血栓通和多种维生素，但这些药物没有特异性。最近有用抗皮质类固醇疗法治疗急性和慢性中浆取得较好效果的报道，用利福平 600mg/d。不良反应有头痛和恶心，具体疗效尚需大量病例观察。大量临床资料表明，肾上腺糖皮质激素使用后可加重病情，可能诱发大泡性视网膜脱离，应避免使用。肾上腺糖皮质激素导致病变加重的机制尚不明确，烟酸也可加重本病，应避免使用。

二、特发性脉络膜新生血管（CNV）

（一）病因与发病机制

本病病因与发病机制尚不清楚，患者多为中青年，单眼发病居多，病程持久，呈间歇性发作，最后形成机化瘢痕，常常导致视力严重损害。

（二）临床表现

1. 症状

主要症状为中心视力下降，视物变形。

2. 体征

黄斑部灰色浸润病灶伴视网膜下出血，呈类圆形，大小约 1/4 视乳头直径（disc diameter，DD），很少超过 1 个 DD。在急性阶段，病灶周围可有盘状视网膜脱离。病程较长的患者，病灶周围可见亮白色的硬性渗出。FFA 早期可见脉络膜新生血管显影，呈花边状、轮辐状、树枝状或者不规则形，荧光素很快渗漏形成强荧光病灶，后期强荧光病灶范围扩大，边界模糊。

3. 辅助检查

相干光断层成像仪（OCT）表现为 RPE 和脉络膜毛细血管层的反射光带局限增强。较小的 CNV 通常表现为梭形的强反光团，大的 CNV 则是较大范围的不规则增厚，同时伴有 RPE 和脉络膜毛细血管层的变形，如果 CNV 突破 RPE 层进入视网膜神经上皮层下，则表现为神经上皮内的锥形隆起高反射，锥体内为低反射。

（三）诊断和鉴别诊断

1. 诊断

第一，发生于中青年，中心视力下降，视物变形。

第二，眼底黄斑区灰色病灶伴视网膜下出血。

第三，眼底无高度近视及其他眼底改变。

2. 鉴别诊断

（1）年龄相关性黄斑变性（渗出型）

发病年龄较大，多数在 50 岁以上。病变范围较大（常常超过 1DD），常累及双眼（可先后发病）。有玻璃膜疣及色素的改变等。而 ICNV 多发生于中青年，多单眼发病，眼底病灶很少超过 1DD 直径，无其他眼底改变。

（2）多灶性脉络膜炎（MFC）

多灶性脉络膜炎可并发 CNV，与 ICNV 相比两者临床症状类似，均好发于中青年，预后较差，不同之处如下。①眼别：多灶性脉络膜炎常双眼发病，而 ICNV 常单眼发病。②眼前节改变：MFC 早期有前葡萄膜炎临床表现，而 ICNV 无前葡萄膜炎临床表现。③眼底表现：ICNV 患者黄斑区灰色病灶伴视网膜下出血，无高度近视及其他眼底改变。MFC 患者视乳头周围、后极部及中周部散在多发性（3 个~数百个）圆形或椭圆形灰黄色病灶（≥300μm）。④FFA：ICNV 呈典型 CNV，无须再行 ICGA，黄斑区及周围无或见少于 2 个的病灶染色。MFC 伴发 CNV 在活动性病灶造影早期呈弱荧光，后期染色。在非活动性病灶造影呈挖凿样改变（圆形或类圆形萎缩凹陷灶，边界清楚），透见荧光和色素遮蔽。1/3 病例伴发典型 CNV 表现，ICGA 检查病灶呈弱荧光，有助于发现早期病灶。

（3）弓形体脉络膜视网膜炎

患者有猫狗接触史，常伴有前房及玻璃体炎症反应，黄斑区及周围和中周部挖凿样病灶。如为陈旧性则表现为 2~3DD 大小的类圆形瘢痕病灶，中央灰白色纤维组织，周围色素圈。如为再发性则表现为新鲜的坏死灶，卵圆形轻隆起的白色绒毛病灶，周围伴色素性瘢痕。FFA 检查病灶染色，0.3%~19% 的患者并发 CNV。血清弓形体抗体检查 IgG 和 IgM 阳性，与 ICNV 容易鉴别。

（四）治疗

1. 激光光凝

激光光凝是利用激光的光凝固原理，眼内色素性物质吸收激光光能转化为热能，使眼内组织发生凝固。激光光凝曾被广泛应用于 CNV 的治疗，但是仅适用于位于黄斑中心凹 500μm 以外的边界清楚的 CNV。而且激光光凝不能阻止新的 CNV 形成，光凝后 CNV 的复发率也较高。所以目前已逐渐被光动力疗法（PDT）及抗 VEGF 治疗所取代。

2. PDT

PDT 是通过静脉注射一种光活性物质—维替泊芬，联合低能量激光照射引起光化学反应，造成细胞的直接损伤，包括血管内皮细胞损伤和血管内血栓形成，达到破坏 CNV 组织的作用。它的优势在于能够选择性破坏 CNV 组织，而不损伤 CNV 周围组织的正常功能。适用于所有 CNV 患者（包括黄斑中心凹下 CNV），是 ICNV 的有效治疗之一。根据患者的体表面积计算维替泊芬的用量，使用电子输液泵在固定的时间内进行注射。照射激光光斑大小取决于 FFA 记录的 CNV 病灶大小，设置为 CNV 最大直径再加上 1000μm，激光能量通常设置为 50J/cm^2，照射 83s。嘱附患者术后 48h 内避免阳光照射，建议户外活动时穿长袖衣服，戴防护眼镜。目前，抗 VEGF 药物的应用使 PDT 的应用有所减少。

3. 玻璃体腔内抗 VEGF 药物治疗

经睫状体平坦部，穿刺玻璃体腔内注入抗 VEGF 溶液 0.1L。由于当前使用的抗 VEGF 药物作用持续时间较短，通常需要重复注射以控制病情。

三、黄斑水肿（ME）

（一）病因与发病机制

1. 血视网膜屏障破坏

视网膜和血液循环系统之间有两种屏障：外屏障（视网膜与脉络膜之间，由 RPE 细胞间的紧密连接构成）和内屏障（由视网膜毛细血管壁内皮细胞间的闭锁小带构成）。正常时内、外屏障可以通过主动转运和被动转运过程阻止血浆成分自由进入视网膜。当缺血、缺氧、炎症、变性、外伤、手术等原因损伤血视网膜屏障时，VEGF 和炎症相关因子生成增多，致使血管通透性改变，大分子物质及大量水分子从血管内渗出到血管外，最终导致黄斑水肿，如糖尿病性视网膜病变黄斑水肿、视网膜静脉阻塞引起黄斑水肿等。

2. Starling 组织水肿理论

Starling 理论是指静水压和渗透压共同作用下液体流动方向发生改变而导致组织水肿形成的理论。血管阻塞引起血管内压力增高，加上视网膜组织处于缺血状态，血管发生自身调节性扩张。

3. 机械牵拉作用

黄斑前膜或玻璃体对黄斑及其周围视网膜血管的牵拉可导致视网膜毛细血管扭曲、血视网膜屏障受损，从而引起黄斑水肿。

（二）临床表现

1. 症状

视物变形、变暗及视力下降，部分患者可能出现中心暗点。

2. 体征

黄斑区视网膜增厚，中心凹反光不规则且模糊，大部分反光消失。当中心凹区视网膜内囊腔形成，中心凹颜色可加深或有蜂窝状外观。严重者出现视乳头水肿和点状出血，甚至发生黄斑板层裂孔。黄斑水肿常由眼部其他疾病引起，因此，应注意检查眼部的原发疾病表现，进行相应的描述和诊断。

（三）辅助检查

1. FFA

可以很好的评估难治性黄斑水肿的渗漏程度，作为诊断的金标准广泛运用于临床。不同病因导致的黄斑水肿，除各自相应体征外，还可见黄斑部弥漫性的深层荧光渗漏或呈花瓣样强荧光。如糖尿病黄斑水肿（DME）中可见由微血管瘤、小血管及毛细血管异常导致与病变部位及疾病进展有关的弥漫性深层荧光渗漏；视网膜静脉阻塞（RVO）引起的黄斑水肿则为静脉扩张迂曲，晚期静脉管壁着染；葡萄膜炎表现为后极部静脉广泛渗漏如圣诞树状，伴有视乳头渗漏。

2. ICGA

单纯黄斑水肿只影响视网膜层，除了黄斑水肿增厚的遮蔽荧光斑外，一般脉络膜血管造影为正常表现。在葡萄膜炎患者，可出现脉络膜低荧光和高荧光等改变。

3. OCT

黄斑水肿表现中心凹消失，严重可隆起，神经上皮层较正常明显增厚，节细胞层、内外丛状层以及光感受细胞层的光反射下降。黄斑囊样水肿（CME）可见有数个反射均匀的囊样暗区。

（四）诊断和鉴别诊断

1. 诊断

有视力下降和（或）视物变形，眼底检查中心凹反光消失或有蜂窝状改变，可诊断疑似黄斑水肿。

OCT 检查有典型黄斑区视网膜增厚或出现液性囊腔、FFA 检查显示晚期黄斑区荧光染色或出现花瓣状荧光素沉积，可确诊黄斑水肿或黄斑囊样水肿。

2. 病因诊断

黄斑水肿不是一个独立的疾病，它是多种疾病引起的一种相同的临床表现，因此，在诊断黄斑水肿时，一定要找出原发疾病，也就是病因诊断。一定要进行仔细的眼底检查和辅助检查，鉴别出引起黄斑水肿的病因诊断，为针对病因治疗提供确实的依据。

3. 鉴别诊断

（1）先天性视网膜劈裂

一种 X 连锁遗传疾病，由于视网膜劈裂基因（RS1 基因）发生突变而导致的一种遗传性眼底疾病，是引起男性青少年黄斑变性的主要原因。常为年幼时起病，眼底彩照可发现黄斑区存在囊样微隙（蜂窝状），纤细的微褶皱，黄斑色素紊乱；周边型则多在颞下出现光滑视网膜扁平或球形隆起，部分患者可见到萎缩形内层卵圆形裂孔或大的视网膜裂孔，因劈裂的内层含有视网膜血管而呈血管幕帘状。大多数患者黄斑和周边部病变同时存在。OCT 显示黄斑区外丛状层出现许多纵形空腔，空腔之间被纵隔分开，劈裂的范围可超过黄斑旁达周边黄斑区。mfERG 可发现 b 波降低、a 波正常。而黄斑水肿多由其他眼部疾病引起，患者发病年纪较大。

（2）特发性黄斑裂孔

中心视力下降，视物变形、变色、变暗。临床特征为黄斑中心凹全层裂孔，孔周有积液环。多由玻璃体对视网膜的切线牵拉导致。OCT 显示特发性黄斑裂孔呈黄斑区视网膜神经上皮全层缺损。

（五）治疗

1. 曲安奈德

曲安奈德（TA）能显著减低细胞间的通透性，同时下调细胞间黏附分子-1 的表达，还可以抑制花生四烯酸和前列腺素的生成，减少血管内皮生长因子基因的表达，并且通过稳定细胞膜和增强紧密连接，从而加强血视网膜屏障功能。

（1）适应证

用于治疗糖尿病性视网膜病变（DR）、RVO、葡萄膜炎或内眼手术引起的黄斑水肿。

（2）方法

在无菌条件下表面麻醉后进行，向玻璃体腔中央注入 TA 2~4mg，必要时 3~6 个月之后重复一次。

2. 地塞米松缓释植入物

近年研制的一种可降解的地塞米松缓释植入物（Ozurdex，0.7mg）植入玻璃体腔内，可长时间保持玻璃体腔内地塞米松的有效浓度，有效提高了继发于 DR、RVO、非感染性葡萄膜炎和放射性黄斑水肿的治疗水平，改善视力。植入后随访 6 个月发现，植入缓释剂的 BCVA 提高速度在 30d 到 90d 时明显快于对照组，但无论是 0.35mg 还是 0.7mg，BCVA 很难维持到 180d。而且反复植入地塞米松缓释物是否对水肿的消退更加有效，还有赖于进一步长期随访。在国内目前还处于Ⅲ期临床试验阶段。

（1）适应证

用于治疗 DR、RVO、葡萄膜炎、放射性治疗后或内眼手术引起的黄斑水肿。

（2）注入方法

结膜表面麻醉后，注入物通过一个特制的仪器连接 22G 注射管将其注入玻璃体中。

（3）并发症

与 TA 类似，详细叙述请参看第十章，但发生青光眼、白内障的概率较 TA 低。有极少数的病例报道称注入植入物后眼压降低。

3. 碳酸酐酶抑制剂

（1）适应证

可用于 DR、RVO、视网膜色素变性、内眼手术等引起的非难治性黄斑水肿。

（2）方法

可口服用药醋甲唑胺，50 毫克/次，2 次/天，通常连续使用不超过 3 天。也有眼部局部滴用多佐胺滴眼液，一次 1~2 滴，每日 2 次，持续用药 1 个月，后根据病情需要调整用药时间。

（3）并发症

长期口服使用可引起水、电解质紊乱，对肝肾功能有所损害。

4. VEGF 抑制剂

（1）适应证

临床上多用于治疗由 DR 和视网膜静脉阻塞引起的黄斑水肿及其他眼部疾病引起的黄斑水肿。

（2）方法

玻璃体腔内注射方法同 TA 注入法，所用注射剂量根据具体药物不同而异，如贝伐单珠抗为 1.5mg，雷珠单抗为 0.5mg。

5. 手术治疗

（1）适应证

由玻璃体或前膜牵拉引起的黄斑水肿和一些药物治疗经久不愈或对激光光凝等非手术治疗无反应的黄斑水肿。

（2）手术方式的选择

①静脉分叉处鞘膜切开术适应分支静脉阻塞引起的黄斑水肿；②视乳头放射状切开术适应视网膜中央静脉阻塞引起的黄斑水肿，其实际效果需要进一步证实；③玻璃体切除联合眼内光凝和 TA 玻璃体腔注入适应血管性疾病和视网膜血管炎性疾病；④联合内界膜剥除适应弥漫性 DME 患者对光凝没有反应的黄斑水肿；⑤单纯玻璃体切除适应黄斑前膜、玻璃体黄斑牵拉综合征和格栅样光凝治疗无效的 DME。

四、遗传性黄斑变性

（一）卵黄状黄斑营养不良（Best 病）

1. 病因与发病机制

此病为不规则的常染色体显性遗传性疾病，但亦有散发病例。致病基因位于 11 号染色体的 q13 上，此基因表达 RPE 上的一种功能未定的跨膜蛋白。男女发病概率相等，患者或基因携带者的后代有 50% 的发病概率。

有报道认为 Best 病是由于遗传导致的部分酶代谢障碍引起的，原发病变在 RPE 层，是由于异常物质（如脂褐质）等堆积于 RPE 和视网膜下吞噬细胞中，但目前对于脂褐质在该病中出现并造成卵黄样损伤的机制尚不清楚。

2. 临床表现

（1）症状

发病人群常为幼年及青年，早期视力正常，可稳定于 0.4~0.6 多年，直至卵黄病灶内出血或破碎，可导致突发性视力显著下降。

（2）体征

常为双眼对称性发病，部分先后发病。根据病情进展分 4 个阶段，各阶段特点如下。

①卵黄病变前期：中心凹处可见黄色小点，似微小蜂窝状结构。②卵黄病变期：此期为典型表现，黄斑中央有橘黄色类圆形或椭圆形轻微隆起，0.5～3DD 大小，边界清楚，呈半透明状，周围一圈黑色镶边，视网膜血管横跨其上。形态类似煎鸡蛋时中央的蛋黄。病灶常单个出现，但部分患者在后极部会看到多个大小不一呈卵黄样损伤的病灶。此期因病变位于 RPE 下，感光细胞尚未受损，视力多正常或轻度异常。③卵黄破碎期：似蛋黄打碎的形状，由于黄色损害突破 RPE 进入视网膜下腔，部分形成假性蓄脓外观（病灶内物质脱水沉降在囊下部，上方为液体，并可见液平面）。另外部分患者可伴有视网膜下新生血管形成，出现渗出、出血。此期视力可突然下降。④萎缩期：后期病变吸收，在黄斑区形成脉络膜视网膜萎缩灶，可见新生血管的纤维瘢痕及色素增生形成。视力中度到重度减退。

3. 辅助检查

（1）FFA

早期卵黄完整时，呈遮蔽荧光。卵黄破裂时，可见不规则的透见荧光和遮蔽荧光相混杂的状态，假性蓄脓液平下方呈遮蔽荧光，上方呈透见荧光。若已有视网膜下新生血管形成，则呈现新生血管造影表现。萎缩期为透见荧光，其中可夹杂斑点、斑片状遮蔽荧光，如有瘢痕形成，晚期纤维团块染色呈强荧光，甚至萎缩至脉络膜中大血管清晰可见。

（2）OCT

表现为黄斑区光感受器层和 RPE 之间中度密度反射区域，大小与眼底检查所示淡黄色隆起病灶相近。随病情进展，该中度密度反射区域变厚，使其上的神经视网膜层抬高，中心凹结构消失。卵黄破碎期可见感受器层和 RPE 之间形成空腔，内可见散在高反射物质。萎缩期可见 RPE 与脉络膜复合体萎缩变薄，神经视网膜层变薄，若并发 CNV 时可见高反射的新生血管膜，RPE 连续性中断。

（3）眼电图

特征性改变常早于临床症状出现，所有本病患者及携带者的 EOG 均异常，光峰/暗谷比（Arden 比）常低于 1.5。

4. 诊断

根据本病的临床表现进行诊断：①有明显的家族史；②黄斑区典型的卵黄样损伤，但视功能良好；③典型的 FFA 改变；④ERG 正常而 EOG 异常。本病的诊断并不困难。

5. 鉴别诊断

主要与成年型 Best 病鉴别。

（1）年龄相关性黄斑变性

当年龄较大的卵黄状黄斑营养不良患者眼底出现 RPE 萎缩或脉络膜新生血管膜及脉络膜视网膜萎缩斑时，眼底病变易与老年性黄斑变性相混淆，结合患者是否有家族史及电生理检查异常可以鉴别。

（2）黄斑区炎症性病变

如由弓形虫引起的视网膜脉络膜炎。当卵黄样物质破碎后，黄色物质分布在黄斑区呈大小不等的片块，与黄斑区炎症非常相似，但炎症病变在前房及玻璃体中有细胞，无家族史，EOG 正常。

（3）眼底陈旧性出血

眼外伤或脉络膜新生血管膜可引起黄斑中心凹下出血，血红蛋白分解后表现为黄色，类似于卵黄状黄斑营养不良的卵黄样病变，但根据后者有家族史、病变累及双眼、ERG 正常但 EOG 异常，而前者有外伤史或其他易并发脉络膜新生血管病变史等可资鉴别。

6. 治疗

Best 病的视力预后一般较好，本病无特殊治疗。当并发 CNV 时，可考虑行 PDT 或抗 VEGF 治疗。

（二）Stargardt 病

1. 病因与发病机制

主要为常染色体隐性遗传，常发生于近亲结婚的后代，也有显性遗传的报道。受累基因是 ATP 结合转运基因（ABCA4 基因）。Stargardt 病的发病过程可归纳如下：首先由于 ABCA4 基因的突变导致其编码产物 Rim 蛋白的缺陷，而视杆细胞外节膜盘上 Rim 蛋白的缺陷又可导致外节中 N-亚视黄基磷脂酰乙醇胺（N-RPE）的积聚，含 N-RPE 的膜盘被 RPE 细胞吞噬后，N-RPE 的副产物 A2E 在 RPE 细胞中积聚引起 RPE 细胞的功能障碍或死亡，该产物为一种酸性黏多糖，堆积在 RPE 细胞内侧面，可诱发黄斑区光感受器细胞（视锥和视杆细胞）的变性及萎缩。

2. 临床表现

（1）症状

可没有症状，但最常见的是双眼视力对称性进行性下降，大部分视力逐渐下降至 0.1，无法矫正，部分下降至指数。伴有畏光、色觉异常、中心暗点和暗适应缓慢。视觉预后与发病年龄相关，发病越早预后越差。

（2）体征

①早期：眼底完全正常，易被误诊为癔症性弱视、球后视神经炎或伪盲。②进展期：最早出现中心凹反光消失，继而黄斑区出现颗粒状色素及黄色斑点，中心凹似乎蒙上一层透明漆或蜗牛黏液。斑点是 RPE 细胞内脂褐质的聚积，也可是局部脱色素和萎缩区域。分布的区域随着时间而变化，与视力下降无关。斑点呈颗粒状或融合状，分布于中心位置，可表现中央深棕色，外面是环形灰黄色颗粒，状如牛眼。逐渐形成双眼对称横椭圆形境界清楚的萎缩区，横径约为 2DD，纵径为 1.5DD 豌豆状，如同被锤击过的青铜片样外观，眼底检查时呈灰黄色或金箔样反光。③晚期：后极部 RPE、视网膜神经上皮及脉络膜毛细血管层进一步萎缩，裸露脉络膜大中血管及白色巩膜。

3. 眼底黄色斑点

眼底黄色斑点是从后极部到周边部视网膜深层的灰黄色斑点，形态可呈圈点状、鱼尾状等，大小在 100~200μm。在病情发展过程中，常不断吸收又不断出现。曾经被描绘成一种与 Stargardt 病完全不同的疾病，现在一致认为眼底黄色斑点和 Stargardt 病在基因上相连，前者代表了 Stargardt 病临床上的一个亚型。然而，眼底黄色斑点与 Stargardt 病有着很多不同。眼底黄色斑点患者发病较晚和视力下降较慢，病情较轻；眼底表现为广泛视网膜受累及，斑点密集散布在后极部并一直达中周部眼底，但很少累及黄斑，所以患者的视力较好。

4. 辅助检查

（1）FFA

FFA 在诊断 Stargardt 病的作用有限，不作为常规检查。然而，当眼底改变不明显时，FFA 可提供有意义的线索。①早期：当眼底表现正常时，FFA 可显示斑点状透见荧光，由中央区 RPE 早期萎缩引起。因此，此阶段 FFA 敏感性较高，对早期病例的诊断起较大作用。②进展期：双眼黄斑部对称性椭圆形斑驳状透见荧光，病程较久者双眼黄斑区可见典型的对称性"牛眼"（靶心）状色素上皮萎缩区，呈斑点状透见荧光杂以斑点状遮蔽荧光。脉络膜背景荧光减弱或消失，这是由于 RPE 细胞内脂褐质沉积，使得脉络膜荧光受阻，导致背景荧光普遍减弱，此时可见视网膜毛细血管更为清晰，称为脉络膜湮灭，大约 62% 的患者有这个表现。周围视网膜黄色斑点呈透见荧光。③晚期：原有的椭圆形透见荧光边界更清楚，在其内出现类圆形或不规则的 RPE 合并脉络膜毛细血管萎缩，其下脉络膜中大血管清晰可见。

（2）眼底自发荧光（FAF）

FAF 异常增加代表了 RPE 内脂褐质的过度聚积，反之，FAF 减少与 RPE 代谢活性降低相关，常有局部萎缩伴继发光感受器丧失。异常的 FAF 强度是 *ABCA4* 相关疾病的早期表现，并与严重性相关。

（3）OCT

可早期发现 RPE 内的脂褐质沉积和光感受器缺损，能比 FAF 更精确地发现局部病变的严重性，在 FFA 尚未显示黄斑有病变时，OCT 已能发现光感受器缺损的程度。这些发现提示光感受器丧失发生在 RPE 死亡之前，为探讨 Stargardt 病的病理生理提供了新的理论基础。晚期，视网膜外层完全萎缩，视网膜和脉络膜均变薄。

（4）视野

早期视野正常，随着病情发展，出现相对性中心暗点，晚期有绝对性中心暗点。周边视野一般正常，在广泛视网膜萎缩的严重病例，可出现视野缩小。另外，当发生绝对中心暗点时，患者出现旁中心固视，多位于在黄斑上方。

（5）色觉

在病变的早期色觉损害较轻，主要是轻微的红绿色觉障碍，在较晚期阶段则以后天获得性色觉障碍为主，法-孟氏 100 色度试验检查主要表现为蓝色盲。

5. 诊断和鉴别诊断

（1）视锥细胞营养不良

多为常染色体显性遗传，起病年龄分布较广。中心视力下降，伴有明显的畏光、昼盲及眼球震颤。电生理检查可见明视 ERG 异常或不能记录；暗视 ERG 正常，EOG 正常或轻度异常。暗适应视锥部分异常，视杆细胞大部分正常。色觉表现为严重的红蓝色觉损害或全色盲。

（2）视网膜色素变性

常染色体显性、常染色体隐性及性连锁隐性遗传方式均有报道。以夜盲、视野缩小、眼底骨细胞样色素沉着和光感受器功能不良为特征。FFA 表现为斑驳状强荧光，病变发展明显时有大面积强烈的透见荧光，色素沉着处为遮蔽。视野检查有中周部暗点或环形暗点。ERG 表现为 a、b 波波峰重度降低或熄灭。EOG 光峰/暗谷明显降低或熄灭。

（3）卵黄状黄斑营养不良

常染色体显性遗传，有明显家族史。多发生于 5~15 岁的幼儿及少年。黄斑区有对称的圆形或卵圆形黄色或橘黄色囊性隆起，边界较清，大小 0.2~2DD。ERG 正常，EOG 光峰/暗谷降低。

6. 治疗

目前尚无有效治疗方法。病变呈进行性发展，出现黄斑变性者视力预后较差。嘱患者避免长时间的户外日光直射，可通过戴防蓝光眼镜来避免强光对黄斑的损伤。

因为维生素 A 促进 RPE 沉积脂褐质，长期补充维生素 A 有增加维生素二聚体形成的作用，有利于脂褐质合成和沉淀，因此 Stargardt 病患者应避免补充维生素 A。可给予叶黄素、玉米黄质、血管扩张剂、维生素 B、维生素 C 等支持药物。基因治疗是一个方向，但还没有应用于人类的报告。

（三）视锥细胞营养不良

1. 病因与发病机制

本病选择性地损害视锥细胞，伴不同程度的视杆细胞损害，现认为与视锥细胞自身结构或酶异常有关，发现与鸟苷酸环化酶激活剂 1A（GUCA1A）基因的突变密切相关。临床和病理检查均证实病变主要累及视网膜黄斑部，表现为视锥细胞萎缩、黄斑部 RPE 萎缩、色素脱失和细胞内积聚大量的脂褐质颗粒，部分病例可有视网膜血管变细或脉络膜毛细血管萎缩。

2. 临床表现

（1）症状

20 岁前发生视力下降或色觉障碍，白天畏光、视物模糊而夜间好转的现象等。视力进行性下降，也可迅速降至 0.1，甚至指数或手动，视力低下时可出现眼球震颤。

视锥细胞营养不良分为静止型和进展型两类。前者主要表现为色觉障碍，视力下降不明显，偶有弱视和眼球震颤；后者常在 20 岁前发生进行性色觉和视力下降，伴有昼盲或畏光，极少发生夜盲。

（2）体征

①静止型视锥营养不良：黄斑区多表现正常。②进展型视锥营养不良：眼底病变双眼对称，早期眼底基本正常或双眼黄斑区对称性的靶心样脱色素改变，中心凹反光消失。随着病情进展，黄斑部可见青灰色或金箔样反光，RPE 萎缩，呈牛眼状或圆形变性灶。部分为弥漫性色素脱失，边界不清。晚期可见脉络膜毛细血管萎缩。周边部偶可见局灶性色素沉着。

3. 辅助检查

（1）FFA

常可有 4 种眼底表现，造影过程中均无荧光素渗漏。①牛眼征：最典型且常见，横椭圆形强荧光区域，环绕着呈弱荧光的靶心。②后极部大片状强荧光区，与无荧光区分界清楚。③黄斑区弱荧光灶，并可透见其下萎缩的脉络膜中大血管。④类似于 Stargardt 病及眼底黄色斑点表现。

（2）OCT

可早期发现 RPE 内的脂褐质沉积和光感受器缺损，主要表现为黄斑区光感受器层消失，RPE 萎缩变薄，其上可见散在高反射颗粒样沉积物，中心凹的外层视网膜变薄。

（3）视野检查

进展型可见中心暗点。

4. 诊断和鉴别诊断

（1）Stargardt 病

除黄斑区有对称的靶心状色素上皮萎缩区外，萎缩区边界不清，周围还有散在的眼底黄色斑点，萎缩区边界不清，ERG 明适应不会出现无波形或波形很低。

（2）中心性晕轮状脉络膜营养不良

视乳头周围常有环状萎缩，黄斑部见对称性界限清楚的脉络膜萎缩。

5. 治疗

暂无特殊治疗。但在疾病早期给予改善血液循环药物、脑源性神经营养因子或维生素 E，或可延缓疾病的进展。随着基因诊断和治疗水平的不断提高，从基因水平治疗本病的前景较乐观。

（四）其他遗传性黄斑变性

l. Haab 病

（1）症状

此病患者在 50 岁开始出现中心视力下降，但眼底无明显改变，常在 70 岁及以后才出现明显眼底改变。

（2）体征

早期黄斑区色素点状沉着，其后色素呈团块状，散在分布，后期形成瘢痕与老年黄斑变性相似，但无出血、脉络膜血管硬化等表现。

（3）治疗

暂无特殊治疗。

2. 中心凹蝶形样色素上皮营养不良

（1）症状

大部分视力无明显下降，部分患者可伴有视力下降，也可有视物变形。但是，几乎所有的病例，都只是体检发现病变。

（2）体征

双眼后极部对称性 RPE 色素沉着，中心呈斑块状，由此向外延伸出色素条纹，呈蝴蝶形或其他形状。色素堆积基本上不累及 RPE 层以内或以外的层。其旁有脱色素区镶边。视网膜血管保持原有形态走形其上，视乳头、视网膜和脉络膜组织均正常。

（3）辅助检查

①FFA：中心凹处蝴蝶状色素遮蔽荧光，周围常有强荧光环绕（脱色素区），眼底未见荧光素渗漏和着色。②EOG：异常，说明色素上皮弥漫性损害。③ERG：正常。④视野：除了有轻度的中心敏感度降低外，视野基本正常。⑤暗适应及色觉：正常。

（4）诊断和鉴别诊断

由于本病特殊的蝶形眼底变化，诊断与鉴别诊断不难。

（5）治疗

暂无特殊治疗。

3. 视网膜色素上皮网状营养不良

（1）症状

视力早期无影响，进展期轻度受损。一般为常规眼底检查才发现眼底异常。

（2）体征

①初期：黄斑中心凹处可见色素颗粒聚集，逐渐形成网状结构，并且向外延伸，网状结构可延伸约 4~5DD。②进展期：网状结构呈不规则形，颜色稍变淡。③晚期：病灶色素逐渐脱失，网状结构的网眼存在于色素沉着周围，一般小于 1DD，形状不规则。

（3）FFA

造影期间在黄斑网状结构网眼区可见强荧光，色素沉着区呈遮蔽荧光，视网膜血管正常，造影期间未见明显渗漏灶。

（4）视功能检查

视野、色觉、暗适应、ERG 正常，EOG 一般在正常值的低限。

（5）诊断和鉴别诊断

根据特殊的眼底特点——黄斑中心凹色素堆积及周围细小的多边形网眼结构包绕可诊断。鉴别诊断不难，偶尔眼底黄色斑点征、眼底血管样条纹的患者也可见这样的网状结构，需注意鉴别。

（6）治疗：暂无特殊治疗。

五、急性特发性黄斑病变（AIM）

（一）病因与发病机制

AIM 准确发病机制不明，是一种 RPE 的炎症过程和较小程度的视神经炎症。OCT 显示一种黄斑感光细胞外层缺损与 RPE 细胞损伤和增生的表现。有研究发现疾病经过 RPE 层增厚和恢复后增厚消失，故认为 RPE 层增厚是水肿而不是 RPE 增生。患者发病前多有上呼吸道感染症状，因此 AM 的发病可能与柯萨奇病毒感染有关。急性期视力下降与黄斑区视网膜外层损伤有关，随着视网膜外层恢复，患者视力也逐渐提高。

（二）临床表现

1. 症状

发病前有流感样或高烧等前驱症状，在发烧同时或高烧退却后突然单眼视力严重下降至 0.1 或更低的水平，伴中央暗点及视物变形。视力下降与病灶的位置有关，位于黄斑中心凹者视力下降明显，位于偏中心凹者可以没有视力下降或下降在 0.2~0.3 之间。不会出现眼红痛、闪光和黑影飘动。

2. 体征

单眼或双眼发病，患眼无充血，眼球前段检查正常。玻璃体多正常或通过接触镜才能见到的少量玻璃体细胞。典型表现是黄斑区约 1DD 大小圆形浅黄色区，边界清楚，病变内可见到金黄色细点或环形带。

有浆液性视网膜神经上皮层脱离者，可见到病变不规则隆起，在色素上皮层可见小的灰色斑。病变一般位于黄斑的中心位置，也可是偏中心，偏中心患者的视力相对好些，在 0.2~0.3。某些病例可有视网膜下渗出，呈绒毛状，白色的外观显示为炎性细胞或碎屑。还可能出现其他的炎症表现，如视乳头炎、静脉炎、视网膜内出血等。

大多数 AIM 患者的自然病程是在几周内渗出性改变完全吸收和视力几乎完全恢复正常

（视力到 0.8 或更好），遗留下病变区色素上皮萎缩性改变和中央不规则的多色素沉着，表现为"牛眼样外观"。如果并发有视乳头炎，随着黄斑病变恢复正常，视乳头炎也会消失。

3. 辅助检查

（1）FFA

在 AIM 急性期，FFA 早期阶段，RPE 病变部位出现不规则高荧光；在晚期，黄斑区湖泊状高荧光，中央可有不规则斑状低荧光。有神经上皮层脱离者，视网膜下染料聚积和达到神经上皮脱离区 RPE 以外的区域，也会发生强荧光，类似于浆液性色素上皮脱离的表现。在恢复期，呈中央低荧光（遮蔽荧光）和环形高荧光（窗样缺损）的牛眼外观，与典型的 RPE 损伤愈合后改变相一致。在合并视乳头炎的病例，视乳头荧光染色，极少出现轻微静脉周荧光染色。

（2）ICGA

除了与渗出性脱离相一致的轻微低荧光和色素增生的遮蔽脉络膜荧光外，没有其他明显表现，低荧光表现在造影的晚期才最明显。在无渗出性黄斑脱离和色素上皮增生患者，造影早期病灶呈环形低荧光，中央色素细胞遮蔽荧光。造影中期，中央遮蔽荧光不变，病灶呈环形点状高荧光。造影晚期，脉络膜荧光消退，黄斑环形高荧光也完全消退，仅留下圆形阴影。整个造影过程没有早期血管强荧光和后期渗漏的 CNV 表现。

（3）OCT

急性期黄斑区神经上皮外核层和外丛状层增厚，组织水肿和结构不清，外界膜可见但高低不平，光感受器内外节段均缺失。病变恢复期，RPE 增生而增厚，视网膜外层增厚可消失，光感受器内外节段层可恢复。长期随访，高清晰 OCT 仍可见到光感受器外节不完整，增厚的 RPE 层可逐步回退到接近正常厚度，可遗留局部隆起。

（三）诊断和鉴别诊断

1. 诊断

有感冒发烧病史，突然出现单眼或双眼视力模糊伴中心黑影，黄斑区出现盘状色素紊乱和恢复后表现牛眼样外观。OCT 显示早期黄斑区外层视网膜水肿增厚，感光细胞内外节段缺失，恢复期色素上皮层增生增厚。FFA 显示早期病变区低荧光，晚期呈"湖泊状"染色。

2. 鉴别诊断

（1）中浆

AIM 在黄斑区形成圆形病灶和浆液性神经上皮脱离，容易和中浆相混淆。OCT 和 FFA

可用于区别两者。①OCT 检查：AM 表现黄斑区视网膜光感受器内外节段缺失和色素上皮增厚，中浆表现是神经上皮和（或）色素上皮脱离。②FFA 检查：AIM 表现是早期低荧光和晚期湖泊状高荧光，中浆是墨迹样或炊烟样荧光渗漏。

（2）特发性脉络膜新生血管

AIM 患者的 ICGA 不会出现与 CNV 相一致的早期新生血管高荧光和晚期的荧光渗漏表现；OCT 表现早期光感受器内外节段缺失和恢复期色素上皮增生可与特发性脉络膜新生血管相区别。

（3）葡萄膜大脑炎

单个眼底病灶类似 AIM，但葡萄膜大脑炎伴有全身表现，如头痛、听力下降和白癜风；FFA 表现多个点状高荧光渗漏呈"葫芦形"视网膜脱离，可与 AIM 相鉴别。

（4）急性后极部多灶性鳞状色素上皮病变（APMPPE）

AIM 和 APMPPE 临床表现上有很多相似之处，都是 RPE 改变。APMPPE 病灶位于后极部，多个灰白色病灶，边界欠清晰，产生色素上皮斑驳状改变、萎缩和色素增生；大多数患者视力恢复到 0.6~0.8 以上；病灶 FFA 表现早期低荧光，晚期边界不清的高荧光。AIM 病灶位于黄斑，边界清楚，呈黄色或浅棕色，急性期 FFA 表现早期不规则高荧光，晚期呈湖泊状边界清楚的高荧光，这些特点不出现在 APMPPE 病例中。

（5）梅毒性后极部鳞状脉络膜视网膜炎

该病在视网膜后极部形成黄白色片状病灶，中央颜色稍浅，病灶内有点状色素沉着；FFA 显示早期病灶低荧光，晚期高荧光，很容易和 AM 相混淆。但梅毒性鳞状脉络膜视网膜炎一般玻璃体炎症较重，梅毒反应素抗体滴度明显增高，用青霉素治疗效果良好，可与 AM 相鉴别。

（6）其他疾病

鉴别诊断还应包括匐行性脉络膜病变、后巩膜炎和急性弓形体性视网膜炎。

（四）治疗

1. 观察

国外学者认为这种疾病是自限性的，并且多数患者最终视力恢复良好，没有必要治疗急性期病变。

2. 肾上腺糖皮质激素治疗

因 AM 是一种炎症过程，早期全身使用肾上腺糖皮质激素，可抑制视网膜炎症反应，

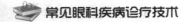

加快黄斑功能恢复。

（五）治疗效果

文献报告 AM 是一种自限性疾病，大多数患者在 3 周至 6 个月内视力几乎完全恢复正常（视力到 0.8 或更好）。到目前为止，仅报告 1 例复发。发病后会留下色素上皮萎缩性改变痕迹，表现为不规则的色素沉着。有个别报告 AIM 会并发脉络膜新生血管和继发于 RPE 紊乱的盘状瘢痕，视力长期受到影响。

第五节　视网膜脱离

一、裂孔性视网膜脱离

（一）病因与发病机制

1. 玻璃体变性

表现为玻璃体液化、凝缩、脱离和膜形成等彼此相互联系的病理性改变。玻璃体变性的症状包括闪光感和眼前漂浮物，闪光感是因为玻璃体牵拉周边部视网膜引起。眼前漂浮物则是由于玻璃体出血、玻璃体胶原浓缩，特别是神经胶原组织从视乳头上或视乳头旁撕脱所致。

2. 玻璃体视网膜牵拉

玻璃体视网膜牵拉是一种力量，通常发生在玻璃体和视网膜牢固粘连处。

（1）动态牵拉

是由眼球转动带动玻璃体的一种惯性运动、玻璃体后脱离朝前移和重心引力玻璃体向下坠的力量。在临床上见到的马蹄形裂孔均是由后向前的撕裂，且上半视网膜裂孔多见，可以说明这种动态牵拉力的存在。它在 RRD 形成中起着重要的作用。

（2）静态牵拉

不依赖眼球运动，而是玻璃体本身的收缩。玻璃体皮质收缩在圆形裂孔发生机制中起着作用，玻璃体增生机化膜收缩产生牵拉，在牵拉性视网膜脱离和增生性玻璃体视网膜病变（PVR）的致病机制中起到重要的作用。

3. 视网膜裂孔形成

（1）视网膜格子样变性

视网膜本身原因不明变薄，变薄的视网膜很容易出现圆孔、或在玻璃体的牵拉下出现马蹄样裂孔。

（2）囊性视网膜突起

周边视网膜表面的颗粒状或束状病灶，常有色素沉着。可引起马蹄形视网膜裂孔。

（3）玻璃体斑

在视网膜表面形成的边界清楚、白色不透明的突起组织，圆形或椭圆形，一般直径为0.5~1.5mm，与视网膜牢固粘连，长期对视网膜的牵拉引起视网膜萎缩性圆孔。

（二）临床表现

1. 症状

（1）眼前黑影

是眼内玻璃体失去无色透明性引起的一种内视现象（患者见到自己的眼内结构），当眼前黑影突然增多时，有时像"下雨"或"烟雾"一样，影响视力，可能是视网膜裂孔形成时撕裂血管引起的出血，应考虑为视网膜脱离的前驱症状。

（2）闪光感

是玻璃体牵拉视网膜引起的闪光幻视，在与视网膜牢固粘连部位刺激感受器或视网膜撕裂引起。

（3）视野缺损

在视野范围内出现黑幕遮挡，逐渐扩大。引起黑幕的病变在视网膜上的位置正好与人感觉到的方向相反，如下方黑影，病变在视网膜的上方，左边黑影，病变在视网膜的右边，如此类推。

2. 体征

（1）虹膜睫状体炎

大部分患者房水闪辉和浮游细胞中度阳性（++），与裂孔引起的血视网膜屏障功能损害有关。伴有脉络膜脱离患者，可出现前房和瞳孔区纤维素样渗出物。长期慢性视网膜脱离患者，可出现瞳孔后粘连。

（2）眼压降低

RRD 形成以后，房水流出路径增加，跟正常眼相比通常降低 5mmHg 左右。如果眼内压低于正常，就要考虑有脉络膜脱离。如果患者原有青光眼，眼内压突然降低，可能是发生了视网膜脱离。相反，视网膜脱离有正常或偏高的眼内压，可能原来就患有青光眼。

（3）晶状体震颤

是眼球运动时出现的晶状体晃动，可同时伴有虹膜震颤和前房加深。多发生于 RRD 合并脉络膜脱离患者，因睫状体脱离，晶状体悬韧带松弛，晶状体活动度增加引起。脉络膜脱离引起后房压力低于前房时，晶状体和虹膜后退，前房就加深，虹膜失去晶状体的支撑而出现震颤。

3. 视网膜脱离的自然病程

（1）进展型

发生在绝大多数病例，视网膜脱离没有经过治疗时常继发白内障、葡萄膜炎、虹膜红变、低眼压和最终的眼球萎缩。

（2）缓慢型

少量病例不发生进展，视网膜脱离的状态可以保持很多年，或不明确，或有固定的水渍线。

（3）恢复型

罕见，但也确实有少量的视网膜脱离可以自发复位，特别是患者经过长期的卧床休息。

4. 辅助检查

（1）超声波检查

对屈光间质不清和（或）低眼压患者，必须做 B 型超声波检查，了解有无视网膜脱离和是否有脉络膜脱离及其脱离性质。活体超声显微镜检查（UBM）的分辨率较 B 型超声波高，有条件的单位要做 UBM 检查，可发现 B 型超声波不能发现的极浅的视网膜脱离和周边部视网膜脱离。根据睫状体的 UBM 图形，可分为睫状体水肿、睫状体脱离和睫状体上腔出血。

（2）相干光断层成像仪（OCT）

OCT 主要用于黄斑部检查，可清楚地显示黄斑裂孔、黄斑板层裂孔、黄斑囊样水肿、黄斑劈裂和黄斑前膜等。

（三）诊断和鉴别诊断

眼底检查发现视网膜裂孔和视网膜脱离，可确诊 RRD 或孔源性视网膜脱离。对于屈光间质不清患者，可通过典型的 B 型超声波图形确诊视网膜脱离，但必须和视网膜劈裂症、中心性浆液性脉络膜视网膜病变、葡萄膜渗漏综合征、大泡状视网膜脱离等疾病相鉴别。

（四）治疗

迄今为止，RRD 仍以手术为唯一治疗手段，简单 RRD 成功复位率95%以上，有时需要不止一次治疗。

二、牵拉性视网膜脱离

（一）病因与发病机制

1. 病因

TDR 由多种原因引起，最常见是血管性疾病，其他原因包括眼外伤和手术、炎症和肿瘤性疾病等。他们的共同表现是在玻璃体内形成白色机化膜和与视网膜牢固粘连，膜的收缩，牵拉视网膜脱离呈帐篷状外观和局限性视网膜脱离。有些眼增生纤维膜的牵拉导致了视网膜裂孔（通常是小的和位于后极到赤道之间）。在这种情况下，TDR 的典型的形状呈现 RRD 的典型外观，称之为牵拉 RRD。

2. 发病机制

（1）血视网膜屏障功能被破坏

是血管性、炎症性、肿瘤性、外伤和内眼手术发生 TDR 的发病机制。

血视网膜屏障被破坏的表现可是血管阻塞、扩张和（或）渗漏增加，大量血管内的各种成分进入到视网膜内、玻璃体腔和（或）视网膜下腔，就触发了组织修复反应。有大量的各种细胞、炎症因子和生长因子参与。这种组织修复的病理生理过程与身体其他部位损伤后修复完全一样，只不过发生在眼内，组织结构特殊，最终的纤维修复（或叫做瘢痕）收缩导致了 TDR。

（2）玻璃体伤口嵌顿

开放性眼外伤、白内障手术和玻璃体手术均能产生玻璃体伤口嵌顿并发症。在巩膜伤口修复过程中，嵌顿在巩膜伤口的玻璃体成为纤维组织进入眼内的通道，导致伤口附近的基底部玻璃体完全机化成白色纤维膜，紧密粘连在基底部和睫状体表面。膜的收缩，对与玻璃体牢固粘连的基底部或周边部视网膜产生牵拉，导致视网膜向前移位的视网膜脱离。

3. 牵拉视网膜的类型

（1）环形收缩牵拉

是增生的纤维膜在视网膜表面沿赤道方向收缩引起放射状视网膜脱离皱褶。最常见于赤道部和基底部两个区域，赤道部环形收缩在收缩嵴的前后均形成放射状视网膜皱褶，基底部收缩仅在周边部视网膜形成放射状视网膜皱褶。

（2）前后收缩牵拉

是增生纤维膜在视网膜表面前后方向收缩引起的环形视网膜脱离皱褶，一般仅在基底部见到，在基底部形成视网膜凹槽、视网膜睫状体粘连和（或）视网膜虹膜粘连。偶尔见到从周边视网膜甚至赤道部视网膜到基底部的视网膜凹槽，如 ROP 第 5 期。

（3）垂直收缩牵拉

是垂直于视网膜平面的牵拉力，可分解成 3 种垂直牵拉力。①跨玻璃体腔牵拉，是玻璃体后皮质向前脱离到赤道部附近并机化收缩，将后皮质绷紧，对视网膜产生向眼球中心的牵拉力；②由于眼球的弧面，视网膜表面膜的收缩均产生一种垂直向眼球中心的合力；③玻璃体皮质与视网膜点状或局灶性紧密粘连，玻璃体后脱离或运动，对视网膜产生一种垂直向内的拉力。这第三种牵拉力最常见于增生性糖尿病视网膜病变（PDR）和黄斑部牵拉性疾病，形成的视网膜脱离成帐篷状，也可是牵拉黄斑区劈裂。

（二）临床表现

1. 症状

因为玻璃体牵拉是一个缓慢过程，且没有相关的急性玻璃体后脱离，所以闪光感和漂浮物常常不存在。这种状况一直维持数月到数年。当病变涉及黄斑区时，出现中心视力的下降。有原发疾病者，可很早就影响黄斑功能，视力下降的症状出现较早较严重。

2. 体征

（1）玻璃体改变

依眼底疾病的不同，可有部分或全部玻璃体后脱离。玻璃体可是透明，或雾状混浊、或出血性混浊，也可是浓缩改变，严重的玻璃体炎症或积血可致眼底窥不清楚。玻璃体腔的机化膜呈白色，可是一层位于视网膜表面的膜，和视网膜紧密粘连，在后极部视网膜前膜周围，脱离的玻璃体皮质向前如同下垂的桌布，称之为桌布样视网膜前膜，如果是某个象限和视网膜紧密粘连的视网膜前膜，称之为板状视网膜前膜。视网膜前膜也可是条索放射状，既可是位于后极部，也可是位于中周部和基底部。大多数增生膜为新生血管膜，少部分（如 PVR 膜）不含有新生血管。

（2）视网膜脱离

TDR 的血管向牵拉方向移位，形态僵硬，无移动性，无视网膜裂孔。视网膜脱离的形态各异，最典型的是帐篷状脱离，向玻璃体腔牵拉的机化膜与帐篷的顶部粘连，脱离的视网膜表面凹陷。帐篷状视网膜脱离常位于赤道以后，可是一个或是多个孤立存在，也可是多个融合而成。脱离仅限于牵拉附近，常不扩展到锯齿缘。不典型的 TDR 常见周边部增生组织的牵拉引起，表现为黄斑异位、条索状和放射状视网膜皱襞。玻璃体基底部的增生牵拉，可仅表现后极部视网膜浅或中等脱离，而周边部视网膜前移位，甚至和睫状体平坦部粘连。长期慢性的玻璃体牵拉，即可引起视网膜脱离，也可引起视网膜劈裂。

长期的玻璃体牵拉，可在与视网膜牢固粘连处（也可是激光斑处）形成视网膜裂孔，视网膜脱离范围迅速增大，称牵拉 RRD。形成的裂孔多位于后极部，表现为裂隙状或不容易发现的小裂孔。尽管存在视网膜裂孔，但这些脱离通常不是泡状，而呈帐篷样外观。它们倾向保持局限性脱离，少数病情严重者可发展成全视网膜脱离。长期的牵拉 RRD，可在视网膜下形成增生条索。牵拉 RRD 常见于 PDR 和穿通性眼外伤等。

3. 辅助检查

（1）荧光素眼底血管造影（FFA）

FFA 对 TDR 的病因诊断有帮助，只要屈光间质透明，常规做 FFA，可显示很多具有确诊意义的阳性表现。

（2）超声波检查

对屈光间质混浊患者行 B 型超声波检查，有利于了解玻璃体混浊和增生情况、视网膜脱离和收缩情况及是否合并脉络膜脱离有重要的临床意义。

（3）OCT

在黄斑水肿、劈裂、脱离、黄斑前膜及脉络膜新生血管方面，OCT 均能清楚地显示这些病变的部位和范围。

（三）诊断和鉴别诊断

1. 诊断

有视网膜脱离，无视网膜裂孔，视网膜前或周边部有白色增生膜与视网膜牢固粘连牵拉，可确诊 TDR。玻璃体内先有白色增生膜牵拉视网膜脱离，后来形成视网膜裂孔，可确诊牵拉 RRD。还应根据眼底的其他病变，进行 TDR 病因诊断。B 型超声波检查见有帐篷状视网膜脱离图形，可确诊。FFA 有助于 TDR 的鉴别诊断。

2. 鉴别诊断

（1）增生性玻璃体视网膜病变

视网膜脱离达锯齿缘，有星状或弥漫性视网膜前膜，将视网膜牵拉成多个放射状视网膜固定皱褶，仔细检查可见到视网膜裂孔。TDR 多是局限性视网膜脱离，增生前膜与视网膜呈点状或条状粘连，多数视网膜脱离呈帐篷状，常伴有原发疾病表现，如玻璃体积血，视网膜血管改变，视网膜出血和（或）渗出等。

（2）外伤性增生性玻璃体视网膜病变

有眼外伤病史，玻璃机化膜与穿通或破裂伤口粘连，牵拉附近的视网膜脱离，可有视网膜裂孔或无视网膜裂孔，很容易和无外伤史的 TDR 相鉴别。

（四）治疗

1. 药物治疗

主要是治疗原发疾病。

2. 激光治疗

是在屈光间质透明和视网膜脱离没有累及黄斑的患者，仍然可以通过激光光凝无血管区和新生血管区，减轻增生组织的牵拉和预防视网膜脱离范围扩大。

3. 玻璃体手术治疗

手术适应是：①有黄斑前膜；②TDR 累及黄斑；③伴玻璃体混浊或积血致眼底窥不清；④牵拉 RRD。

通过玻璃体手术，清除混浊的玻璃体，剥离视网膜前增生膜，解除玻璃体增生膜对视网膜的牵拉，复位视网膜。

三、渗出性视网膜脱离

（一）病因与发病机制

1. 炎症性

视网膜血管炎和葡萄膜炎均可释放大量炎症因子，引起视网膜血管内皮细胞和（或）RPE 功能异常，大量的渗出液进入到视网膜下，形成不同程度的视网膜脱离，轻者仅黄斑区脱离，如视网膜血管炎和视神经视网膜炎等；重者视网膜高度隆起，如葡萄膜大脑炎和后巩膜炎等。炎症病变常伴有玻璃体炎症细胞或玻璃体白色尘样混浊。视乳头常不同程度累及，表现视乳头充血和边界不清。

2. 血管性

第一，高血压和糖尿病均可损伤视网膜血管内皮细胞，引起血管外渗增加。Coats 病是一种至今原因不明的毛细血管异常扩张和渗出。

第二，脉络膜小动脉循环障碍，引起 RPE 功能异常，大量脉络膜液体进入视网膜下腔，造成局限性视网膜脱离。

第三，视网膜下新生血管形成，新生血管渗漏而导致后极部视网膜下液积聚，造成局限性视网膜脱离。

3. 肿瘤性

如脉络膜黑色素瘤、脉络膜血管瘤及脉络膜转移性肿瘤等。因为肿物将视网膜向前推起而形成实体性视网膜脱离。并因局部组织反应，渗出液蓄积在神经上皮层下而形成 ERD。视网膜下液量多时，往往掩盖肿瘤的真实外观，对诊断造成困难。另外，在冷冻治疗肿瘤过程中，如脉络膜血管瘤，长时间反复冻融，术后可出现视网膜下液增多，视网膜脱离加重。

（二）临床表现

1. 症状

往往伴有原发疾病的症状，视力下降缓慢和隐匿。累计黄斑者，有视物变形、变色或中央黑影，或视力急性下降。有玻璃体混浊的患者可感觉到有飞蚊症。

2. 体征

（1）眼球前段改变

绝大多数患者眼前段无异常，少数后巩膜炎和葡萄膜炎患者，可出现角膜后沉着物、房水混浊，虹膜后粘连等。

（2）玻璃体改变

玻璃体可有液化和后脱离，但一般透明无增生。在葡萄膜炎症引起的 ERD，常伴有玻璃体白色混浊和色素颗粒。少数血管病变引起的，可伴有玻璃体内增生，如 Coats 病。

（3）渗出性视网膜脱离的特点

①视网膜呈弧形灰白色隆起，表面光滑无皱纹。病程长也很少发生视网膜表面的皱缩和固定皱襞。②视网膜下液呈游走性，受重力作用，直立时视网膜脱离位于下方，仰卧时

脱离位于后极部。然而，量少的视网膜下液并无移动性，常位于原发病部位。较多的视网膜下液，在下方形成两个半球状视网膜脱离，在6点方向形成一放射状的凹折。视网膜脱离可以是极其浅的难以发现（如视乳头小凹），可以是大量脱离到晶状体后。有些少量脱离位于下方周边，不仔细检查很容易遗漏。有些视网膜下液较透亮，可透见液内的一些颗粒和脉络膜血管纹理，有些较混浊，含有结晶物（Coats 病）。绝大多数病变为单眼，有些系统性疾病，如胶原性血管性疾病，葡萄膜大脑炎等，表现为双眼 ERD，且双侧多为对称性病变。

3. 辅助检查

（1）体位试验

在无明显视网膜增生，又没有见到视网膜裂孔的患者，应常规做体位试验，以区别是否为 ERD。检查方法，让患者仰卧 30min，在床边用间接检眼镜或直接检眼镜检查眼底，如果视网膜脱离变成围绕视乳头，试验为阳性；如果原脱离位置变化不大，试验为阴性。大量视网膜下液的 ERD 常为阳性，RRD 和 TDR 常为阴性。

（2）眼底血管造影

FFA 可观察视网膜血管的充盈及渗漏情况，而吲哚青绿脉络膜血管造影（ICGA）可见到脉络膜新生血管的高渗漏情况，在 ERD 诊断和鉴别诊断中具有重要意义。对不明原因的视网膜脱离，应常规做 FFA 和（或）ICGA 检查，可显示很多具有确诊意义的阳性体征。

（3）OCT

可区别黄斑区隆起是神经上皮还是色素上皮脱离，或者是两者均存在。还可用于黄斑部病变的诊断和鉴别诊断，在黄斑水肿、劈裂、脱离、黄斑前膜及脉络膜新生血管方面，OCT 均能清楚地显示这些病变的部位和范围。

（三）诊断和鉴别诊断

1. 诊断

临床上，见到位于下方的光滑形状视网膜脱离，较重的呈两个泡状，随着体位变动视网膜下液呈游走性，可确诊为 ERD。ERD 是多种疾病的共同表现，应通过临床表现和辅助检查，确立视网膜脱离的原发疾病，有针对性地进行治疗。

2. 鉴别诊断

（1）裂孔性视网膜脱离

是临床上最容易和 ERD 相混淆的疾病。发现视网膜裂孔和视网膜表面皱纹或皱褶，很容易确诊为 RRD。然而，在一些不典型的小裂孔和裂孔隐藏在不容易观察到的地方（如锯齿缘和睫状体上皮裂孔）时，长期的视网膜脱离也位于下方，而且视网膜脱离也表现光滑无玻璃体增生，呈两个泡状隆起。在这些病例，应先散大瞳孔，用三面镜仔细检查眼底，没有发现裂孔，再用压陷单面镜检查锯齿缘和睫状体平坦部；如果还没有发现明显裂孔，接着做体位试验，体位试验阳性可基本确诊为 ERD。另外，还有一个体征可间接提示为 RRD。玻璃体内色素颗粒仅见于两种情况，葡萄膜炎和 RRD，色素颗粒来源于视网膜色素上皮层。如果见到玻璃体腔内色素颗粒，无葡萄膜炎表现，可基本确诊为 RRD，应通过各种手段寻找视网膜裂孔。

（2）牵拉性视网膜脱离

TDR 典型临床表现是脱离的视网膜呈帐篷状，很容易和 ERD 相鉴别。牵拉的部位是帐篷的顶，其他部位呈弧形向眼球壁凹陷，与 ERD 的向玻璃体腔弧形隆起不同。即使在见不到眼底的病例，B 型超声波图形也能大致区别牵拉性和渗出性视网膜脱离，前者的视网膜脱离图形呈帐篷状，后者呈弧形向玻璃体腔的半球状。

（3）出血性视网膜脱离

暗红色的出血位于视网膜下，为实性视网膜脱离，B 型超声波检查视网膜下腔充满高回声实体杂波，很容易和 ERD 的游走性视网膜下液相区别。

（四）治疗

主要是针对原发病因治疗，部分 ERD 在原发病因解除后，视网膜可自行复位。原发疾病的治疗包括药物、激光和手术。

四、出血性视网膜脱离

（一）病因与发病机制

1. 病因

多种疾病可引起 HRD，因其既有视网膜脱离，又混杂了出血因素，而且多波及黄斑区，所以视网膜损伤的机制更复杂，更严重。HRD 总体可归纳为外伤性和自发性两种。

（1）外伤性 HRD

多因为穿通性和非穿通性脉络膜破裂、手术刺激、不当眼底激光治疗和手术引起眼压变化等原因，损伤眼部血管系统导致多量血液进入视网膜下即发生 HRD 或以后继发于 CNV 的 HRD。

眼球穿通伤引起的 HRD，视网膜下出血量大，视网膜脱离范围广，而且可能同时伴有玻璃体出血，眼内异物，眼内感染等其他并发症，因而视力预后差。

（2）自发性 HRD

病因更复杂，包括脉络膜新生血管、视网膜血管疾病、感染、营养不良、炎症、眼拟组织胞浆菌病综合征、糖尿病视网膜病变、特发因素及全身性血管疾病等病因均可引起。正常眼玻璃膜在脉络膜血管和覆盖其表面的 RPE 之间存在生理屏障，上述疾病使玻璃膜的屏障功能削弱，脉络膜毛细血管束向眼内生长，以后纤维血管组织在视网膜下增生，长入视网膜下腔。这些新生纤维血管组织破裂出血而导致 HRD。年龄相关性黄斑变性（AMD）所致的 HRD 的病理改变除 HRD 导致的改变外，还包括 RPE 的变薄，RPE 细胞基底膜间囊样物质增加，颗粒状物沉积，玻璃膜的增厚钙化，光感受器细胞的萎缩，因而 AMD 引起的 HRD 视力预后最差。而高度近视致 HRD 是因为变薄的脉络膜和 RPE 及漆裂纹使 CNV 进入视网膜下，引起视网膜下出血，其出血量一般较少，部分可自行吸收。

2. 致病机制

视网膜下出血对视网膜的损害推测有以下因素。

（1）血液的毒性作用和铁离子的毒害

毒性作用主要通过多种不同的物质引起，在血液吸收过程中，红细胞被巨噬细胞、少量 RPE 细胞吞噬后，能产生含铁血黄素，其代谢后，转化为铁蛋白，释放的铁离子对视网膜和脉络膜血管产生毒性作用，促使光感受器和 RPE 细胞的凋亡。数月后的视网膜外层萎缩也和铁离子有关。此外，铁离子的毒性与时间和剂量有累积效应，视网膜下血液中还包括促 RPE 细胞有丝分裂的物质，这种物质与 CNV 的形成有关。

（2）血凝块的营养阻隔作用

RPE 的一项主要功能就是从脉络膜血管获取营养物质及氧气供应视网膜外层，并转运视网膜和 RPE 的代谢产物，视网膜下的出血组成一种弥散屏障，阻碍营养物质的吸收、转运和干扰光感受器与色素上皮的代谢产物的交换。

（3）血凝块收缩的机械牵拉作用

在血块吸收过程中，纤维蛋白的收缩可对视网膜产生牵拉，在猫的模型中，Toch 等通过组织学证据发现当向视网膜下注射血液 25min 后，凝血产生的纤维蛋白呈蜂巢状包裹视网膜光感受器外层。1h 后，这些光感受器外层被从视网膜上撕成小片状，7h 后，视网膜内层、外层及 RPE 均出现严重的变性。

（二）临床表现

1. 症状

多表现为突然视力下降，中心暗点或相应的视野缺损，同时还伴有引起出血的原有疾病的症状。视力一般多在指数及更差。少数出血远离黄斑区时，患者症状不明显，可保持很好的中心视力。

2. 体征

（1）眼底表现

典型的眼底表现为没有裂孔的视网膜增厚，隆起，颜色可为鲜红色、暗红色，当出血量很大时，可变为暗绿色，视网膜隆起可为弥散的扁平状或较为局限的边界不清的扇贝形，严重者整个视网膜全部隆起。早期，血细胞下沉，可见到"船形"的视网膜下出血液平面，平面以上是没有血细胞的血清。病程长的患者，视网膜下可有黄白色块状物，为血凝块中的血色素分解后的凝集物，早期是泡沫状，水分被吸收后呈饼干状，边界清楚。

（2）玻璃体积血

视网膜出血量多的患者，血液进入玻璃体腔，玻璃体混浊和浓缩，早期呈暗红色，以后转变成灰黄色。

3. 辅助检查

FFA、ICGA、超声检查和 OCT 对发现病因很有帮助。

（1）FFA

视网膜下出血常遮盖脉络膜背景荧光，视网膜血管过度显影可能是视网膜大动脉瘤。CNV 引起的 HRD，常在造影早期出现一小块不规则的脉络膜荧光增强区，造影晚期渗漏荧光。这种显示只有 CNV 在出血边缘或视网膜出血很少和视网膜隆起不高时才能被发现。

（2）ICGA

用于确定 CNV，可以较好显示被出血和渗出遮盖的隐匿性新生血管，在造影晚期出现不断增强的斑块状强荧光区。

（3）超声波检查

A 型超声波检查时，视网膜下出血表现为峰值（脱离视网膜）后的低回声区，当出现较厚血凝块时，其回声可能超过视网膜。对于玻璃体混浊致眼底不能检查患者，超声波检查有诊断价值。

B 型超声波可见视网膜下出血块呈中等回声的视网膜下暗区，有些可在黄斑区出血隆起表面见到放射状高回声，是视网膜下出血进入玻璃体留下的痕迹。当存在漏斗形视网膜脱离时，漏斗尖端将出现强回声，血块溶解时能区分出血块的层次。同时超声波检查还可发现是否有实体肿瘤或包块，并能确定其部位。还能检测眼球大小和排除是否有脉络膜脱离，对一些疾病的鉴别诊断有帮助。

（三）诊断和鉴别诊断

1. 诊断

突然出现的视力下降或视物变形及中心暗点，眼底检查发现视网膜隆起，视网膜下鲜红或暗红出血，可确诊。详细询问发病原因和既往史，做相关辅助检查，对明确病因有帮助。

2. 鉴别诊断

HRD 需和下列眼底疾病鉴别。

（1）驱逐性脉络膜上腔出血

是脉络膜与巩膜的潜在间隙内突然聚积大量血液引起的脉络膜脱离。发生原因与手术中有较大开放切口及术中眼压突然下降有关，术中就见到脉络膜进行性隆起，伴或不伴患者烦躁、剧烈眼痛、头痛、恶心和呕吐，视力突然锐减至手动或光感，严重者立即丧失光感。术后超声波显示脉络膜高度脱离，脉络膜上腔内呈杂乱高回声。很容易和没有手术的HRD 相鉴别。

（2）脉络膜出血

由于有视 RPE 的遮挡而呈现暗绿色隆起，B 型超声波和 ICGA 造影可以明确出血部位，OCT 检查可显示出血位于 RPE 层下方。

（3）脉络膜黑色素瘤

在眼底形成含黑色素的隆起，肿瘤厚度大于 4mm 时常呈分叶状和半球形隆起，往往伴有 ERD，肿瘤生长厚度大于 5mm 时可突破 RPE，进入视网膜下间隙，进而穿破视网膜；偶尔播散至玻璃体腔，引起玻璃体积血。①FFA 检查：早期肿瘤低荧光，动静脉期肿瘤开始显影，较大的肿瘤有肿瘤内部循环（双循环），广泛的渗漏和强荧光点，晚期肿瘤高荧光。②ICGA 检查：早期肿瘤区低荧光，随后出现肿瘤血管渗漏荧光，晚期肿瘤呈现高荧光。而 HRD 为遮蔽荧光，可与脉络膜黑色素瘤相鉴别。

（四）治疗

1. 药物治疗

大多数眼外伤出血或稀薄的黄斑下出血均可在几周内吸收，不产生 HRD，不需手术治疗。可以给予口服或静脉注射活血化瘀药物治疗。

2. 抗 VEGF 治疗

对于 CNV 形成病例，给予玻璃体腔注射抗 VEGF 或光动力疗法。

3. 手术治疗

手术目的在于清除玻璃体及视网膜下积血，改善 HRD 患者的预后，使视网膜复位，挽救患者的视功能。手术处理 HRD 的指征包括：①累及后极部的大量 HRD；②稠密的出血引起视网膜裂孔；③泡状视网膜脱离。

从报道的手术结果来看，手术清除黄斑下出血的效果一般都不好。除了视网膜下出血的毒性作用外，可能形成外伤损伤，手术本身对脆弱的黄斑结构也可能产生损伤，在清除出血时多将 RPE 层带出。所以，必须权衡 HRD 手术治疗的利弊。

第九章　白内障

第一节　老年性白内障

一、病因病机

（一）中医学认识

1. 肝肾亏损

在《灵枢·五癃津液别论》中有论述说："五脏六腑之津液，尽上渗于目"。而《审视瑶函·目为至宝论》言："究其因皆从耽酒恋色，嗜欲无穷""因知肝肾无邪，则目决不病"，这充分说明了肝肾不足、阴精亏损是本病的主要病因。而《目经大成·偃目障七十一》的论述"盖真阳衰惫，好动能劳"，则提示了真阳亏损是偃目障的病因之一。

2. 脾气虚弱

金元四大家中的李东垣在《兰室秘藏》中有论述"夫五脏六腑之精气，皆禀受于脾，上贯于目。脾者诸阴之首也，目者身脉之宗也，故脾虚则五脉之精气皆失所司，不能归明于目矣。"此外在《太平圣惠方》中论述到"痰状多般，皆是摄善有乖，致使眼目生患，凡人多餐热食…皆是丧目之因也。脾虚气弱不能运送精气上濡目窍，晶珠失善而混浊，病发圆翳内障。"

3. 热壅津伤

无论是六淫外感入里化热，或饮食不节生热，抑或五志过激化火生热，均可上犯目窍，并灼伤津液，引起晶珠混浊。

4. 湿热上犯

在《证治准绳》中对枣花障论述到："凡燥急及患痰火，竭视劳瞻，耽酒嗜辣，伤水湿热之人，多罹此患。"这说明湿热之邪停积日久，上犯眼目则常致晶珠混浊，翳障自生。

5. 气血亏虚

《黄帝内经》中有"气脱者目不明""肝受血而能视""久视伤血"的理论，气血两亏，晶珠自当失养而混浊，发生翳障。

6. 肝郁气滞

《黄帝内经》中还有"肝开窍于目，肝气条达则目能视万物，肝郁气滞则蒙蔽目窍，视物昏朦，内障随生"的论述。《证治准绳·七窍门》银风内障中云："瞳神大，或一片雪白如银，…属于气忿，怒郁不得静，尽伤真气。此乃痼疾。"述及如银内障"有一点从中起，视渐昏而渐变大不见者，乃郁滞伤乎太和清纯之元气"。

（二）西医学认识

1. 生理老化学说

年龄在50岁以上的老人，随着年龄的增长，机体代谢功能逐渐下降，肝脏代谢功能减退，肾脏排泄功能紊乱，致使血液中有毒物质增加，常有全身及眼部动脉硬化，导致的眼睛睫状体分泌功能下降，血管硬化，血液循环障碍，均可以引起房水营养物质减少，晶体营养障碍引起晶状体蛋白变性而逐渐形成灰白色及棕色混浊，这是老年人多器官功能减退的一种特殊表现。此外，长期过度调节已经减退的调节功能，也可以成为导致晶体混浊的诱发因素。

2. 营养代谢学说

一些学者认为维生素B减少，谷胱甘肽缺失，可导致晶状体氧化还原异常，使一些酶的活性变得低下或者消失，从而导致晶状体代谢发生混浊。晶状体内的钙离子、钠离子、氯离子浓度增高，钾离子的浓度降低，可诱发白内障。

3. 醌体学说

醌为色氨酸和酪氨酸的异常代谢产物，它的浓度增高可以与晶状体中可溶性蛋白上的巯基结合，从而导致可溶性蛋白失去巯基而成为不溶性蛋白，导致晶状体变性混浊。

4. 红、紫外线学说

红外线对晶状体蛋白产生凝固作用；紫外线影响晶状体的氧化还原代谢过程，使之发生变性混浊。

5. 内分泌紊乱学说

老年人甲状腺、甲状旁腺、性腺等内分泌腺体功能减退，亦可间接导致晶体代谢障碍而导致混浊。

6. 先天遗传学说

由于孕期母体营养不良、感染、中毒（食物与药物），分娩外伤以及遗传因素，都是潜在发病因素，当年龄增长，晶体老化加重，这些潜在因素可诱发晶状体混浊。

7. 屈光不正

屈光不正是老年性白内障的原因之一。据报道，屈光不正眼数占患白内障总数眼的80%，屈光不正眼数与正视眼比为 4∶1。其机理可能因屈光不正所致的调节异常，引起晶状体囊膜张力发生变化，导致囊膜通透性发生变化，晶状体脱水或吸水膨胀，影响自身营养代谢。另外，睫状肌的"异常"活动可能会影响房水的质量，导致晶状体营养代谢紊乱，从而产生晶状体混浊，形成老年性白内障。

8. 腹泻

有学者认为经常发生腹泻与白内障的发生有关，有四个中间环节可以解释在白内障发生的作用。

第一，对营养物质的吸收不良而导致的营养不良。

第二，使用碳酸氢盐水化液体而导致的相对碱中毒。

第三，脱水导致的晶状体和房水间的渗透压失调。

第四，尿素和氰酸铵含量的增加，导致晶状体蛋白发生变性。

然而多数研究未发现两者有必然的联系，因而从公共卫生方面的重要性和生物学角度出发，腹泻与发生白内障之间的关系，还需进一步的深入研究。

9. 药物

（1）糖皮质激素

长期全身或局部应用大剂量糖皮质激素，可产生后囊膜下混浊，其形态与放射性白内障相似。白内障的发生与用药剂量和持续时间有关，用药剂量越大时间越长，白内障发生率就越高。有报道指出，大剂量服用泼尼松 1~4 年，白内障发生率可高达78%；一些早期的研究报告证实了在类风湿性关节炎、哮喘、肾病、狼疮，以及肾移植后大量应用免疫抑制剂的患者中，糖皮质激素有致白内障的作用。有研究报告提示长期（1 年以上）大量应用糖皮质激素（每天 15mg 泼尼松）可使后囊下白内障的发生率增加，还有的报道只用四个月的糖皮质激素即可导致白内障。其他关于老年性白内障的流行病学研究，也证实了糖皮质激素可导致后囊下白内障的发生。

（2）阿司匹林和其他止痛剂

试验结果证实，白内障患者的血浆色氨酸含量和晶状体的醛糖还原酶活性增高，而阿司匹林或其他活性成分（水杨酸盐）可抑制醛糖还原酶，并可降低血浆色氨酸含量。因此有理由推测，阿司匹林可能有防止白内障作用。

（3）吩噻嗪

吩噻嗪可与黑色素结合，形成一种物质引起色素沉着。20 世纪 60 年代，就有文章报道大量使用吩噻嗪，尤其是氯丙嗪的患者可出现眼球色素沉着和晶状体混浊。晶状体混浊可能非药物直接作用，而是色素沉着增加光辐射吸收作用的结果。一项关于精神分裂症患者的研究显示，晶状体色素沉着的程度或分级与摄入吩噻嗪的剂量有关。

（4）其他

有两项研究报告提示，有时用镇静剂史者发生白内障的危险性增加。

广泛的社会及流行病学调查还发现，白内障的发生与受教育程度、吸烟饮酒史、血压、生活环境，性别有关，亦为诱发白内障的不可忽视的重要因素。

二、临床表现

（一）症状

1. 视力减退

视力减退的程度与晶状体混浊的程度与部位有关。眼部不充血，无肿痛及刺激症状。患者往往自觉视力逐渐下降，严重者仅有眼前手动或光感。

2. 单眼复视或多视

由于晶体纤维肿胀、断裂、变性及晶状体抗硬化比变形、屈光力改变，造成棱晶样作用，出现单眼复视或多视。

3. 近视

由于晶体吸收水分后体积增加，屈光力增强，核部屈光力增高，可出现近视现象，患者自觉老视程度减轻，视远方时需佩戴近视眼镜或原有近视度加重。

4. 飞蚊症

如瞳孔区的晶状体有点状混浊，可在眼前出现点、片状阴影，其位置固定不变，而玻璃体混浊的阴影则是经常漂浮不固定的，并随眼球转动而飘动。

5. 虹视

晶状体吸收水分后，不规则纤维肿胀致注视灯光时有五彩晕轮，此时需与青光眼及结膜炎所致的虹视相鉴别。

6. 夜盲、昼盲或色觉异常

部分患者因白内障位于周边而发生夜盲，位于中央可致昼盲，由于硬化之晶状体核吸收短波光线，可引起紫色及青蓝色色觉障碍，而晶状体摘除后，患者短期内可有蓝视等现象。

（二）体征

1. 老年性皮质性白内障

（1）初发期

最早期的改变是在靠周边部前后囊膜下，出现辐轮状的透明水隙或水泡。在裂隙灯显微镜下可见晶状体赤道部皮质有空泡、水裂和机层分离等晶状体吸水后的水化现象。水隙或水泡主要是由于晶状体上皮细胞泵转运系统失常导致液体在晶状体内积聚所致。液体积聚可使晶状体纤维呈放射状或板层分离。在前者，液体可沿晶状体纤维方向扩展，形成典型的楔形混浊，底边位于晶状体赤道部，尖端指向瞳孔区中央。散瞳检查在后照或直接弥散照射下，呈典型的辐轮状外观。这种辐轮状混浊，最初可位于皮质表浅部位，而后向深部扩展，各层次间可相互重叠掩盖，最终发展成晶状体全面灰白色混浊取代辐轮状混浊外观。代表老年性皮质性白内障进入进展期阶段。

楔形混浊是老年性皮质性白内障最常见的混浊形态，其基底朝周边，尖向中央，做辐射排列，相当于中医所称的"枣花翳内障"，如果散瞳检查、彻照眼底红光反射中能看到辐轮状、楔形或花环样阴影。只有当楔形尖端发展到瞳孔区，视力才受到影响，一般位于晶状体周边部的混浊，可以多年不影响视力。

（2）膨胀期或进展期

晶状体混浊及纤维水肿和纤维间液体不断增加，原有的楔形混浊向瞳孔区发展并互相融合，视力显著下降。由于渗透压改变，晶状体吸收水分，发生体积膨胀、增大，前房变浅，因此称作膨胀期。一方面因混浊为背景的囊膜张力增加而呈现绢丝样反光；另一方面，由于膨胀的结果而使前房变浅。后者在一个有青光眼体质的患者，少数患者可以诱发急性青光眼。但并非所有老年性皮质性白内障患者都要经历膨胀期发展过程。即使有，个体之间也存在着很大的差异性，也不一定都会诱发青光眼。此时裂隙灯显微镜检查可见空泡、水裂和板层分离。由于晶状体前囊下仍有一部分透明的皮质，斜照法检查仍可见虹膜新月影投照试验阳性。此期可以持续数月至数年不等。所以做散瞳检查时应该慎重，一旦发生继发性青光眼，必须及时摘除膨胀的晶状体。

（3）成熟期

这一期以晶体经完全混浊为其特点，膨胀消退，前房深度恢复正常。裂隙灯显微镜下能看到前面有限深度的皮质，呈无结构的白色混浊状态，晶状体内水分溢出，混浊已达到囊膜下，此时斜照法检查虹膜新月影投照试验为阴性。晶状体纤维经历了水肿、变性、膜破裂等一系列病理过程，最终晶状体纤维崩溃，失去正常的形态为结局。组织学上，代表纤维基质变性的特征性改变，形成所谓的 Morgangnian 小体。应用组织化学技术及 X 线衍射方法，对糖尿病和老年性白内障晶状体进行研究发现，球样小体具有脂质双层膜，其中含有证明其纤维基质来源。及至成熟阶段，晶状体囊膜仍可保持原有的张力和韧性，此后逐渐向变性方向发展。因此在白内障完全成熟之前采取囊外白内障摘除、超声乳化白内障吸除及人工晶状体植入术是恰当的。临床上此期为最佳手术时机。

（4）过熟期

成熟白内障久不手术摘除，晶状体逐渐脱水，体积缩小，前房加深，虹膜震颤，皮质乳化，核下沉，此时视力可好转，晶状体囊膜更脆、皱缩、通透性增加或自行破裂，溶解的晶状体皮质可呈现闪光的特点和胆固醇结晶，称为 Morgangnian 白内障。晶状体核可以脱位到前房和玻璃体内，伴随晶状体的蛋白颗粒游移到前方，组织碎片积聚于前房角，阻塞小梁网，引起的继发性青光眼称为晶体溶解性青光眼。同时进入前房的晶状体物质具有抗原性，可诱发自身免疫反应，导致严重的前葡萄膜炎、晶状体过敏性眼内炎。上述两种并发症药物治疗一般无效，采用手术摘除白内障是唯一有效的治疗措施。

2. 老年性核性白内障

老年性核性白内障远不像皮质性白内障那样具有复杂的形态学变化和发展阶段，核性白内障往往和核硬化并存。发病年龄较早，进展较慢，没有明显分期。核混浊从胚胎核或成人核开始，初起时核呈黄色混浊，以后逐渐为较黄色、较红色或较黑色，相当于中医学的"白翳黄心内障"或"黑水凝翳内障"。由于核密度增加致屈光指数增加而产生核性近视，可达 5~10 个屈光度。因晶状体周边部屈光力不变，所以在瞳孔扩大与不扩大时，视力程度不同。

随着白内障程度加重，晶状体核颜色亦逐渐加深，由淡红色逐渐变为琥珀色或棕褐色。而迁延性核性白内障病例，特别是糖尿病患者，核晶体最终变为黑色，形成黑色白内障。晶状体核颜色与核硬度有一定的相关性，即颜色越深，核越硬。这一方面再超声乳化前进行病例选择时应当更加注意。从手术角度出发，鉴别皮质性和核性白内障的意义在于前者的晶状体核一般较小并且比较软，最适合于超声乳化白内障吸除术。在临床上值得一提的是有些患者主诉虽已老花眼却不须要戴老花镜即可近距离阅读。其实，这也是核性白内障患者经常面临的临床问题。随着晶状体核硬化，屈光指数增加，进而形成了近视进行性增加的特殊临床现象。如果核硬化局限于胚胎核，而成年核不受影响，其结果往往会产生一种较为特殊的双屈光现象，即中心区为高度近视，而外周区为远视，结果产生单眼复视。

三、诊断要点

第一，年龄在 50 岁以上。

第二，视力渐降，视物昏矇或眼前黑影。

第三，眼部无充血，无痛无肿，可有黑花飞舞。

四、实验室和其他辅助检查

（一）视力检查

应分别检查双眼远、近视力，以大致估计白内障所致视力损害程度。对视力低下者，应例行光感、光定位、色觉检查。在暗室内，遮盖健眼，患眼前 5m 持一蜡烛光源，让患者辨别出烛光是否存在以确定是否有光感，尔后从不同的九个方向，测定其各方向的光的定位能力（患眼始终正视前方）。最后以红、绿玻片置于眼前，确定辨色能力是否正常。双点光源分辨试验，即辨别眼前相距很近的两个点光源的能力，对于判断视网膜功能亦有很重要的意义。一旦发现视力结果无法用白内障程度解释时应做进一步特殊检查。视力检查一般是在高对比度下进行的，并不代表低对比度下和视近处物体的视力。比如一个视力检查结果很满意的患者，有可能在夜间驾驶时视力显得力不从心。

（二）视野检查

（1）视觉电生理检查

视网膜电流图（ERG）对于评价黄斑部视网膜功能具有重要价值。闪光 ERG（FERG）可用于低视力眼的检查。闪光 VEP（FVEP）反映视路传导和视皮质功能，黄斑部病变和视神经损害时，其振幅均降低。FVEP 是屈光间质混浊时检查视功能的理想方法。临床上可将两种检查结合起来预测术后视力。

（2）晶状体核硬度分级

主要是根据裂隙灯检查结果，根据其核颜色进行判断之后分为五级，来确定其属于哪种类型的白内障，以及选择适合超声乳化手术的核硬度的白内障，并确保手术顺利。这五级分别是：一级（软核），透明或灰白色；二级（软核），灰或灰黄色；三级（中等硬度核），黄色或浅棕黄色，是超声乳化最主要的适应证；四级（硬核），深黄或琥珀色；五级（极硬核），棕褐色或黑色，不宜做超声乳化手术。

（三）裂隙灯显微镜

1. 弥散光照明法

用于检查前后囊膜表面或较明显的混浊。

2. 后照法

主要用于观察前囊膜改变。直接后照明也可明显勾勒出后囊膜及后皮质区内混浊轮廓。应用镜面反射法，则可对前囊膜混浊、隆起及凹陷做出判断，即出现所谓鱼皮样粗糙面上的黑色斑。同时亦可根据囊膜表面发光色彩推测白内障发展程度。

3. 直接焦点照明

即光学切面检查法。可明显显示晶状体内光学不连续区。在前囊膜和分离带之间存在一真正的光学空虚区，代表由上皮最新形成的纤维。这一空虚区如消失，往往是晶状体代谢变化或白内障形成最早出现的征象之一。

五、治疗

（一）辨证论治

1. 肝肾亏损

主症：视物模糊，眼目干涩，目少神光，眼内干涩，头晕耳鸣，须发早白，腰膝酸软，梦遗滑精，失眠健忘，面色㿠白，小便清长，夜尿多。眼前有黑花飞舞，或视灯、月数个；眼部外观端好，晶珠部分混浊，眼底如常，舌淡苔白，脉细弱等肝肾不足之全身症状。

治法：补益肝肾。

方药：右归丸加减（熟附子、当归、鹿角胶、熟地黄、山药、山茱萸、枸杞子、菟丝子、杜仲、牛膝、丹参）。眼干涩不适，可选加沙参、麦门冬、五味子、玉竹、何首乌以益气养阴滋肾；如口干，可加地骨皮以除虚火。

2. 脾虚气弱

主症：视物昏朦，眼前黑花飞舞，眼外观端好，或上睑下垂无力提举，晶珠部分混浊，眼底如常。全身可兼有精神倦怠，肢体乏力，面色萎黄，饮食不振，食少纳差，大便溏薄，少气懒言，语言低微，舌质淡或有齿印，苔白，脉缓或细。

治法：补脾益气明目。

方药：补中益气汤加减（党参、黄芪、茯苓、白术、山药、炙甘草、扁豆、陈皮、升麻、柴胡、蕤仁肉）。食少纳差可选加建曲、炒谷芽、炒麦芽以健脾消食；大便溏泻者可去蕤仁肉，加炒薏苡仁，煨葛根，健脾除湿。

（二）中成药治疗

1. 障眼明片

组成：山药、茯苓、牡丹皮等。

用法：每次 3 片，每天 3 次。用于白内障初发期。

2. 复明片

组成：熟地黄、山药、枸杞子、山茱萸、蒺藜、谷精草、茯苓、木通、女贞子、牡丹皮、生地黄、菊花、石决明、决明子、木贼。

用法：每次 4 片，每天 3 次，用于白内障初发期。

（三）单方验方治疗

1. 经验方

组成：枸杞子 6g，茯苓 9g，当归 3g，菟丝子 9g。用法：水煎服。适用于老年性白内障初发期。

2. 苍术丸

组成：苍术 250g，黑豆 1000g。

用法：用水两碗煮干，焙研为末，糊丸，每日服 9～12g，适用于老年性白内障未成熟期。

3. 决明子

组成：决明子适量（微炒）。用法：代茶饮，每日 3 次。

第二节　外伤性白内障

一、病因病机

（一）中医学认识

第一，眼部遭受钝器，气血失和。

第二，晶状体受锐器刺伤，珠损膏凝。

（二）西医学认识

外伤致晶状体囊膜破裂，房水进入晶状体内，使其纤维混浊、肿胀；或因机械性外力损伤睫状体和脉络膜，使晶状体代谢发生障碍而致其混浊；辐射、电击又可对晶状体及眼内组织产生热、电等作用而变混浊。

晶体受伤特别是穿孔伤之后，房水由囊膜的破口进入晶体，晶体内水溶性蛋白，特别是 Y 晶体蛋白大量丢失，谷胱甘肽显著减少，DNA 合成以及细胞分裂减慢。晶体在受伤部位混浊之后，很快水化，形成液泡、水肿。混浊很快波及晶体的周边部，最后导致整个晶体的混浊。

二、临床表现

（一）钝挫伤白内障

（1）Vossius 环状混浊：在晶体表面有环状混浊，并有 1mm 宽的色素，这些混浊和色素斑可在数日后逐渐消失，但也可长期存在。

（2）玫瑰花样白内障：由于晶体受到打击后，其纤维和缝的结构被破坏，液体向缝间和板层间移动，形成放射状混浊，如玫瑰花样。此型白内障可在伤后数小时或数周内发生，部分患者的混浊可以吸收；另外一些患者受伤后数年才发生，多为永久性的。30 岁以下的患者，晶体混浊可保持多年不变，直至 50 岁以后混浊加重，视力逐渐减退。

（二）穿通伤引起的白内障

成人的穿通伤白内障多见于车工和钳工，有铁异物穿进眼球；儿童的穿通伤性白内障多见于刀剪和玩具刺伤。白内障可为局限的混浊，也可静止不再发展，但多数是晶体囊膜破裂后，房水进入皮质引起晶体很快混浊，可同时伴发虹膜睫状体炎，继发性青光眼及眼内感染。

（三）爆炸伤引起的白内障

矿工因采矿时的爆炸、儿童眼部的爆竹伤，均可造成类似于穿通伤性白内障，一般情况下眼组织的损害均较严重。

外伤性白内障的发生与伤害的程度有关。如果瞳孔区晶体受伤，视力减退很快发生；位于虹膜后的晶体外伤，发生视力下降的时间就较慢；囊膜广泛破坏，除视力障碍以外，还伴有眼前节明显炎症或继发性青光眼。在检查外伤性白内障患者时，必须高度注意有无眼内异物。有时巩膜的伤口不易发现而造成误诊。

三、诊断要点

第一，眼部受锐器、钝器挫伤史，或头部曾遭剧烈震击史。

第二，同时伴有头面部外伤，或无明显外伤。

第三，晶状体在受伤当时或潜伏期后发生混浊。

四、实验室和其他辅助检查

（一）就诊时的远视力、近视力、矫正视力检查

1. 检查方法

检查应用此两卡，在足够明亮处被检查者与视力卡相距5m，遮盖一眼看0.3卡，E字方向任意调换，若有一眼能看到0.3，即不属视力残疾人。若被检查者不能分辨0.3卡，则用针孔镜矫正再看，若仍不能分辨0.3卡，则改用0.1卡，若好眼通过矫正能看到0.1卡，则属二级低视力。若被检查者好眼通过矫正在5m距离看不到0.1，则嘱被检查者向前移动，每向视力表移动1m，则由0.1减去0.02，即患者视力为0.08；如被检者向视力表移动2m，则视力为0.06（0.1-0.02×2），属一级低视力；移动3m为0.04，为二级盲，以此类推。

2. 近视力检查法

常用的有标准近视力表或Jaeger近视力表。在充足的照明下，距眼睛30cm，分别查

双眼，例如 J1 或标准近视力表 1.0。如患者有屈光不正，可以让其自行改变距离，例如 J1（20cm），把改变的距离一并记录即可。

（二）眼压检查

1. 检查目的

如晶状体囊膜破裂，晶状体皮质落入前房阻塞房角，使之房水引流发生障碍，导致眼压增高。如挫伤眼内睫状体，房角受损也会眼压发生变化，从而发生继发性青光眼。

2. 检查方法

（1）指测法

让被检者向下看，检者用两手食指在上睑上部外面交替轻压眼球，检查双眼，以便对比两眼的眼压，眼压高者触之较硬，眼压低者触之柔软，也可和正常的眼压相比较。此法可大概估计眼压的高低，所得结果可记录为正常、较高、很高、稍低或很低。

（2）眼压计测量法

修兹（压陷式）眼压计测量法，为常用的测量法，测量前应先向被检者做适当的说明，取得被检者的合作，然后让被检者仰卧，两眼滴 0.5% 的卡因溶液 2~3 次面部麻醉。

测量前应校正眼压计（把眼压计竖立在小圆试板上，指针指向零度时方为准确），用 75% 的酒精消毒眼压计足板，等酒精干后即可使用。

检查时被检者两眼自然睁开，向天花板或某一固定目标点（常用被检者自己的手指）直视，勿转动，检者用左手指轻轻分开上、下眼睑并固定在上、下眶缘，切勿压迫眼球，右手持眼压计的把手，将眼压计垂直下放，将足板轻轻放在角膜正中央（使眼压计自身重量完全压在角膜上，但注意切不可施加任何其他压力），迅速记录眼压计指针所指刻度，将此刻度对照眼压计换算表，查出眼压值。此种眼压计一般有三种不同重量的砝码 5.5g、7.5g 及 10g。通常先用 5.5g 检查，如指针刻度小于 3，则应加重砝码重测，一般先后测 5.5g 及 10g 两个砝码，以便相互核对及校正眼压。

测完后滴抗生素眼药水，拭净眼压计足板。

五、治疗方法

（一）辨证论治

1. 气滞血瘀

主症：目珠疼痛，头痛，视力下降，或胞睑肿胀，或白睛溢血，或胞轮红赤，血灌瞳神，瞳神不圆或者偏斜，晶珠部分混浊，舌红苔白脉弦。

治法：祛风明目，活血通滞。

方药：除风益损汤加减（熟地 15g，当归 12g，白芍 10g，川芎 10g，藁本 10g，前胡 10g，防风 10g）。

2. 毒邪侵袭

主症：目珠剧痛，畏光流泪，视力骤降，或胞睑肿胀红赤，白睛混赤，或黄液上冲，晶珠混浊或破碎，伴见口干口苦，便结溲黄，舌红苔黄，脉数。

治法：清热解毒。

方药：分珠散加减（大黄 10g，黄芩 10g，红花 10g，丹参 12g，当归尾 10g，赤芍 10g，荆芥 10g，乳香 10g，血竭 10g，紫草 10g，金银花 15g，野菊花 10g，蒲公英 10g，牡丹皮 10g，甘草 5g）。

方解：本方清肝泻热。若大便闭结加大黄以荡涤肠胃积热，若胞轮红赤加龙胆草、夏枯草以清泻肝热。

（二）中成药治疗

1. 鳖甲散

组成：鳖甲 60g，蛇蜕 30g，蝉蜕 18g，郁金 18g，木贼 18g，香附 18g。

用法：每日 2 次，每次 10g。

2. 田七胶囊

组成：田七末。

用法：每次 2 颗，每日 3 次，温开水送服。

3. 川芎嗪注射液

组成：川芎生物碱有效成分。

用法：每次 160mg，加入 250mL 生理盐水中，静脉滴注，每日 1 次。

（三）单方验方治疗

1. 消障汤

组成：当归 12g，菊花 9g，草决明 12g，青葙子 10g，生地黄 10g，桃仁 6g，红花 6g，川芎 9g，白芍 12g，丹参 12g，熟地黄 12g，石决明 15g，枸杞果 12g，沙苑子 9g，女贞子 9g，白蒺藜 9g，密蒙花 12g，炙鳖甲 9g，炙龟板 9g，牡蛎 12g，昆布 15g，海藻 15g，谷精草 10g。

服法：水煎服，煮取 200mL，早、晚分服。

2. 九味丸

组成：山药 9g、山茱萸 9g、泽泻 9g、茯苓 9g、牡丹 9g、附子 6g、石决明 12g、人参 9g、羚羊角 2g。

服法：把以上九味药按比例碾成粉末，用浓缩蜂蜜 10∶9 比例，蜂蜜为 9，熬制成丸状，早、晚各服 3~4g，温开水送服，每日 6~8g，早晚空腹时服用，30 天为 1 个疗程。

第三节　先天性白内障

一、病因病机

（一）中医学认识

1. 先天禀赋不足或父母遗传

先天禀赋不足，肝肾虚亏，脏腑精气不足以充养眼目，故晶状体无以维持其清澈之质，因无视觉，视物不见，故眼球震颤不定，舌质淡苔薄白脉弱为肝肾不足之症。

2. 脾肾两虚

患儿眼目失养，肾为先天之本，脾为后天之本，脾之生化、健运有赖于肾阳温煦，脾肾两虚，则精微之生化健运失常，无以濡养眼目，故晶状体混浊，视力差，弱视。胞睑属脾，脾虚则胞睑开合乏力，或常喜垂闭。肾阳不足，不能温煦脾阳，故便溏腹冷痛下痢泄泻。

（二）西医学认识

1. 遗传性

近 50 年来对于先天性白内障的遗传已有更深入的研究，大约有 1/3 先天性白内障是遗传性的。其中常染色体显性遗传最为多见。我国的统计资料表明，显性遗传占 73%，隐性遗传占 23%，尚未见伴性遗传的报道。在血缘配婚比率高的地区或国家，隐性遗传也并非少见。

2. 非遗传性

孕期母体或胚胎的全身病变对胚胎晶状体的损害，包括怀孕头 3 个月的病毒感染（风疹、水痘、单纯疱疹、麻疹、带状疱疹以及流感等病毒），此时期晶体囊膜尚未发育完全，不能抵御病毒的侵犯，而且此时的晶体蛋白合成活跃，对病毒的感染敏感，因此影响了晶体上皮细胞的生长发育，同时有营养和生物化学的改变，晶体的代谢紊乱，从而引起混浊。在多种病毒感染所致的白内障中，以风疹病毒感染最为多见。妊娠期营养不良，盆腔受放射线照射，服用某些药物（如大剂量四环素、激素、水杨酸制剂、抗凝剂等）、妊娠期患系统疾病（心脏病、肾炎、糖尿病、贫血、甲亢、手足抽搦症、钙代谢紊乱）以及维生素 D 缺乏等，均可造成胎儿的晶体混浊。先天性白内障另一个常见的原因是胎儿最后 3 个月的发育障碍。典型表现是早产儿出生时体重过低和缺氧，中枢神经系统损害。已有动物实验证实宫内缺氧可以引起先天性白内障。

二、临床表现

（一）一般表现

第一，小儿出生后视力低下，或仅有光感。

第二，检查发现晶状体混浊，晶状体混浊可能有多种形态，有全白内障、核性、绕核性、点状、前极、后极性白内障等，如为全白内障，用手电筒照射可见瞳孔区为灰白色，如为部分混浊，则须放瞳后才能查清。

（二）分类表现

1. 全白内障

晶体全部或近于全部混浊，也可以是在出生后逐渐发展，在 1 岁内全部混浊，这是因为晶体纤维在发育的中期或后期受损害所致。临床表现为瞳孔区晶体呈白色混浊，有时囊膜增厚，钙化或皮质浓缩甚至脱位。视力障碍明显，多为双侧性，以常染色体显性遗传最多见，在一个家族内可以连续数代遗传。少数为隐性遗传，极少数为性连锁隐性遗传。

2. 膜性白内障

当先天性完全性白内障的晶体纤维在宫内发生退行性变时，其皮质逐渐吸收而形成膜性白内障。当皮质肿胀或玻璃体动脉牵拉后囊膜，可引起后囊膜破裂，加速了皮质的吸收，即表现为先天性无晶体。临床表现为灰白色的硬膜，有多少不等的带色彩的斑点，表面不规则，有时在膜的表面可看到睫状突和血管，后者可能来自胚胎血管膜。亦有纤维组织伸到膜的表面，故又称血管膜性白内障或纤维性白内障。单眼或双眼发病，视力损害严重。少数病例合并宫内虹膜睫状体炎。

三、诊断要点

第一，晶状体混浊多在出生后即存在，个别延至婴幼儿乃至青春期才渐趋明显。

第二，多为对称性双眼晶状体混浊，且比较局限，大部分静止不变。

第三，无外伤，无其他眼病史。

四、实验室和其他辅助检查

（一）视网膜电流图

视网膜受到迅速改变的光刺激后，从感光上皮到两极细胞及无足细胞等能产生一系列的电反应，视网膜电流图就是这些不同电位的复合波。正常视网膜电流图有赖于视网膜色素上皮、光感受器、外网状层、双极细胞、水平细胞，无足细胞、Müller 细胞及视网膜脉络膜血循环等的正常功能。这些因素中的一种或多种受累都可导致 ERG 异常，所以视网膜电流图主要是反映视网膜外层的情况。小的损伤，如黄斑区的病变，因为受累的感光上皮为数很少，ERG 不出现反应；视神经萎缩，因受累的部位主要是在神经节细胞，ERG正常，亦不出现反应。

将一电极放置在角膜上，另一电极放置于最靠近眼球后部的眶缘部分，当视网膜受到光刺激时，通过适当的放大装置将视网膜电位变化记录下来，即为视网膜电流图。

视网膜电流图在临床上常用于视网膜循环障碍疾病、遗传性视网膜变性（如视网膜色素变性等）、糖尿病性视网膜病变、视网膜脱离、眼外伤（如视网膜铁质沉着症以及交感性眼炎等），夜盲、青光眼、白内障、色盲等疾病的诊断。

（二）视觉诱发电位（VEP）

检查的目的主要反映视网膜神经节细胞至视觉中枢的传导功能。

患者在暗室内，有效电极置于枕叶头部皮肤，无效电极置于耳垂或其他部位，接受的VEP 信号图像经电子计算机叠加平均处理，由放大器在示波器上显示。

五、治疗

（一）辨证论治

1. 先天禀赋不足

主症：出生即有晶状体混浊，轻者不易觉察，重者肉眼可见瞳孔内灰白，甚则可见患儿眼球震颤，无法固视，双眼不能追随眼前移动之物体。舌质淡，苔薄白，脉弱。

治法：补益肝肾。

方药：六味地黄丸加味。

方解：以六味为补益肝肾之基础，与枸杞子、菊花、沙苑、蒺藜、菟丝子等合用，起补益肝肾，退翳明目之效。如食少纳呆，可以六味加山楂、鸡内金、炒白术、麦芽，有补肝肾，清积健脾之功。

2. 脾肾两虚

主症：晶状体混浊，视力欠佳，或有弱视，胞睑开合乏力，或视物稍久则常欲垂闭。食欲不振，大便或腹冷痛下利泄泻等，舌质淡，脉缓弱。

治法：健脾固肾。

方药：四君子汤合驻景丸加减。

方解：四君子汤以人参甘温益气，白术、茯苓健脾，合甘草和胃，共用可有健脾益气之功；加减驻景丸以多味子类药物如菟丝子、楮实、枸杞子等合当归、川椒以补益肝肾，填精补血；两方同用可有健脾固肾之效。

（二）中成药治疗

1. 六味地黄丸

组成：熟地黄、山茱萸、山药、泽泻、丹皮、茯苓。

用法：每次 6g，每日 2~3 次，治阴虚所致白内障。

2. 驻景丸

组成：楮实子、菟丝子、无味子、木瓜、薏苡仁、三七粉、鸡内金、炒谷芽、炒麦芽、枸杞、怀山药。

用法：每次 6~9g，每日 2 次。

（三）单方验方治疗

1. 薛氏祖传秘方

组成：谷精草 120g，猪肝 120g。

用法：将猪肝焙干，合诸药共研细末。每服 9g，白水送下，每日 1 次。

2. 治障汤

组成：熟地黄 15g，山药 12g，茯苓 12g，党参 9g，谷精草 9g，白蒺藜 9g，枸杞 9g，决明子 9g，菟丝子 9g，菊花 6g，石斛 6g，五味子 4.5g。

用法：每日 1 剂，水煎，分 2 次服，30 天为 1 个疗程。同时加服维生素 C 200mg，每日 3 次。

（四）现代医学疗法

1. 保守治疗

双侧不完全白内障如果视力在 0.3 以上，则不必手术。但婴幼儿无法检查视力，如果白内障位于中央，通过清亮的周边部分能见到眼底，可不考虑手术，可长期用扩瞳剂，直到能检查视力时，决定是否手术。但是阿托品扩瞳，产生了调节麻痹，因此阅读时须戴眼镜矫正。

应该注意的是视力与晶体混浊的密度有关，而与混浊范围的关系不密切，如 5.5mm 的晶体混浊与 2.0mm 混浊视力可能相同。

以往曾认为单眼的不完全白内障不必手术。实际上术后及时戴镜，遮盖健眼，或是配接触镜，还是可以达到比较好的视力。

2. 手术

（1）术前检查

①眼部：首先应了解患儿的视力。因 3~4 岁以下的儿童很难查视力，可通过患儿的视反射，或对外界环境的反应能力对视力进行初步判断。为明确晶体混浊的性质和程度，混浊是在逐渐加重还是在退行，应定期做裂隙灯和眼底检查。②全身：应注意是否伴有其他系统的异常，请专科医生检查，以便排除心血管和中枢神经系统的疾患，防止手术麻醉时发生意外。

此外，应仔细询问患者的家族史和遗传史，有助于疾病的诊断和了解预后。

（2）手术时间

因白内障的类型不同，选择手术的时间亦不同。

双眼完全性白内障：应在出生后 1~2 周手术，最迟不可超过 6 个月。另一眼应在第一眼手术后 48h 或更短的时间内手术。缩短手术时间间隔的目的更为了防止在手术后因单眼遮盖而发生剥夺性弱视。

双眼不完全性白内障：若双眼视力 0.1 或低于 0.1，不能窥见眼底者，则应争取早日手术；若周边能窥见眼底者，则不急于手术。

单眼完全性白内障：以往多认为单眼完全性白内障手术后不能恢复视力，因为 30%~70% 完全性单眼白内障并发有其他眼部异常（小眼球、眼球震颤、斜视以及某些眼底病），同时已有弱视存在。但近年来的临床资料表明，如果能在新生儿期甚至在出生后 7 天内手术，术后双眼遮盖，第 4 天佩戴接触镜（26.00~30.00D），定期随诊，直至可辨认视力表时，有较多的患眼还是可以达到 0.2 以上。如果在 1 岁后手术，即便手术很成功，瞳孔区清亮，视力很难达到 0.2。因此特别强调单眼白内障必须早期手术，并且要尽早完成光学矫正，配合严格的防治弱视的措施。

风疹综合征患儿不宜过早手术，因为在感染后早期，风疹病毒还存在于晶体内。手术时潜伏在晶体内的病毒释放而引起虹膜睫状体炎，有 2%~5% 在手术后因炎症而发生眼球萎缩。风疹综合征白内障多为中央混浊，周边皮质清亮，因此可选用光学虹膜切除术。

（五）并发症治疗

1. 斜视

根据不同斜视病因采用不同的治疗方法：共同性斜视中先天性内斜视虽与眼的调节无关，但对双眼单视功能发育影响很大，最好的治疗是在 2 岁视功能发育初期做手术矫正。2~3 岁以后发生的内斜多与远视眼引起的调节辐辏过度有关，这种斜视要充分散瞳后验光，有远视者配足量眼镜，坚持戴镜 3~6 月使斜视矫正或部分矫正后，再对于残存的内斜手术治疗。戴镜后内斜无改变的，只有手术治疗。斜视完全矫正的继续戴镜，若远视度数很高，也可通过手术矫正斜视而降低戴镜度数。

2. 眼球震颤

在生后 2 个月以前及早手术，延缓手术将导致眼球震颤，严重影响视力。

3. 先天性小眼球

先天性小眼球没有很好的医治方法，如眼睑裂小明显的赘皮可以通过手术来改善，其他的异常没有更好的解决办法。

第四节 后发性白内障

一、病因病机

（一）中医学认识

后发性白内障为气血失和，脉络郁遏，目中清纯之气失运，晶珠失养，导致气滞膏凝，逐渐成为内障，或者因为锐器刺伤，晶珠破裂，膏脂外溢，迅速凝结而成内障。

（二）西医学认识

外囊摘除（包括超声乳化摘除）术后或晶体外伤后，残留的皮质或晶状体上皮细胞增生，向后囊移行并化生是后发性白内障的主要原因。近年来，从生长因子角度探讨阐明白内障发病机制成为临床研究热点。

二、临床表现

（一）症状

白内障术后视力模糊，视物不清。

（二）体征

白内障手术摘除后或外伤性的白内障部分皮质吸收后，在瞳孔区残留晶体皮质火星城纤维机化膜的特殊形态。残存囊下上皮细胞增殖，形成特殊形空泡样 Elschnig 珠样小体，使后囊膜混浊，为后发性白内障。机化膜组织若与虹膜广泛粘连，使瞳孔偏位或闭锁易引发继发性青光眼。晶状体周边残存皮质较多，前囊膜粘连，包裹皮质而变混浊，形成周边混浊，中央透明的环，称为梅氏晶体突或 Soemmering 环形白内障，还有囊膜纤维和混合型等。

三、诊断要点

第一，有明确的晶体外伤或者见于白内障手术。

第二，眼检镜投照时瞳孔区较大范围后囊膜混浊影响眼底检查。

第三，裂隙灯下，可见后囊膜残存的上皮细胞增殖形成的 Elschnig 珠以及机化膜相似膜组织和由于残存皮质引起的 Soemmering 环形白内障，如位于前囊膜切口处边缘与后囊膜粘连处的环形隆起，前方深。

四、实验室和其他辅助检查

（一）视力检查

（1）利用国际标准视力表和对数视力表，应分别检查双眼远近视力，以大致估计白内障所致视力损伤程度。对视力低下者，应另行光感、光定位、色觉检查，在暗室内遮盖健眼，患者站在 5m 外，置一蜡烛光源，让患者辨别出蜡烛是否存在，已确定是否有光感，尔后，从不同的角度测定其光定位能力，最后以红、绿玻片置于眼前，确定辨色能力，是否正常，双点光源分辨试验，即辨别眼前相距很近的两个点光源的能力，对于判定视网膜功能亦有很重要意义。对于轻度或中等度的白内障，准确的视野检查，必要实行 Amsler 屏检查，以确定是否有中心暗点或视物变形对于提示可能同时存在的青光眼或其他眼底疾病是有意义的。

（2）潜在视力仪检查：潜在视力仪检查是一种测定后发性白内障潜在视力的方法，潜在视力必须安装在裂隙灯上进行，此方法属于新物理学检查方法，其结果有患者主观成分，有试验表明，对于中等程度的白内障，激光干涉条纹检查和潜在视力仪检查，对于预测术后视力的准确性为 100%。

（二）视觉电生理检查

1. 视网膜电图

视网膜电图对于评价黄斑部视网膜功能有重要的价值，致密浑浊的晶状体由于对光的吸收和散射作用而影响检查效果，闪光 ERG 可用于低视力眼的检查、视网膜脱离，特别是视网膜遗传性疾病的 ERG 检查具有肯定的临床意义。研究表明，后发性白内障患者，闪光 ERG 反应相当于弱光刺激正常眼。

2. 视诱发电位

视诱发电位是判断视功能的重要指标，其中闪光 VEP 反映视路传导和皮质功能，当后发性白内障黄斑部病变和视神经损害时，其振幅均可降低。

五、鉴别诊断

（一）外伤性白内障

1. 挫伤性白内障

挫伤后，虹膜瞳孔缘色素印在晶体表面，相应部位的晶体囊下出现环形混浊，损伤前囊下晶体上皮时可引起局限性花斑样混浊，可静止不再发展或向纵深发展。可能合并有晶体半脱位或脱位。

2. 穿孔性外伤性白内障

眼球穿孔同时伴有晶体囊破裂，房水进入囊内，晶体纤维肿胀，变性、导致混浊。微小的囊破裂可自行闭合，混浊局限在破口处。但多数破裂过多者晶体纤维肿胀，皮质进入前房和房角，引起继发性青光眼，需要及时手术。

（二）低钙性白内障

第一，视力下降。

第二，晶状体混浊为无数白点或红色、绿色、蓝色微粒结晶分布于产前后皮质，可呈现辐射状或条纹状，混浊区与晶状体囊之间有一透明边界，严重者可迅速形成晶状体全混浊。婴幼儿常有绕核型白内障。

六、治疗方法

（一）辨证论治

1. 肝肾亏损

主症：眼病手术后，视物模糊，眼干目涩，头晕耳鸣，腰膝酸软，面色㿠白，小便清长，眼前如有苍蝇飞舞，晚上看灯或月亮似数个。舌苔白，脉沉细。

治法：补益肝肾。

方药：左归丸加减（熟附子 10g，当归 10g，鹿角胶 10g，熟地黄 15g，山药 15g，山茱萸 15g，枸杞子 15g，菟丝子 15g，杜仲 15g，牛膝 15g，丹参 20g）。每日 1 剂，水煎服。可以适当加入桃仁、红花等活血化瘀之品增强眼部血管血液运行。

方解：方中熟附子、鹿角胶为温阳补肾，熟地黄、山药、山茱萸、枸杞子、菟丝子、杜仲善补肝肾，益睛明目；当归、牛膝、丹参补血行气，防止由于术后创伤而致的瘀血，助药力运行全身。由于桃仁、红花等是活血化瘀之品，可以增强眼部血管血液运行。

2. 脾气虚弱

主症：视物模糊，眼前黑花飞舞，眼外观端好，睛珠混浊，眼底正常。精神倦怠，肢体乏力，面色萎黄，食少纳呆。舌淡苔白，脉缓或弱。

治法：健脾益气。

方药：补中益气汤加减（党参 30g，黄芪 30g，茯苓 20g，白术 15g，山药 15g，扁豆 15g，蕤仁肉 15g，陈皮 12g，升麻 8g，炙甘草 6g）。每日 1 剂，水煎服。可以适当加建曲、炒谷芽、炒麦芽，或加炒薏苡仁、煨葛根。

方解：方中党参、黄芪、白术、山药、炙甘草为益气健脾；茯苓、扁豆健脾以助参、芪之功；陈皮行气醒脾和胃；升麻、柴胡升益清阳，蕤仁肉益精明目；建曲、炒谷芽、炒麦芽健脾消食，加炒薏苡仁、煨葛根利水消湿。

（二）中成药治疗

1. 障明片

组成：山药、茯苓、牡丹皮等。

用法：每次 3 片，每日 3 次。

2. 复明片

组成：熟地黄、山药、枸杞子、山茱萸、蒺藜、谷精草、茯苓、木通、女贞子、牡丹皮、生地、菊花、石决明、决明子、木贼。

用法：每次 4 片，每日 3 次。

（三）现代医学疗法

1. 药物治疗

（1）仙诺林特或仙诺灵（Sanolent）

Sanolent 是一种复合制剂，主要成分为牛眼晶体中提取的晶体蛋白素与抗坏血酸、核黄素和碘化钾符合制成。舌下含服 1 片，每日 3 次，用于治疗各种白内障。

（2）苄吲酸——赖氨酸（Bendazac-lysine，BND）

BND 能保护晶状体和血清蛋白免受热力和紫外线、酸或碱作用所引起的变性。它清除自由基的能力弱，但可以保护晶状体蛋白拮抗自由基损伤，在临床上用于治疗白内障患者，能明显改善视力，甚至可逆转混浊透明。口服 500mg，每日 3 次；滴眼 0.1%。

（3）肝素

肝素可以抑制成纤维细胞的生长，减少人眼晶体囊外摘除术后眼内组织表面纤维蛋白的沉积和后囊细胞的生长，从而阻止后发性白内障形成，提高视力。用 5%肝素滴眼剂，术后每日 3 次，连续用 4 个月。

第五节　白内障手术

一、白内障囊内摘除术

（一）手术适应证

白内障囊内摘除术只适用于极个别特殊情况。晶状体完全脱位于前房，可行白内障囊内摘除术，Ⅴ度核的晶状体完全脱位于玻璃体腔，可联合玻璃体切除注入重水后摘出晶状体。

（二）手术操作

1. 开睑

为了减少术中玻璃体脱出的机会，应尽可能减少引起眼压升高的因素，可选用缝线开睑或拉开式开睑器开睑。球后麻醉后如眼球制动良好，可不布置上直肌固定缝线。

2. 结膜瓣

为了便于操作，可采用以穹窿部为基底的结膜瓣，沿角膜缘剪开结膜，切口范围 150°~180°，暴露角膜缘及 3~4mm 宽的巩膜表面，并做巩膜表面烧灼止血。

3. 角膜缘切口

多采用上方角膜缘切口，由于需将整个晶状体摘出，角膜缘切口范围从 10 点方位至 2 点方位，最好采用三面形阶梯式切口。外切口做在角膜缘后 1mm 的巩膜上，1/2 巩膜厚度，向前分离至角膜缘前界透明角膜处，由此位置进入前房。用角膜剪或穿刺刀向两侧扩大切口，切开时剪刀必须与虹膜面平行，保证切口斜向进入前房，形成阶梯式切口，预置缝线可选择性使用。

若患眼术前已有玻璃体脱入前房，在切开前房后，将粘弹剂注入前房，保护角膜内皮，用玻璃体切割头对前房内的玻璃体进行只切割不注水的"干性"切除，如玻璃体前界膜完整，可注射粘弹剂将玻璃体疝复位。在完成前房玻璃体切除后扩大角膜缘切口至150°。

4. 娩出晶状体

（1）借助晶状体套圈娩出法

现代囊内摘除术多采用套圈法。向前房内和晶状体下方注射粘弹剂以保护角膜内皮和玻璃体前界膜，将晶状体套圈置于晶状体的后囊下面，托起晶状体从切口娩出。如玻璃体液化、晶状体已完全坠入玻璃体腔内，则只能采用后段玻璃体切除术，通过用眼内导光纤维及角膜接触镜，在直接观察晶状体位置的条件下，进行晶状体切割术或者晶状体超声粉碎术。

（2）冷冻摘出法

传统囊内摘除术采用冷冻法。助手提起角膜瓣暴露晶状体前表面，并用海绵拭子吸去晶状体表面水分，水分过多可影响冷冻向皮质扩散，导致提起冷冻头时撕破前囊。助手或术者将上方虹膜拉开，冷冻头进入前房，黏附于晶状体上方前表面，位于晶状体前囊上1/3与下2/3交界处，停顿数秒后冷冻头周围出现白色圆圈并结成冰球表示晶状体已被粘结牢固，向后上方提起冰球使之离开虹膜，轻轻摇动，使上方晶状体悬韧带离断，然后左右摇摆拉断两侧悬韧带，一旦悬韧带松解虹膜即塌陷至晶状体后，然后将晶状体完整摘出。冷冻时晶状体周围组织有向冷冻头趋附的可能，注意冷冻头不可接触晶状体以外的其他眼内组织，以免造成组织的严重损伤，如发生误粘，应立即用灌注液冲洗冷冻头解冻。冷冻源采用 CO_2 或液氮，冷冻设备可采用能调节制冷温度的冷冻摘除器，或采用便携式半导体冷冻器、干冰冷冻器、氟利昂白内障冷冻摘除器等。

（3）晶状体已完全坠入玻璃体腔内者，可用后段超声粉碎直接将晶状体摘除。对于 V 度核，建议联合玻璃体切除注入重水后浮起晶状体再予以摘出。术时先将脱位晶状体周围的玻璃体切除，在前房内注射粘弹剂保护角膜内皮，在晶状体和视网膜之间注入重水（过氟化碳），使晶状体浮起至瞳孔区，然后从角膜缘切口娩出晶状体，最后将玻璃体腔内的过氟化碳吸出。

5. 缩瞳、周边虹膜切除及清除前房内玻璃体

晶状体娩出后，收紧中央预置缝线，关闭切口。然后向前房注入眼内用毛果芸香碱或卡米可林缩瞳，如瞳孔不是正圆，可能前房内有玻璃体存在，可在相应部位做"干性"玻

璃体切除，再做周边虹膜切除。

6. 关闭切口

用 10-0 尼龙线间断缝合切口 7~9 针或做连续缝合，最后拆除切口预置缝线。关闭结膜切口将结膜复位后，用电透热法将结膜切口固定。必要时也可用缝线固定结膜切口。

术毕结膜下常规注射抗生素及皮质激素，涂抗生素眼膏后包扎遮盖术眼。

（三）手术操作要点

1. 切口位置选择

手术切口不能过于靠后，否则可能会出现大出血，并使睫状体暴露，或使虹膜受损伤。手术刀刺入前房时应与虹膜平行，以避免损伤虹膜。

2. 虹膜切除

虹膜切除的目的主要是预防发生瞳孔阻滞。多数情况下，小范围的基底部周边虹膜切除即可足够。充分散瞳之后可出现虹膜中心部位被黏着的现象，在进行虹膜切除时，应注意切除面积比预计的要大，甚至靠近瞳孔括约肌。所以，最好是在缩瞳后进行周边虹膜切除。如基底部虹膜切除过小，可能会出现只切除了虹膜基质层，而色素上皮却未能切除。这时，可使用楔形海绵将色素上皮穿透。为了避免在虹膜切除过程中损伤睫状体，切除位置不宜过于靠后，应在睫状体边缘前 0.5mm 处施行虹膜切除。

（四）ICCE 的并发症

1. 术中并发症

术中并发症包括晶状体囊膜破裂，玻璃体脱出，虹膜或角膜冻伤，切口错误，角膜后弹力层撕脱，虹膜根部离断，前房积血，瞳孔括约肌撕裂，玻璃体脱出，暴发性脉络膜出血等。

2. 术后并发症

（1）瞳孔阻滞性青光眼

瞳孔阻滞性青光眼治疗上首先使瞳孔散大，解除瞳孔阻滞。其次使用 Nd：YAG 激光做周边虹膜切除术和玻璃体前界膜切开术解除瞳孔阻滞。一旦切穿虹膜，前房即可恢复正常深度。激光治疗无效时可考虑行前段玻璃体切除术，解除玻璃体与虹膜的粘连。当房角已发生粘连，范围已超过两个象限时，必须做抗青光眼滤过性手术。在预防上，应减少术中对虹膜的刺激，以及术中做确切的周边虹膜切除术，有时甚至做 2 个周边虹膜切除口。

（2）大泡性角膜炎

大泡性角膜炎治疗上可行穿透性角膜移植及联合前段玻璃体切除术。在预防上只有及早发现，及早处理前房内的玻璃体疝，才能防止大泡性角膜病变的发生。

二、小切口白内障囊外摘除术

（一）前囊膜的截除

1. 向心力

与撕葡萄皮不同，撕囊时必须首先要注意向心用力，以克服囊膜的离心力。否则囊口缘很容易滑向赤道部。例如，在先天性白内障、浅前房、玻璃体压增高、晶状体膨胀期撕囊，这种情况极易发生。

2. 持续、缓慢的同心圆拉力

在克服离心力的同时，还须保持持续、缓慢的同心圆拉力。处理好这种力，往往可以获得满意的圆形囊口。反之，撕囊时用力不均或快慢不一，囊口极易走形。

3. 与圆平行的剪切力

要掌握好囊瓣走行的方向，正确应用剪切力十分重要。首先，将囊瓣翻转，用撕囊镊夹住囊瓣的起始部，做与圆平行的剪切力，并不断改变夹持部位以控制撕囊的方向。撕囊近半圆时，更应注意与圆平行用力，不宜将囊瓣提拉过高。否则，囊瓣极易偏离轨迹。

前囊膜口的直径通常在 5.0~6.0mm。一般认为其直径应比拟植入人工晶状体的光学部直径略小 0.5~1.0mm 为宜。这样既可避免囊膜退缩或收缩，又可降低后囊膜混浊的发生率。

（二）水分离

1. 皮质囊膜分离

用较细的钝头针接平衡液，插入囊膜下，缓慢注入平衡液，可在显微镜下看到液体沿囊膜下、赤道部、后囊下形成一波浪状流动。皮质与囊膜充分分离，有利皮质彻底清除。

2. 晶状体核层分离

皮质囊膜分离后，将钝头针直接插入外核层，继续注入平衡液，即可形成一"金环"，如向晶状体核中央逐层注水，有时可形成"双环"，甚至"多环"。晶状体核彻底分层，可使"核心"缩小，减少碎核在前房内所占空间，避免对眼内组织尤其是角膜内皮细胞的损伤。

3. 水浮核

充分水分层后，可继续往晶状体核后面注平衡液，很容易使小"核心"浮出囊口，甚至浮到前房，免除了旋、拨核的步骤。

4. 水冲核

当小核、软核或切核后碎片残留眼内，可用注水的方法适当增加眼压，迫使碎核从切口被冲出，使手术操作更为简化。

（三）核的处理

1. 旋核入前房

对于较小较软的核可采用水浮核的方法，使小"核心"浮出囊口，甚至浮到前房。将大而硬的核从直径 5~6mm 的前囊膜口旋拨至前房是手法碎核中技巧性很强、且必须完成的步骤。完整的前囊膜口是旋拨核的基本保证；充分水分层，尽可能缩小核的体积，有助于核的娩出。同时，应了解粘弹剂的特性，利用粘弹剂形成眼内各组织间的间隙，避免操作时损伤眼内组织。旋拨核步骤：①两手各持一把人工晶状体定位钩，在前囊膜口的区域内将核以顺时针或逆时针水平方向旋转，充分松动核。②在旋核过程中，右手用定位钩轻轻下压核的下方使上方核的赤道部翘起，左手持定位钩轻轻顶住翘起的上方核赤道部，使上方部分核的赤道部脱出于囊口的平面。③随即将右手定位钩从左手定位钩顶核处紧贴着核向右滑动，将已变形的囊口轻轻拨开，然后，双手法将核的矢状面以接力棒形式顺时针旋、拨出囊口。切忌将定位钩在囊膜表面拨核，以免使囊口破裂，甚至悬韧带撕裂、后囊膜破裂等严重并发症发生。

2. 几种主要的手法碎核方法及优、缺点

（1）二切核法

本法取上方水平巩膜隧道切口。撕囊后，将核旋入前房，用核垫板和切核刀将核切成两块，分别用移核镊取出碎核块。

优点：①切口约为常规 ECCE 的 1/2，降低了由切口造成的角膜散光。②巩膜隧道切口扩大了组织的接触面，有利于切口的愈合。③眼内操作基本上是在闭合状态下进行，减少了术中并发症的发生，尤其是暴发性脉络膜下腔出血的发生率大大下降。

缺点：①切口的自闭性较差，前房不易维持，术后常需布置缝线。②不能确保将人工晶状体植入囊袋。

③上方皮质不易被吸尽。

（2）三切核法

本法于角膜缘上方做一反眉状巩膜隧道切口，进行水分离，并将核松动、游离、拨入前房，用叉状切核刀将核一次切成3块，然后，用灌注式圈套器娩出核块。

优点：①切口更小，自闭性好，无须缝线。②采用连续环行撕囊技术，减少了由截囊不当而引起的一系列术中、术后并发症。

缺点：①操作难度较大，平板状核垫板及叉状切核刀在眼内占据较大的空间，尤其在处理大核时，容易损伤眼内组织。②叉状切核刀很难将硬核切开。

（3）碎核法

本法采用上方透明角膜切口，用截囊针施行CCCC，用水浮核技术将核浮出囊口，进入前房，用特制的垫板和碎核器把核挤碎。

优点：①切口更小、"干净"，更适合表面麻醉下手术。②可植入折叠式人工晶状体。③切口设计较简单，很难达到自闭，需加缝线。

缺点：①碎核器和核垫板在眼内占据较大空间，对晶状体核较大的病例，插入碎核器和垫板有一定难度。②由于碎核器接触核的面积较大，很难将硬核切碎。用力过大往往会引起双手力的失衡，造成眼内组织损伤。

（4）巩膜袋内碎核法

本法在巩膜隧道向两侧扩大呈腰鼓状，内口较大。用"滑板"插入核下，将核嵌入隧道内做扇形切除，剩余部分通过侧切口器械的辅助将其旋拨出切口。

优点：①眼内操作少，避免了对眼内组织损伤的危险。②碎核在巩膜袋内进行，提高了手术的安全性。

缺点：①巩膜层间创面较大，给隧道制作带来一定困难。②切口过多，带来潜在的感染危险。③较大的隧道内切口可能增加手术性角膜散光。

（5）扇形咬切旋出法

本法用特制的扇形咬核器，一次将核咬除约1/4，然后将剩余3/4核依顺时针或逆时针方向旋拨出切口。

优点：①眼内操作少、简便、安全性好。②注重在角膜强子午线方位做切口，可降低手术性角膜散光。

缺点：①对大而硬核，首次完整的1/4咬切较困难。②如隧道稍长，则难将剩余的3/4核旋出切口。③切口自闭性略差，常需要补充缝线。④需要较多的粘弹剂。

三、皮质吸除

调整显微镜焦距，在良好的同轴光照明下准确识别囊膜等精细结构。采用 Simcoe 注吸管吸除皮质。先清除瞳孔区较大块皮质，使视野清晰，而后再清除周边部的和较微细的皮质。任何吸出的动作都必须在直视下完成。对于周边的和虹膜后的皮质，应先将注吸针头伸至近赤道部，以轻柔的负压吸住皮质后，将其拉向瞳孔区，确信没有吸住囊膜后再加力吸除拉出的皮质。为了保持前房的稳定性，可从侧切口插入注吸管吸除皮质，此方法尤其对上方的皮质吸除是可取的。机械性后囊膜抛光可以清除附着于后囊膜内表面的皮质碎片。操作时用带灌注的注吸管在后囊膜表面前后或左右轻轻摩擦，力量要均匀轻柔，避免任何突然性的动作。后囊膜混浊难以被抛光或年龄较轻的患者，可以考虑施行后囊膜连续环行撕囊。

四、人工晶状体植入

本法与常规现代白内障囊外摘除人工晶状体植入术不同，隧道小切口硬质人工晶状体植入时，其下襻的输送尤为重要。应先将下襻的头部送入前房，切忌将襻的膝部先送入切口，以免在隧道内过分挤压而使下襻变形甚至断裂。人工晶状体光学部植入囊袋后，用定位钩或人工晶状体植入镊将上襻滑（送）入囊袋。将眼内粘弹剂置换后，切口无须缝合。从侧切口注入平衡液，适当提高眼压，有助于切口的密闭。应当指出，小切口操作有一定难度，对术者的技术要求较高，千万不能为过分追求小切口而行之。应以循序渐进的态度去获得满意的手术效果。

第十章　青光眼

第一节　概述

一、青光眼的概念

青光眼是一组以视神经萎缩和视野缺损为共同特征的疾病。病理性眼压增高是其主要危险因素。病理性高眼压、视神经萎缩、视野缺损以及视力下降是本病的主要特征。

二、眼压及其影响因素

（1）眼球内容物作用于眼球壁的压力即称为眼内压（惯称为眼压），维持正常视功能的眼压称为正常眼压。从统计学概念，把我国正常人眼压值定义在 1.3 ~ 2.8kPa（10 ~ 21mmHg）。正常人和青光眼患者的眼压分布有一定的重叠，所以了解和掌握正常眼压与病理眼压，对青光眼的诊断和治疗有着重要意义。

（2）影响眼压的因素主要是房水生成率及房水排出率，两者处于动态平衡状态，是保持正常眼压的重要因素。如果这种动态平衡失调，将出现病理性眼压。

三、青光眼的检查

（一）前房深度测量方法

1. 手电筒照射估计法

将手电筒光在外眦处与虹膜平行方向照向内眦，如鼻侧虹膜全被照亮，为深前层；如鼻侧虹膜仅被照亮 1mm 或更少，则为浅前房。

2. 角膜厚度比较法

用于检查前房周边深度，测量时以角膜厚度（CT）与周边深度之比作为标准。

（二）前房角检查

1. 前房角的解剖结构

（1）Schwalbe 线

为一灰白色略凸起的细线，位于角膜后弹力膜的终端。

（2）巩膜突

紧接于小梁网之后的一条细的突出的白线。

（3）睫状体带

为棕黑色带，位于巩膜突与虹膜根部之间。

2. 前房角镜检查的操作方法

第一，于患者结膜囊内点表麻药 1~2 次。如角膜上皮水肿混浊（如闭角型青光眼急性发作期）可滴消毒甘油或 50% 葡萄糖液 2~3 次，恢复角膜透明后再检查。

第二，将清洗后的前房角镜倒置，在房角镜的凹面内放适量生理盐水、甲基纤维素、抗生素眼液或粘弹剂。

第三，患者坐在裂隙灯显微镜前，将头部固定在托架上。

第四，检查者以一手的食指和拇指分开眼睑，另一手持充满充填液的前房角镜靠近眼部，倾斜前房角镜，使其同眼球的 6 点钟部位接触，紧靠下睑缘或利用镜边将下睑缘向后推，然后对着角膜面快速向前上方翻转，以免充填液溢出气泡进入。

第五，裂隙光线聚焦在房角镜中的倾斜镜面上，通过房角镜的顺时针或逆时针旋转结合裂隙灯的移动，就可看到整个 360° 的房角。

第六，先静态下观察房角，即令患者向正前方注视，房角镜位于角膜中央，不偏斜也不对眼球加压，此时所见的为前房角的宽度如为窄角，则令患眼转动使房角镜倾斜或对眼球加压，以便能看到更多的前房角结构，并鉴别有无周边前粘连。如仍看不到功能性小梁部分，则将光带改成裂隙投照在所能见到的房角的最顶部，观察来自房角前壁的光线和来自后壁的光线在此处是错开的还是相交的（光带相交表示房角真性关闭），从动态所见可决定房角的开闭状态。

第七，观察完后取下前房角镜，用水冲洗干净，棉球擦干后放入镜盒中收藏。

（三）眼压检查

1. 眼压指测法

令患者双眼向下看，检查者以双食指尖放在被查眼上眼睑睑板上缘处，通过眼睑双食指尖交替轻力触压眼球反复多次，以手指感受到的眼球波动感来估测眼压的高低。

眼压正常记录为 T，如眼压轻、中、重不同程度升高，分别记录 T+1、T+2、T+3，若眼压轻、中、重不同程度下降，则分别记录为 T-1，T-2，T-3。

2. Schoitz 眼压计测量法

检查前持眼压计将脚板平放在眼压计盒中的测试盘，调整指针于刻度"0"处，并用 75% 乙醇溶液消毒眼压计的脚板，用棉球擦干后备用，或用乙醇灯火焰消毒眼压计的脚板，并晾凉后备用，注意防止灼烧角膜。

①患者平卧于检查床上，结膜囊内点表麻药 1~2 次。②令患者注视正上方目标（通常以患者自己举起的手指为调试目标），使角膜处于水平位置。③检查者以左手的食指和拇指轻轻分开被检眼的眼睑并固定在上、下眶缘上，右手持眼压计垂直将脚板搁置于角膜中央，眼压计整个重量落在角膜上，可见压针移动不受阻碍，指针随眼球搏动而波动，读出指针所指的刻度。④如刻度≤3，移动眼压计，换上 7.5mg 或 10mg 砝码，重复测压 1 次，记下刻度。⑤查校正换算表，得出眼压数值，如用了两种不同重量砝码测压，应查压力与眼球壁硬度表。⑥使用后从压针上取下砝码，压针管柱的腔壁及压针用蒸馏水冲洗，脱脂棉擦干，再重新装好备用。

3. 压平式眼压计测量法

压平式眼压计测量法以 Goldmann 压平眼压计最为常用。当测压头压平角膜产生 3.06mm 直径的压平面时使用到眼上的力（转盘上的读数）乘以 10 即等于以毫米汞柱为单位眼压数值。由于这种方法几乎不引起房水移位，测出的眼压数值和静止时相比无显著差异，是目前公认的较准确的眼压测量法。

4. 非接触性眼压计测量法

测量时眼压计不直接接触角膜，仪器内气流脉冲吹向角膜，使 3.6m 直径的角膜变平，以压平所需的时间计算机自动计算其眼压值。压力的增加与时间呈线性关系，由压力监视系统及时确定角膜压平的出现，再经过一特殊用途数字的计算机和综合以上的活动处理数据，最后以数字形式显出眼压的数值。

（四）眼底检查

青光眼的眼底检查对于诊断、病情程度的判断、治疗效果的评估等具有十分重要的意义。可利用眼底镜、眼底照相机联合计算机图像处理技术、OCT 等技术，对视神经、视网膜进行观察和分析，了解视神经有无损害，特别是杯/盘比（C/D）的改变、盘缘改变、视网膜神经纤维层有无变薄和缺损等，是青光眼临床不可缺少的检查。

（五）视野检查

1. 动态视野检查法

①面对面视野检查法：这是一种粗略估计视野的方法，简单易行，检查者视野必须正常才能进行。②弓形视野检查法：主要检查受检眼的周边视野。③Goldmann 视野计检查法：Goldmann 视野计是半球状投影视野计，其弧度半径为 30cm，视标大小及亮度均可调，检查结果比较准确。④平面视野屏检查法：用于检查中央 30°视野，能发现中央 30°范围内近 90% 的各种视野缺损。

2. 静态视野检查

①半自动的 Goldmann 视野计；②全自动视野计。

四、青光眼激发试验

（一）闭角型青光眼

暗室试验、俯卧试验、暗室加俯卧试验、读书试验及散瞳试验（应酌情慎重考虑），其中以暗室俯卧试验较为常用。

（二）开角型青光眼

饮水试验、眼压描记试验、葡萄糖静脉注射试验、妥拉苏林试验、压迫试验、皮质类固醇反应等，现已较少应用。

（三）青光眼激发试验的临床意义

1. 暗室试验

①正常值：试验前后眼压相差 ≤ 0.7kPa（5mmHg）。②病理值：相差 ≥ 1.1kPa（8mmHg），提示闭角型青光眼（+）。

2. 暗室加俯卧试验

病理值：试验前后眼压相差 ≥ 1.1kPa（8mmHg），提示闭角型青光眼（+）。比单纯暗室试验阳性率高，在临床较为常用。

五、青光眼分类

(一) 原发性青光眼

1. 开角型青光眼

①原发性开角型青光眼。②正常眼压性青光眼。

2. 闭角型青光眼

①急性闭角型青光眼。②慢性闭角型青光眼。

(二) 继发性青光眼

继发性青光眼是由于其他眼病或某些全身病引起的眼部改变，影响房水排出，导致眼压升高的一类青光眼。

(三) 混合型青光眼

混合型青光眼即同时具有两种或两种以上原发性青光眼、继发性青光眼或原发与继发性青光眼合并存在者。

(四) 先天性青光眼

①婴幼儿型青光眼。②青少年型青光眼。③先天性青光眼合并其他先天异常。

第二节　原发性青光眼

一、原发性急性闭角型青光眼

(一) 病因病理

1. 西医病因病理

第一，原发性急性闭角型青光眼的基本病因与眼前节的解剖结构尤其是房角状态有关。由于虹膜周边部机械性地堵塞了房角，阻断了房水的出路而使眼压升高。小梁和

Schlemm 管等房水排出系统一般正常。另外，情绪激动、精神创伤、过度劳累、药物散瞳，或长时间在暗环境工作及近距离阅读、气候变化、季节更替等都可能导致其急性发作。由于睫状体局部肿胀充血，将虹膜根部挤向房角，引起房角关闭，导致眼压急剧升高。

第二，原发性急性闭角型青光眼患者的眼前节较小，前房浅，房角窄，晶状体前后径相对较大而角膜直径小于正常值，屈光状态以远视居多。由于虹膜与晶状体接触面大，特别是晶状体随年龄的增加而变厚，进一步引起晶状体虹膜隔向前移位，形成一种生理性瞳孔阻滞。房水流经瞳孔区的阻力相对增大，使后房压力大，推挤虹膜向前，且虹膜根部拥向周边与房角入口处黏附，房水外流受阻，导致眼压升高。眼压升高可引起眼球的病理组织学改变。早期和急性期阶段，主要表现为循环障碍和组织水肿，如角膜水肿，虹膜睫状体充血、水肿、渗出，视网膜血管扩张、充血或出血等。病程晚期和慢性期阶段，表现为组织变性和萎缩，如角膜变性所引起的大泡性角膜病变和血管翳、虹膜睫状体萎缩及色素脱失，以及典型的青光眼视盘凹陷等。

2. 中医病因病机

中医学认为本病根本原因为"内肝管缺"，致使眼内神水阻滞而成。但与五脏及气血功能失调亦有密切关系，如悲郁忧思，暴怒忿郁，气结于肝，肝失疏泄，气机郁滞，郁火内生，上灼于目；或肝胆火热亢盛，热极生风，风火相煽，上攻于目；或气郁化火，气火上逆，壅塞目中玄府，神水排出不畅，蓄积于目中；或暴饮暴食，损伤脾胃，脾湿生痰，痰郁化热，痰火郁结，上攻于目，阻塞玄府，神水滞留目内；或劳倦太过，真阴暗耗，肾阴不足，水不制火，上炎于目；或水不涵木，阴不济阳，肝阳失制，亢而生风，阴虚阳亢，上扰清窍；或肝胃虚寒，饮邪上逆等。归纳上述，不外由风、火、痰等邪导致阴阳偏盛，气机失常，气血失和，经脉不利，目中玄府闭塞，气滞血瘀，诱发神水淤滞，酿成本病。

（二）临床表现

1. 症状

（1）临床前期

即出现临床表现之前的阶段，凡一眼曾有急性发作，另一眼无发作史和临床表现，但具有浅前房和窄房角的解剖特征，目前没有青光眼发作史，但激发试验阳性者均属临床前期。

（2）前驱期

此期的眼压升高足以引出临床症状，但没有急性发作期那样剧烈，症状较急性发作轻，如中度眼球胀痛、一过性视矇、虹视，并伴有轻度同侧偏头痛、鼻根和眼眶部酸痛和恶心，经休息和改善光照强度等，症状可自行缓解。发作持续时间一般短暂而间隔时间较长，通常在1~2或数小时后，症状可完全消退。多次发作后则持续时间逐渐延长，而间隔时间缩短，症状逐渐加重而至急性发作期。

（3）急性发作期

是急性闭角性青光眼的危重阶段，起病急，患者有剧烈眼胀痛及同侧头痛。虹视，视力极度下降，严重者仅见眼前指数，甚至只存光感，常伴有恶心、呕吐，有时可伴有发热寒战、便秘以及腹泻等，全身衰竭，电解质紊乱，并常因此被误诊为脑血管疾病、心血管疾病或消化系统疾病。

（4）间歇期

指青光眼急性发作后，经药物治疗或自行缓解，房角重新开放，眼压和房水流畅系数恢复正常，视力恢复至原有水平或稍低，病情暂时缓解，眼压不须药物即可维持在正常范围。

（5）慢性期

急性发作期未经及时、恰当的治疗或反复发作后房角关闭已形成组织粘连，范围达1/3~1/2以上，房水引流减少，则可迁延为慢性期。此期患者自觉症状减轻甚至消退。

（6）绝对期

是所有青光眼晚期的最终结局，视力完全丧失，无光感，临床自觉症状轻重不一，有些人已耐受了高眼压，可无症状或轻度眼胀头疼。

2. 体征

（1）眼前节充血，眼睑水肿

球结膜呈睫状充血或混合性充血，浅层巩膜充血，并有球结膜水肿。充血水肿越明显，疼痛亦越严重。

（2）角膜水肿

如果眼压升高至5.3kPa（40mmHg）以上，即可出现角膜水肿，以角膜上皮水肿最为常见，角膜上皮呈哈气样混浊，裂隙灯显微镜检查上皮呈颗粒样反光。角膜后壁有棕色沉着物，一旦眼压下降，水肿则消失。但如角膜内皮失代偿后，则水肿持续存在。重度急性发作患者可以有角膜基质水肿并增厚。绝对期，角膜上皮轻度水肿，有时可反复出现大泡或上皮剥脱而有明显疼痛等刺激症状，角膜也可发生带状混浊。

（3）前房浅

由于角膜水肿和虹膜膨隆，使前房变得更浅；由于静脉充血，一些蛋白质溢出到房水，导致房水闪辉及浮游物，这是常见的眼部体征，但较虹膜睫状体炎轻微。偶有渗出甚至积脓，极易导致瞳孔和房角粘连。

（4）虹膜萎缩、后粘连及周边虹膜前粘连

虹膜水肿，隐窝消失。在高眼压状态下，供给虹膜的动脉可能发生局部循环障碍，致使局部缺血，发生节段性虹膜基质萎缩，有时上皮层也萎缩，通常发生于上方虹膜，其他部位也可出现，接近瞳孔缘的萎缩较明显；如高眼压持续时间长，可使眼局的 1~2 条放射状虹膜血管闭锁，造成相应区域的虹膜缺血性梗死而出现扇形虹膜萎缩。由于急性发作期晶状体前囊同虹膜接触面比较密切，加上虹膜充血及蛋白渗出，可能会出现轻度虹膜后粘连，但一般不太严重。虹膜水肿及角膜等有助于周边虹膜前粘连的形成，这一类患者在眼压下降后，房角仍然闭塞不再开放。

（5）瞳孔散大

由于眼压升高超过动脉灌注压水平可导致瞳孔括约肌麻痹或部分括约肌萎缩，结果使瞳孔散大，这是青光眼与虹膜睫状体炎重要鉴别点之一。瞳孔中度散大呈竖椭圆形或形态不规则，与虹膜萎缩的部位以及是否有瞳孔后粘连有关；另一原因是括约肌缺血，瞳孔常呈固定状态，对光反应及集合反应均消失，且对缩瞳剂不敏感。

（6）晶状体改变

严重急性闭角型青光眼可以引起晶状体改变，检查瞳孔区的晶状体前囊下可出现灰白色点状、条状和斑块状混浊，称为青光眼斑。这些斑点混浊不出现于晶状体后皮质及被虹膜遮盖的晶状体前面。青光眼斑的发生，被认为是高眼压下造成的营养障碍的结果。这种混浊有些可吸收，有些则持续存在，以后被新的晶状体纤维覆盖，从青光眼斑在晶状体内的深度，可以估计急性发作以后所经过的时间。因此青光眼斑对急性闭角型青光眼的诊断特别是回顾性诊断有一定价值。

（7）眼底

在急性发作期眼压急骤升高，可直接造成对视神经的损害，视盘充血、轻度水肿，有动脉搏动，视网膜静脉扩张，偶见小片状视网膜出血；有时可发生视网膜中央静脉阻塞；急性高眼压可造成视神经纤维及视网膜节细胞以及光感受器的损害。当病情发展到一定阶段时，将遗留下不可逆性严重损害，视盘出现病理性凹陷和萎缩。

（8）眼压

急性发作期眼压突然升高，常在 5.3kPa（40mmHg）以上，甚至超过 13.3kPa

（100mmHg）。

（9）房角

前房角镜下可见虹膜周边部与小梁紧相黏附，房角关闭，如急性发作持续时间不长，眼压下降后房角尚可重新开放，或有局限性粘连，小梁上有色素沉着；如持续时间长，则形成永久性房角粘连。

（10）视野

急性期多为非特异性的向心性或上方视野缩窄，也可见到生理盲点扩大和中心视野缺损、视神经纤维束损害性视野缺损等。随着眼压的正常化，视野也可以恢复正常。有些人留下永久的色觉减退、视敏度降低或固定缺损。

3. 并发症和后遗症

当眼压升高，尤其是急性高眼压时，眼睛的各个组织均可发生病理改变和功能损害，例如眼睑、球结膜充血水肿，角膜水肿、角膜失代偿、带状角膜变性；虹膜萎缩、粘连及虹膜睫状体炎；房角粘连闭锁；晶状体混浊；眼底出血、动静脉阻塞；视神经损害等等。如不给予及时处理，其后果往往是严重而永久性的。

（三）实验室及其他检查

本病无须特殊实验室检查，其他检查如下。

1. 激发试验

由于闭角型青光眼发病机制主要是瞳孔阻滞和虹膜根部阻塞房角，房水不能与小梁网接触，因此可以针对性地利用这些原理人为造成眼压升高，对可疑青光眼提前做出诊断。凡具有浅前房、窄房角而眼压正常，并有发作性虹视、眼胀、视力一过性下降、头痛、眼眶或鼻根部酸胀以及青光眼家族史者，可考虑做激发试验。对于闭角型青光眼，激发试验的主要机制有二：①增加瞳孔阻滞力。②虹膜根部堆积阻塞房角。目前常用闭角型青光眼的激发试验主要有暗室试验、俯卧试验、散瞳试验等。结果分析：实验前后眼压升高 ≥ 1.1kPa（8mmHg），或试验后眼压 ≥ 4.0kPa（30mmHg）为阳性，实验前后眼压升高 ≤ 0.8kPa（6mmHg）为阴性。试验前后配合眼压描记及房角镜检查，如果 C 值（房水流畅系数）下降 25%~30%，房角关闭，即使眼压不高也是阳性。激发试验仅是人为诱发高眼压的手段，阴性并不能排除将来发生闭角型青光眼的可能性，阳性也不是都会发生急性房角关闭，但不能否认激发试验对诊断和治疗的意义，需结合临床及其他检查综合考虑。

2. 前房角镜检查

使用特定的房角镜对房角宽窄及开放或关闭情况进行检查，是诊断本病及进行本病与其他类型的青光眼相鉴别的关键因素之一。

3. 超声生物显微镜检查

超声生物显微镜对于精确检查周边房角宽度及关闭情况、晶状体膨胀及瞳孔阻滞情况等很有帮助，也可检查并评价抗青光眼手术的效果。

4. B 超

B 超可测定前房深度、晶状体厚度，并明确晶状体位置。

5. 视觉诱发电位

视觉诱发电位（VEP）可用于客观检查和判断青光眼患者视神经损害程度。

（四）诊断与鉴别诊断

1. 诊断要点

第一，中老年人，好发于 40 岁以上年龄，女性多见。

第二，眼痛、眼胀，同侧偏头痛；虹视，雾视；常伴有恶心、呕吐、发热、寒战、便秘等。

第三，视力下降，甚者仅存光感。

第四，眼压升高。

第五，瞳孔散大，光反应消失；眼部充血，呈睫状充血或混合充血；角膜水肿，呈雾状或毛玻璃状；前房变浅及房角闭塞，虹膜节段性萎缩，晶状体改变，晶状体前囊下出现青光眼斑。

2. 鉴别诊断

（1）急性虹膜睫状体炎

急性闭角型青光眼急性发作时前房浅，瞳孔散大呈竖椭圆形，眼压明显升高，角膜上皮明显水肿，后壁没有或仅有少量沉着物，自觉症状如眼痛、头痛剧烈，视力突然明显下降。急性虹膜睫状体炎前房深度正常，前房闪光明显阳性、有浮游物，瞳孔缩小，虹膜有后粘连，眼压正常或偏低或稍高，角膜后壁有较多灰白色沉着物，疼痛较轻，视力逐渐减退。

（2）急性结膜炎

急性结膜炎临床表现为眼部灼痛、畏光、流泪，有分泌物，常呈黏性；严重者伴有耳前淋巴结肿大，以及病毒性上呼吸道感染症状。眼部检查所见：视力正常，或偶有一过性虹视；球结膜充血，角膜浅层点状浸润；前房深浅正常，房水闪光。

（3）消化道及脑血管疾病

因急性闭角型青光眼急性发作期常伴有剧烈头痛、恶心、呕吐、脉搏加快、体温升高等症状，可被误诊为消化系统或脑血管疾患，而忽略了眼部的检查，常因此而延误青光眼的治疗，造成严重后果甚至失明。故应详细询问病史并进行眼部检查，尤其是眼压检查，以避免这一情况的发生。

（4）继发性青光眼

除急性闭角型青光眼外，眼前段炎症所致青光眼，眼内出血所致血影细胞性青光眼，晶状体膨胀、晶状体溶解性、晶状体半脱位所致青光眼，新生血管性青光眼等均可引起眼压急性升高，甚至遗留下高眼压造成的眼部损害体征。与上述疾病进行鉴别，其中最重要的是做对侧眼的检查，对于原发性闭角型青光眼而言，双眼具有同样的解剖特征。如果发现对侧眼不具有同样特征，则应做进一步检查，做出鉴别诊断。对眼部病史及全身情况详细追查也十分重要，具体鉴别详见后述各疾病。

（5）恶性青光眼

由于本病与原发性恶性青光眼临床表现及眼部解剖体征有许多类似情况，很易误诊，因为两病的处理原则不同，所以两者的鉴别诊断是非常重要的。恶性青光眼也具有眼前段狭小的特征，但往往和本病相比眼前段更狭小，晶状体厚度更厚，眼轴更短，晶状体相对位置更靠前。前房变浅和本病不同，虹膜表现为和晶状体前面一致性向前隆起，最为重要的是当用缩瞳剂治疗后病情恶化。

（五）治疗

1. 西医治疗

第一，原发性急性闭角型青光眼的临床前期、前驱期、间歇期，可以首选 YAG 激光虹膜打孔术或周边虹膜切除术。

第二，急性发作时的治疗。①高渗剂：高渗溶液可以升高血液渗透压，使眼内脱水，从而降低眼压。特别是使玻璃体脱水，晶状体后移，前房加深，房角开放。给药 15min 后眼压可下降，30~60min 后眼压下降显著，效果持续 5~6h，重复给药一般不短于 6h。因高渗剂具有降低颅内压的作用，故可致头痛，静脉给药者，应卧床休息。所有高渗剂可使体内钾离子丢失，故对于心肾功能不全者应慎用或禁用高渗剂。如甘露醇，常用 20% 甘露醇 250~400mL，静脉滴注，45min 内滴注完毕；甘油，用生理盐水将甘油配制成 50% 溶液，男性 120mL，女性 100mL，顿服，糖尿病患者禁用。②碳酸酐酶抑制剂：这类药物可降低眼压，对急性闭角型青光眼非常有效。常用有乙酰唑胺（醋氮酰胺），成人口服一般首次药量 500mg，以后每次 250mg，每 6~8 小时一次。③辅助药物治疗：便秘者给予硫酸镁 30g 溶于 60mL 水中，口服，既能起到通便作用又有降眼压作用。如患者烦躁不安而失眠时，可给予苯巴比妥 30mg，口服。对于呕吐者给予氯丙嗪 12.525mg，一日 2~3 次。

2. 中医辨证论治

（1）肝胆火炽

证候：发病急剧，眼珠胀痛难忍，痛及目眶，头痛如劈，视力锐减，胞轮红赤或白睛混赤，黑睛雾状混浊，瞳神极度散大，呈淡绿色，珠硬如石；全身伴有恶心、呕吐，恶寒身热，溲赤便结。舌红、苔黄，脉弦数。

治法：清热泻火，凉肝熄风。

方药：绿风羚羊饮或羚羊钩藤汤加减。绿风羚羊饮以清热泻火为主，适用于肝胆火炽、风火攻目之证。羚羊钩藤汤治以凉肝熄风为主，适用于热极动风、阴血已伤之证。头痛甚者，加川芎、菊花、石膏以清散热邪，伴有恶心、呕吐者加代赭石、竹茹以清热降逆止吐，目珠胀硬、神水积滞者加猪苓、通草、泽泻以利水泻热。

（2）肝郁气滞

证候：头眼胀痛较轻，胞轮微红，视物微朦，瞳神略大；情志抑郁，胸闷嗳气；口苦纳呆，泛恶呕吐。舌红、苔黄，脉弦数。

治法：清热疏肝，降逆和胃。

方药：丹栀逍遥散加减。伴恶心、呕吐者，加左金丸以清肝泻火，降逆和胃止吐；胸闷胁肋胀痛者，加郁金、香附以疏肝行气止痛；目珠胀硬、黑睛雾状混浊者，加通草、猪苓、泽泻以利水泻热。

（3）痰火动风

证候：眼部表现类似肝胆火炽之证，而头痛如劈，身热面赤，动则眩晕，恶心、呕吐，溲赤便秘。舌红、苔黄腻，脉弦滑数。

治法：降火祛痰，平肝熄风。

方药：半夏羚羊散加减。若胞轮红赤或白睛混赤显著、胀痛较剧者，去川乌、川芎，加赤芍、丹参，以凉血活血。

（4）阴虚阳亢

证候：头眼剧痛，视力急降，常伴有头痛眩晕、耳鸣耳聋，心烦失眠，口燥咽干。舌红少苔，或舌绛少津，脉弦细数或细数。

治法：滋阴降火，平肝熄风。

方药：知柏地黄丸加味或阿胶鸡子黄汤加减。知柏地黄丸治以滋阴降火为主，适用于肝肾阴虚、虚火上炎为重者；阿胶鸡子黄汤以滋阴养血、柔肝熄风为主，适用于热邪灼伤真阴、阴亏血虚、肝风内动之证。

3. 局部治疗

（1）缩瞳剂

缩瞳剂的作用是收缩瞳孔，将周边拥塞于小梁网的虹膜展平，是治疗急性闭角型青光眼的重要手段。急性闭角型青光眼发作愈重、时间愈长，点缩瞳剂就愈要频繁。临床较多用1%~2%毛果芸香碱液滴眼，每5分钟1次，瞳孔开始缩小后改为每15分钟1次，直至发作缓解后改为每天4次。

（2）肾上腺皮质激素

急性闭角型青光眼发作时常引起明显虹膜睫状体炎性反应，可造成虹膜肿胀、瞳孔后粘连和房角粘连。采用肾上腺皮质激素滴眼，能促使炎症尽快消退，缩短病程，减少并发症。如泼尼松龙滴眼液或地塞米松滴眼液，每天3~4次，滴眼。

（3）肾上腺素β-受体阻断剂

目前，肾上腺素β-受体阻断剂有很多种，以局部滴眼液为主。本类药与乙酰唑胺、毛果芸香碱等联合应用均能产生协同作用。降压原理主要是减少房水生成。0.25%~0.5%马来酸噻吗洛尔滴眼液，每日1~2次，滴眼；或1%~2%盐酸卡替洛尔滴眼液，每日1~2次，滴眼。

4. 慢性期的治疗

在用以上药物控制不理想时，应尽早做青光眼外引流手术。

5. 绝对期的治疗

以解除痛苦为主要治疗目的。不能长期口服降眼压药物，以免损害肾脏功能。控制眼压可采取如下方法。

（1）药物

以局部用药为主，如拉坦前列腺素、贝美前列腺素等滴眼液。

（2）球后注射药物

如氯丙嗪、无水酒精等。

（3）手术治疗

对于疼痛难忍者，主要采取睫状体破坏性手术治疗，如二极管睫状体光凝或睫状体冷冻术。

6. 中成药及验方

（1）石斛夜光丸

每次 6g，每日 2 次，温开水送服。适用于阴虚火旺型。

（2）逍遥丸

每次 6g，每日 3 次，温开水送服。适用于肝气郁结型。

7. 针刺治疗

主穴：睛明、球后、太阳、风池；配穴：攒竹、丝竹空、四白、翳明、合谷、阳白、外关、太冲、内关、足三里。方法：每次选主穴 1~2 个，配穴 4~5 个，交替应用。每日 1~2 次，留针 30min。急性期可在太阳、太冲、大敦、合谷等穴以三棱针放血。

8. 激光治疗

青光眼的各种传统手术均可逐渐为激光治疗所取代或大幅度的减少，凡具有行周边虹膜切除术指征的急性闭角型青光眼均可采用激光虹膜穿孔术治疗。由于中国人虹膜色泽深，组织结构不同于欧美人，所以常采用氩激光联合 Nd：YAG 激光。当周边前房极浅，不易行激光周边虹膜切除术时，先采用氩激光行虹膜成形术加深周边前房，再行激光周边虹膜切除术。但如术后周边前房无加深、房角未增宽，可再行激光虹膜成形术，加深周边前房。

9. 手术治疗

（1）周边虹膜切除术

在前房角处的虹膜周边部切除一小块虹膜组织。手术原理是：沟通前后房，解除房水在眼内流动的阻力，使后房房水直接经过虹膜缺损区进入前房，再从开放的前房角小梁网房水引流系统外流，解除了瞳孔阻滞及其伴随的周边虹膜阻塞前房角的病理状况，使前后房压力平衡，虹膜变平，房角加宽，房水流入小梁的阻力消失。

适应证：①原发性急性闭角型青光眼临床前期、前驱期和间歇缓解期。②急性发作后全部或大部分房角开放，眼底视神经乳头和视野无损害。③眼压正常或单用缩瞳剂（1%毛果芸香碱滴眼液）每日 2~3 次能够控制在 2.8kPa（21mmHg）以下的患眼。④未发作眼。⑤激光虹膜穿孔失败或激光孔反复被堵塞。⑥周边角膜混浊，不利于行激光周边虹膜切除术。⑦由于身体其他原因不能配合激光手术者。

（2）滤过性手术

滤过性手术常指眼外滤过性手术，即使房水通过角膜缘滤口流入结膜及 Tenon 囊下间隙，大部分被周围组织吸收，小部分透过结膜与泪膜融合，或被切口周围的血管淋巴管吸收。手术目的是建立新的房水外排途径，使眼压降至正常水平。一般房水的生成率与排出率为动态平衡才能维持正常眼压。由于房水外流发生阻力，而使眼压增高发生青光眼。为解除因房水通过小梁网到 Schlemm 管排出途中发生组织结构的变化产生阻力影响房水外流，需采用滤过性手术，如小梁切除术、深层巩膜咬切术。

适应证：①原发性闭角型青光眼及解除瞳孔阻滞后加局部用药病情不能控制者。②部分继发性青光眼。③原发性开角型青光眼，局部用药病情不能控制或青少年青光眼。④先天性青光眼，在做小梁切开术时同时作小梁切除或小梁切开术后眼压不降再作小梁切除。⑤某些特殊类型青光眼。

（六）预防与调护

第一，进行广泛宣传，提高人们对青光眼疾病知识的了解及认识，以便及时就诊。

第二，凡出现看灯光时有彩色的虹视圈、眼胀、视物模糊或视力减退，伴同侧头痛者，应立即到医院检查，及时诊治。

第三，本病常与情志忧郁或情志过激有关，故应力戒暴悖忿怒，要心胸开阔，恬静平和，保持精神愉快，减少诱发因素。

（七）治疗参考

青光眼是一种伴有视盘损害和特征性视野缺损的神经病变。随着对青光眼病理机制研究的深入，尤其对青光眼性视功能丧失认识的不断深入，临床工作者已认识到青光眼视功能损害是多因素的，而非单一眼压升高因素所致。因此，青光眼的视神经保护的研究，成为青光眼领域研究的热点之一。

1. 灯盏细辛

由灯盏细辛制成的益脉康片、美尔瑞片、青光康片是一类安全、无毒副作用的中草药，治疗晚期青光眼能够有效改善患者的视野，可作为视神经保护剂应用于治疗眼压已控制的青光眼。王宁利等观察美尔瑞片对眼压控制后的青光眼具有视神经保护作用，有助于扩大/保持视野。认为灯盏细辛治疗眼压已控制的青光眼患者视野改善，不是通过改变血液流变学途径，而很可能是与其具有扩张血管、降低血管阻力、增加血流量、改善视盘的微循环有关。视神经轴浆流的阻滞可能与高眼压造成的 RGCS 损伤有关。灯盏细辛注射液对大鼠高眼压状态造成的 RGCS 细胞色素氧化酶活性的改变具有恢复作用。

2. 川芎嗪

川芎嗪能够抑制血小板聚集，促进血小板解聚，降低血小板活性，具有良好的抗栓效应，对微循环障碍及体内血栓等具有较好的治疗作用。宋宗明在实验研究中发现川芎嗪对慢性高眼压下视网膜节细胞和双极细胞有保护作用。

3. 银杏叶

银杏叶提取物由多种成分组成。其中的黄酮醇类物质具有抗氧化、能够抑制自由基产生、清除自由基、对抗细胞膜脂质过氧化等作用。保护细胞膜结构和内脂的完整性，对缺血再灌注、光毒作用、炎症等引起的视网膜结构和功能的损害具有保护作用。宋愈等用银杏叶片和安慰剂对 50 例（89 眼）慢性青光眼抗青光眼术后眼压已控制者进行治疗，应用彩色多普勒成像技术观测血流动力学的变化显示，使用银杏叶片 3 个月后，其收缩期峰值血流速度（PSV）、舒张末期血流速度（EDV）明显增加，阻力指数（RI）明显降低。

二、原发性慢性闭角型青光眼

原发性慢性闭角型青光眼是一类由目前尚不完全清楚的原因而导致房角突然或进行性关闭，周边虹膜阻塞小梁网而使房水排出受阻，眼压急剧升高或进行性升高的一类青光眼。在我国，慢性闭角型青光眼占原发性闭角型青光眼总数的 50% 以上。发病年龄较急性闭角型青光眼早，可早到 17 岁；30 岁以下发病者占 6%，30 岁以上发病者占 94%；男女比例约为 1：1；双眼发病者占 85.2%，单眼者占 14.8%。此型的特点是发作时眼前部没有充血，自觉症状不明显，甚至在偶尔查体中发现严重视功能损害甚至失明，它是我国最常见的不可逆性致盲眼病。根据房角的形态可分为两型，即虹膜膨隆型、虹膜高褶型。

本病可归属于中医"黑风内障"范畴。

（一）病因病理

1. 西医病因病理

（1）原发性闭角型青光眼的解剖特征

眼轴较短，前房浅，角膜曲率半径小，晶状体曲率半径小，晶状体厚，晶状体相对位置靠前。当前房深度小于 2.5mm 时，瞳孔括约肌接触的晶状体前表面的区域处于虹膜根部附着点之前，这时可增加瞳孔阻滞的发生。

（2）房角结构

房角的宽度及房角隐窝深度与闭角型青光眼的发生密切相关，闭角型青光眼患者的房角为窄而浅，特别是上方和鼻侧象限房角表现更窄、更浅。这种房角结构为这类青光眼提供了房角关闭的另一解剖基础，由于虹膜结构异常（周边虹膜肥厚、虹膜根部前移）及睫状体位置异常，使周边虹膜挤压小梁网堵塞房角，导致眼压升高。此类型即使做了虹膜周边切除，也不能防止青光眼再发作。

2. 中医病因病机

肝肾亏虚，虚火上炎；肝郁气滞，痰湿内生，目络受阻；忧思郁怒，肝气郁结，化火生风，风火升扰。以上诸因导致气机郁闭，气郁生火，气火上逆，壅塞目中玄府，目中玄府闭塞，气血失畅，神水排出受阻，积于眼内所致。

（二）临床表现

1. 症状

（1）虹膜膨隆型

此型患者常有小发作，发作时症状轻微，仅有轻度眼胀、视力稍模糊及头痛，但常有虹视。早期患者的发作持续时间短而间隔时间较长，随病情发展，间隔时间逐渐缩短。

（2）虹膜高褶型或房角缩短型

此型较少见，约占闭角型青光眼的6%。患者多无自觉症状，有时有虹视，偶尔可有充血性发作。

（3）眼压

眼压升高是发作性的。早期的慢性闭角型青光眼患者，在两次发作之间，眼压是正常的，24眼压差也在正常范围内。但随病情发展，由于反复发作后，房角逐渐发生粘连，前房角的持续闭塞，使基础眼压逐渐升高，房水流畅系数下降，在间歇期眼压也不能恢复至正常水平，眼压一般在5.3~6.7kPa（40~50mmHg）。

（4）前房角

眼压升高时，房角表现为多个象限内不同程度的关闭，关闭区和开放区分界清楚。另外，有部分慢性闭角型青光眼，房角开放区和关闭区之间呈逐渐过渡性分界。这种房角形态的慢性闭角型青光眼多表现为无任何症状。

（5）超声生物显微镜（UBM）显示

周边虹膜肥厚，睫状体位置偏前。视野检查：慢性闭角型青光眼早期如果未能得到及时有效的治疗，眼压持续性增高、房角粘连性关闭，会出现视盘萎缩及视杯扩大、视神经纤维丢失，还可出现相应的视野损害。

3. 并发症和后遗症

慢性闭角型青光眼，如果失去早期治疗的机会，可造成严重的视功能损害、房角粘连性关闭、视神经萎缩等。

2. 体征

（1）眼前节

发作时球结膜无充血，角膜透明或上皮性轻微水肿，周边前房极浅，前房轴深基本正常，虹膜稍有膨隆，瞳孔正常或轻度散大，对光反应存在或略迟钝。

（2）眼底

早期视盘完全正常，到了发展期或者晚期，出现程度不等的视盘病理性凹陷及视神经萎缩。

（3）眼压

眼压升高是发作性的。早期的慢性闭角型青光眼患者，在两次发作之间，眼压是正常的，24眼压差也在正常范围内。但随病情发展，由于反复发作后，房角逐渐发生粘连，前房角的持续闭塞，使基础眼压逐渐升高，房水流畅系数下降，在间歇期眼压也不能恢复至正常水平，眼压一般在 5.3~6.7kPa（40~50mmHg）。

3. 并发症和后遗症

慢性闭角型青光眼，如果失去早期治疗的机会，可造成严重的视功能损害、房角粘连性关闭、视神经萎缩等。

（三）实验室及其他检查

本病无须特殊实验室检查，激发试验如下述。

（1）暗室试验

其优点是比较安全，不须特殊设备，方法简单易行。试验前需停用各种抗青光眼药 48h，让被检查者在绝对暗室内待 1~2h，保持清醒状态。试验后在暗光（或红光）下迅速测量眼压，眼压升高 1.1kPa（8mmHg）者为阳性。

（2）俯卧试验

试验方法是嘱患者面向下卧于床上，前额靠在手背或稳固的枕头上，在清醒状态下闭眼俯卧 1h，俯卧后若眼压上升 1.1kPa（8mmHg）则为阳性。

（3）暗室超声生物显微镜房角镜检查

此项激发试验和暗室试验相同，但不同之处为此技术可对自然状态下的房角及周边虹膜、睫状体的变化进行实时观察记录，采用这一技术进行暗室试验可使诊断的特异性提高到 100%，敏感性提高到 68.2%。

（四）实验室及其他检查

本病无须特殊实验室检查，激发试验如下述。

（1）暗室试验

其优点是比较安全，不须特殊设备，方法简单易行。试验前需停用各种抗青光眼药48h，让被检查者在绝对暗室内待1~2h，保持清醒状态。试验后在暗光（或红光）下迅速测量眼压，眼压升高1.1kPa（8mmHg）者为阳性。

（2）俯卧试验

试验方法是嘱患者面向下卧于床上，前额靠在手背或稳固的枕头上，在清醒状态下闭眼俯卧1h，俯卧后若眼压上升1.1kPa（8mmHg）则为阳性。

（3）暗室超声生物显微镜房角镜检查

此项激发试验和暗室试验相同，但不同之处为此技术可对自然状态下的房角及周边虹膜、睫状体的变化进行实时观察记录，采用这一技术进行暗室试验可使诊断的特异性提高到100%，敏感性提高到68.2%。

（五）诊断与鉴别诊断

1. 诊断要点

第一，反复发作出现虹视、眼痛、头痛、恶心症状或无自觉症状。

第二，眼压升高。

第三，房角窄，高眼压状态下房角关闭。

2. 鉴别诊断

（1）急性闭角型青光眼伴瞳孔阻滞

前房中轴深度浅，整个虹膜膨隆；而本病前房周边极浅，前房轴深基本正常，虹膜稍有膨隆。

（2）窄角性开角型青光眼

高眼压下房角的检查是至关重要的，如果在高眼压时检查房角是关闭的则可诊断为慢性闭角型青光眼，如果高眼压时房角虽然窄，但完全开放则为开角型青光眼。

（3）恶性青光眼/房水流向异常综合征

白内障或青光眼术后整个前房极浅，伴眼压升高。

（六）治疗

1. 西医治疗

第一，慢性闭角型青光眼，应早期手术治疗，可行虹膜周边切除术或 Nd:YAG 激光虹膜打孔术。手术方式的选择与急性闭角型青光眼相同。

第二，激光虹膜周边切除术一周后，如虹膜周切口通畅，应用托吡卡胺散瞳后眼压升高，则可确诊为高褶虹膜综合征。对此型患者应做虹膜周边切除术，大多数可以治愈，少数术后仍有发作者，可长期应用 0.5%~1% 毛果芸香碱滴眼液，每天 3~4 次。应慎用散瞳剂，必要时，可用肾上腺素类药物而不用睫状肌麻痹剂。

2. 中医辨证论治

（1）肝肾阴虚，虚火上炎

证候：白睛不红或胞轮隐隐带红，黑睛无异常，瞳神略大或正常，瞳神内气色微显昏黑，目珠略增硬，兼见颧红口苦，五心烦热，失眠盗汗。舌红、少苔，脉弦细。

治法：滋阴降火。

方药：用知柏地黄丸或补肾丸加减。

（2）肝郁气滞

证候：头眩目痛，胞轮微红，黑睛微昏似雾状所罩，瞳神略散大，气色偏黑，兼见烦躁易怒，胸肋胀满。舌红、苔薄，脉弦。

治法：疏肝解郁，息风通络。

方药：丹栀逍遥散。

（3）痰湿阻络

证候：头眩目痛，胞轮微红，黑睛微昏似雾状，瞳神略散大，气色偏黑，兼见胸闷泛恶。舌苔厚腻，脉濡滑。

治法：涤痰解郁。

方药：柴胡疏肝散合温胆汤加减。

3. 针刺治疗

主穴：风池、完骨、天柱、上精明、精明、承泣、球后；配穴：太阳、头维、合谷、四白、百会、上星。方法：每次选主穴 2~3 个，配穴 3~4 个，交替应用。每日 1~2 次，留针 30~40min。

（六）预防与调护

原发性慢性闭角型青光眼的发病与某些环境因素和身心因素导致敏感人群房角急性关闭，进而导致眼压升高有关，基本病因与房角状态相关。因此，预防的关键在于：①避免情志过激及情志抑郁，保持心情舒畅。②避免情绪紧张、过度疲劳、长时间阅读，或近距离工作、看电影以及失眠等诱发因素。

（七）治疗参考

近 2~3 年来 SLT 激光用于开角型青光眼，可改善眼压 0.7~0.9kPa（5~7mmHg），加用局部降眼压药使适应证范围扩大，部分病例免除手术之忧，部分不再用局部降眼压药。联合激光治疗对慢性闭角型青光眼在眼压是适应证的范围内有降眼压作用，对于高龄患者而又拒绝手术的患者而言又多了一条治疗途径。在激光设备完善的医疗单位，联合激光周边虹膜切除，增加一次虹膜透切的成功率，并能使其切孔维持足够大，远期不易闭合。周边虹膜成形增宽房角，使 SLT 有可能操作。因慢性闭角型青光眼患者的小梁有不同程度损害，SLT 激光选择性的击射小梁网的色素细胞，作用于小梁网细胞内靶生色团，没有直接破坏小梁组织，使小梁组织中巨噬细胞增多参与清除小梁带残留代谢物质，刺激健康小梁形成，使慢性闭角型青光眼过程中损伤的小梁组织得以一定程度的修复，达到降低眼内压的作用。由于 SLT 降低眼内压幅度有限，因而要根据眼压、房角开放程度选择适应证。

三、原发性开角型青光眼

（一）病因病理

1. 西医病因病理

原发性开角型青光眼眼压升高是由于房水排出通道的病变，使房水排出阻力增加所致，阻力主要位于小梁网的内皮网。近年来的研究，倾向于小梁细胞的形态和功能异常，使房水排出阻力增加而导致眼压升高。有人认为血管神经和大脑中枢对眼压的调节失调也可使房水排出阻力增加。

病理检查可见小梁变性、硬化和内皮细胞增生、Schlemm 管和外集液管阻塞。电镜检查发现，小梁的基底膜增厚并有玻璃样变性，使小梁板变厚达正常人的两倍，因而使小梁孔变小。有学者发现小梁细胞外基质，如黏多糖、胶原蛋白、弹性蛋白、非胶原糖蛋白等的成分及含量的改变使小梁网网眼狭窄和塌陷；小梁细胞内的细胞骨架，如微丝、微管、中等纤维等的含量和成分异常，使小梁细胞的收缩性下降，小梁细胞间网眼变小，而使房水流出受阻从而导致眼压升高。

2. 中医病因病机

本病多因忧思恼怒，肝气郁结，气郁化火生风，风火上灼于目，脾虚运化失司，津液内聚，湿从内生，聚湿生痰，痰郁化火，痰火相结，上炎于目；劳瞻竭视，真阴暗耗，致肝肾亏虚，虚火上炎于目；先天禀赋不足，命门火衰，不能温运脾阳，水谷不化精微，生湿生痰，痰湿流窜目中脉络，阻滞目中玄府。

以上诸因，皆可导致气血失和，脉络不利，目内气机失畅，玄府郁闭，神水运行不畅而滞留于目酿成本病。

（二）临床表现

1. 症状

原发性开角型青光眼为双眼患病，发病隐蔽，进展极为缓慢，故不易被察觉，多数患者不是通过主诉发现的。早期常无任何症状，当病变进展到一定程度时，可有轻度眼胀、视力疲劳和头痛。中心视力一般不受影响，晚期双眼视野严重受损呈管型，则出现行动不便和夜盲等症状。有些晚期患者有虹视或视物模糊，最后视力完全丧失。

2. 体征

（1）眼前节

发病早期球结膜无充血，角膜透明，前房深度正常。晚期角膜上皮可轻微水肿，瞳孔稍开大，对光反应迟钝，虹膜纹理疏松，晶状体混浊。

（2）眼压升高

测量眼压是检查青光眼的简单而重要方法之一。眼压正常范围为 1.3～2.8kPa（10～21mmHg）。开角型青光眼的眼压波动幅度大，眼压水平升高，多数患者眼压在 2.9～5.3kPa（22～40mmHg）之间，有些病例可明显高于此值。正常眼压在一日内有波动，因此，不能仅凭几次眼压测量来确定患者的眼压状况，应做眼压日曲线检查，即测量 24h 眼压情况。中华眼科学会青光眼学组暂定测量时间为：上午 5、7、10 时，下午 2、6、10 时。眼压日差小于 0.7kPa（5mmHg）为正常，大于 1.1kPa（8mmHg）者或双眼眼压差大于 0.7kPa（5mmHg）时为病理性。

（3）房水流畅系数（C 值）降低

开角型青光眼房水流畅系数下降，可作为参考。

（4）房角镜检查

原发性开角型青光眼在高眼压下前房角是开放的。高龄者，因晶状体增厚，也可出现浅前房和窄房角，但在高眼压下房角镜检查，前房角是开放的且无房角粘连和闭合。

（5）眼底检查

视盘的青光眼性凹陷萎缩是诊断本病的可靠体征之一。视网膜神经纤维层萎缩可直接反映青光眼所致轴索的丢失，可发生于视野缺损以前。原发性开角型青光眼，早期视盘可无明显变化。如果视盘凹陷扩大，垂直径大于水平径，杯盘比大于 0.6（非特异性指标），两眼杯盘比相差大于 0.2，盘沿宽窄不均，或有切迹，盘缘神经纤维层线状出血，神经纤维层缺损，均应考虑为青光眼性损害。青光眼晚期视盘颜色苍白，凹陷大而深，边缘呈悬垂状，盘沿几乎消失，视网膜血管移向鼻侧，并由凹陷边缘呈屈膝状爬出。

（6）典型视野缺损

早期视野缺损主要表现有孤立的旁中心暗点，鼻侧阶梯状暗点（不超过水平子午线）或与生理盲点相连的弓形暗点。随着病情的发展，出现环形暗点、鼻侧视野缺损及向心性视野缺损，晚期为典型的管状视野或只有颞侧岛状视野。

（7）荧光血管造影

原发性开角型青光眼患者眼部荧光血管造影显示视盘普遍性弱荧光。在视盘的上下极近边缘处可有局限性、绝对性充盈缺损，常与视野缺损的部位和严重程度相一致。

（8）视觉电生理检查

视觉电生理检查也应用于青光眼视功能的检测，由于青光眼是一种损害视网膜神经节细胞及视神经的疾病，所以主要是视觉诱发电位检查，尤其是图形视觉诱发电位，其典型青光眼性改变为潜伏期延长和振幅降低。

（9）其他检查

用于青光眼视功能损害评价的主观视功能检查方法。除视野外，尚有色觉分辨力和对比敏感度。青光眼早期可选择性损害蓝—黄视觉，这些改变可发生在视野缺损以前，色觉障碍与视野缺损程度相关。青光眼患者的对比敏感度也有改变，早期表现为高频部色觉障碍，与视野缺损程度相关。早期表现为高频部分的空间对比敏感度下降，部分为低频空间对比敏感度下降，晚期为全频率下降。

3. 并发症和后遗症

视盘损害和视网膜神经纤维萎缩是本病最严重的后果，与其预后直接相关。

（三）实验室及其他检查

需要时做遗传学及基因学检查。

（四）诊断与鉴别诊断

1. 诊断要点

原发性开角型青光眼的诊断标准采用全国青光眼学组提出的标准。

（1）眼压>2.8kPa（21mmHg）。

（2）前房角开放。

（3）青光眼性视盘损害和（或）视网膜神经纤维层缺损。

2. 鉴别诊断

（1）青光眼睫状体炎综合征

临床特点为眼压升高，伴有轻度睫状体炎症。多见于青年或中年患者，角膜上皮有轻度水肿，后壁有大小不等的灰白色沉着物。眼压升高时房角仍开放。预后较好，一般数天到2周内眼压可自然恢复正常，角膜后壁的灰白色沉着物消失，但易复发。

（2）高眼压症

临床特点为无症状性持续性眼压升高，一般大于2.9kPa（22mmHg），房角镜检查见前房角结构正常，无视盘改变及视野缺损，神经纤维层正常。

（3）视神经周围脉络膜萎缩环

视野缺损保持稳定或与眼压无关的进展，视盘很少出现杯状凹陷，检查时常发现脉络膜萎缩环。

（4）生理性大视杯

C/D大，上方或下方盘沿宽度比颞侧或鼻侧宽，无盘沿切迹，无视野缺损，眼压正常。

（五）治疗

原发性开角型青光眼治疗的目的是控制疾病的发展或延缓其进展，尽可能降低眼压，阻止或延缓视神经损害，使患者在存活期能保持好的视功能，如果视神经损害已经很严重，降低眼压幅度应更大。降低眼压应达到目标眼压，约为引起青光眼性损害临界眼压的30%以下。因为患者的视神经对压力的耐受力不同，因而不可能规定一种眼压水平可保持病情稳定。一般认为，眼压越高，可能发生进行性损害的危险越大，因此应加强治疗，进一步降低眼压。目标眼压还取决于疾病的严重程度和进展速度。

　　原发性开角型青光眼的治疗方法有：药物治疗、手术治疗、中医辨证治疗，对于多数患者，药物治疗是一线治疗方法。如果青光眼视功能损害程度严重且速度快，药物不能控制眼压时，应选择手术治疗。

1. 全身治疗

（1）西医治疗

全身性碳酸酐酶抑制剂：甲酰唑胺 25～50mg，每日 2～3 次，口服；乙酰唑胺 125～250mg，每日 2～4 次，或 500mg，每日 2 次。此药不良反应有抑郁、嗜睡，以及其他精神症状、疲劳、恶心、感觉异常、性欲低下、肾结石、电解质紊乱。血液系统不良反应有再生障碍性贫血，少见，但很严重。因现在已有多种新的抗青光眼局部药物可选择，故已不长期应用全身碳酸酐酶抑制剂作为开角型青光眼的治疗。

（2）中医辨证治疗

气郁化火：

①证候：情志不舒，头目胀痛，烦躁易怒，胸肋满闷，食少神疲，心烦口苦。舌红、苔黄，脉弦而数。

②治法：清热疏肝。

③方药：丹栀逍遥散加减。

肝肾亏虚：

①证候：病久瞳神渐散，视物不清，视物范围明显缩窄，目珠胀硬，视盘苍白，可伴有精神倦怠，头晕耳鸣，腰酸软，舌淡苔薄，脉沉细无力；或面色㿠白，手足不温，少气乏力。舌淡、苔白，脉沉细。

②治法：补益肝肾。

③方药：肾气丸或杞菊地黄丸加减。肝肾不足、肾阳偏虚者，可用肾气丸；肝肾不足、偏阴虚者，可用杞菊地黄丸。

②治法：补益肝肾。

③方药：肾气丸或杞菊地黄丸加减。肝肾不足、肾阳偏虚者，可用肾气丸；肝肾不足、偏阴虚者，可用杞菊地黄丸。

痰火上扰：

①证候：头晕目痛，心烦少寐，胸闷恶心，食少痰多，口苦。舌红苔黄腻，脉弦滑或滑数。

②治法：清热化痰，和胃降逆。

③方药：温胆汤加减。头晕甚者，加天麻，目痛明显，加夏枯草、蔓荆子。

2. 局部治疗

（1）β-肾上腺素能受体阻滞剂：0.25%~0.5%左布诺洛尔（贝他根）或噻吗洛尔滴眼液，每日2次；1%~2%卡替洛尔（美开朗），每日2次。此药不影响瞳孔及调节，降低眼压的作用可维持12~24h，降低眼压的机制是减少房水的生成。因可产生心动过缓、血压下降、晕厥、支气管痉挛、哮喘血管收缩等不良反应，故有如下疾病的患者要慎用或禁用，如慢性阻塞性肺病、心脏传导阻滞、充血性心力衰竭、哮喘等。0.25%~0.5%贝他洛尔（贝特舒），每日2次，此药为选择性β-阻滞剂，选择性阻断β_1-受体而不阻断β_2-受体，故减少发生支气管痉挛的危险，不影响血管调节，很少导致肺部并发症，但对心率仍有影响，用药前后要监测心率。0.25%~0.5%贝他洛尔（贝特舒），每日2次，此药为选择性β-阻滞剂，选择性阻断β_1-受体而不阻断B_2-受体，故减少发生支气管痉挛的危险，不影响血管调节，很少导致肺部并发症，但对心率仍有影响，用药前后要监测心率。

（2）肾上腺素能神经药物

此类药物的优点是每日只需1~2次，对调节没有明显影响，但可产生局部过敏反应，特别是在无晶状体眼或假晶状体眼易引起黄斑病变，其发生率约为20%，但停药后可自愈。③肾上腺素类药物：0.1%地匹福林，每日2次，或0.5%~2%盐酸肾上腺素，每日2次。其降低眼压机制是增加房水排出。此药降压程度轻，很少有全身不良反应，局部不良反应有眼红，无晶状体眼患者可导致黄斑囊样水肿。④局部碳酸酐酶抑制剂：2%多佐胺或1% Brinzolamide，每日3次，如与3受体阻滞剂联合应用有协同作用，可每日2次。如哮喘、心脏病等不能耐受3阻滞剂者用此药安全。不影响瞳孔大小。常见不良反应有烧灼感、干涩和局部过敏。长期应用不伴全身应用碳酸酐酶抑制剂的不良反应。⑤缩瞳剂：1%~2%毛果芸香碱，每日4次。一般从低浓度1%开始，根据眼压需要升到高浓度。此药的降眼压效果好，局部和全身不良反应小，其缺点为作用时间短，用药次数多，年轻人可引起波动性睫状肌痉挛和近视，老年人患白内障者可因瞳孔缩小而视力下降。⑥激光治疗：氩激光小梁成形术可作为开角型青光眼在进行滤过手术以前的治疗方法，这种治疗可使70%~80%的患者眼压下降，但其降低眼压幅度较小，且效果不持久，每年有5%~10%的患者眼压还会升高。

3. 手术治疗

（1）小梁切除术

是一种滤过性手术，与全层滤过手术的区别是在小梁切除的外面有一板层巩膜瓣覆盖，从而使房水外流时增加一定阻力，使术后并发症，如低眼压浅前房或无前房、眼内炎、滤过泡炎症等发生率大为减少。

（2）非穿透性小梁手术

是一种非穿透滤过手术，通过一自然的薄膜小梁狄氏膜作为滤过层，术中在使房水通畅外渗的同时有一些阻力使眼压逐步降低，也保持了眼球的完整性，避免或减少术后并发症的发生，不易发生白内障。本手术的目的就是针对有病理改变的小梁网，因为开角型青光眼的房水外流阻力在于 Schlemm 管内壁和近管组织小梁网，且此手术并发症少。

（六）预防与调护

第一，对有眼胀、头痛、不明原因的视力下降及视力疲劳的患者，应进行各项必要的排除青光眼的检查。

第二，对可疑者应长期观察，定期随访检查眼压、眼底、视野变化，预防的关键在于早期诊断，及时治疗。

第三，对开角型青光眼伴有高血压的患者，血压不宜降得过低。否则，使睫状动脉灌注压降低，视功能在短期内迅速恶化。

第三节　继发性青光眼

一、糖皮质激素性青光眼

（一）病因病理

1. 西医病因病理

本病病因主要为医源性滥用糖皮质激素，多与眼局部应用皮质类固醇制剂有关，也可见于全身用药者。患者全身或眼局部使用糖皮质激素后没有随诊监测眼压及眼底的变化等。

糖皮质激素性青光眼的病理改变及发病机制：有学者通过电子显微镜观察，发现小梁网的板层增厚，小梁细胞之间的间隙窄，小梁细胞明显减少，细胞的功能不活跃，细胞外间隙有纤维物质堆积。小梁细胞存在高浓度的特异性皮质类固醇受体，导致小梁细胞功能和细胞外基质的病理改变，使小梁细胞吞噬、清除房水中的碎屑功能障碍，造成房水中的碎屑沉积于小梁网，使房水流出道被阻塞引起眼内压升高而发生青光眼。糖皮质激素性青光眼的发病机制还有遗传学说，推测人类可能存在（常染色体）显性遗传的激素敏感基因，对 CG 的眼压反应是由遗传基因决定的。还有葡胺多糖（GAG）学说，GAG 可堆积于角膜组织，阻碍房水的流出，导致眼内压升高。

2. 中医病因病机

本病中医认为属风轮范畴，病在肝经，主要因风痰忧郁忿怒，致肝气郁结，经脉不利，肝郁化火生风，风火上扰于目；或因风痰之人，内蕴肝火，致风、火、痰相结，上攻于目；或因劳瞻竭视，致肝肾阴虚。以上诸凶导致气血不和，目内气机失畅，神水积滞而发为本病。

（二）临床表现

1. 症状

一般无自觉症状。

2. 体征

第一，眼压升高，一般在局部应用激素 2~4 周后出现，也见于其他方式长期大量使用激素者，如鼻吸入、球结膜下注射、外用皮肤药膏等。

第二，停止使用皮质激素后眼压会降到用激素前的水平，但如眼压仍持续升高，可能因房水排出通道受损所致。

（三）实验室及其他检查

1. 眼压测量

眼压呈较慢上升趋势，与用激素时间长短和用量相关。

2. 房角镜检查

房角为开角。还要注意有无前房角新生血管及 Schlemm 管充血、房角色素、虹膜周边前粘连等。

（四）诊断与鉴别诊断

1. 诊断要点

第一，有明确的长期眼局部或全身使用糖皮质激素药物史，尤其是局部应用者。

第二，存在糖皮质激素性青光眼的高危因素。

2. 分型

临床上有多种分类方法，现一般采用以下分类方案。

Ⅰ型：①眼局部用药>3 个月。②具有类似原发性开角型青光眼的临床表现。③视神经损害程度和用药时间基本相称。④可伴有或不伴有后囊下型白内障。⑤停药后眼压可恢复正常。

Ⅱ型：同Ⅰ型，停药后眼压下降但不能恢复到正常水平，大多数伴有后囊下型白内障。

Ⅲ型：用药持续时间和视功能损害不相称，即用药时间短，视功能损害重。

3. 鉴别诊断

（1）炎症性开角型青光眼

由于炎症也可导致眼压升高，又需用糖皮质激素治疗，糖皮质激素可通过抑制炎症使房水生成增多及通过诱发青光眼的途径导致眼压升高，易与本病混淆。在使用激素治疗后炎症反应消失，但眼压仍高，则提示为糖皮质激素性青光眼。

（2）外伤性房角后退、剥脱综合征、色素播散综合征

都有发生青光眼的可能，同时也都有对糖皮质激素高敏感性的可能，如果上述病例眼压升高应首先排除有无使用糖皮质激素，如果有用药史应停药观察眼压再做出诊断。

（五）治疗

1. 西医治疗

（1）抗青光眼药物治疗包括

①高渗剂，20%甘露醇 250mL，静脉滴注，30min 内滴完，但心、肾功能不全者慎用；或口服 50%甘油盐水 120mL，糖尿病者禁用。②碳酸酐酶抑制剂，如甲酰唑胺，25～50mg，每日 2～3 次：或乙酰唑胺 250mg，每日 3 次。

（2）局部治疗包括

①选用对眼压影响较小的糖皮质激素滴眼液，如氟甲松龙、羟甲孕酮。②应用非甾体类抗炎药，如双氯芬酸钠滴眼液。③局部降眼压滴眼液，如布林唑胺（派立明）滴眼液，每日 2 次，点眼；或 0.3%美替洛尔滴眼液，每日 1 次，点眼。

2. 中医辨证论治

（1）肝气郁结

证候：眼压升高多与情绪波动有关，兼见情志抑郁、急躁易怒、头眩而痛、胸闷纳

少，口苦。舌红、苔薄白，脉弦。

治法：疏肝解郁，活血散结。

方药：丹栀逍遥散加减。肝郁兼有热者加丹皮、炒栀子；眼压明显高者加羚羊角粉（冲服）、夏枯草、石决明、郁金，平肝解郁降压。

（2）肝肾阴虚

证候：多于劳瞻竭视而发病，或患病日久，而兼有头晕目眩，健忘失眠，耳鸣如蝉，口干咽燥，腰膝酸软，五心烦热。舌红、少苔，脉弦细。

治法：滋养肝肾，平息肝风。

方药：杞菊地黄丸加减。

3. 手术治疗

主要采取各种滤过性手术：房水是由睫状体上皮细胞分泌后进入后房，极大部分经瞳孔流到前房，由前房角经小梁网到 Schlemm 管，再到集液管进入房水静脉排出眼球，小部分经虹膜睫状体间隙到脉络膜上腔。一般房水的生成率与排出率为动态平衡，以维持正常眼压。由于房水外流发生阻力，继而眼压升高导致青光眼。滤过性手术原理为解除因房水通过小梁网到 Schlemm 管的排出途径发生组织结构的变化产生阻力影响房水外流，建立新的房水外排途径，使眼压降至正常水平。

对于病程长，停用皮质类固醇后使用抗青光眼药物仍不能控制眼压的皮质类固醇性青光眼，特别是伴有视功能严重损害者，以及原发病不能停用糖皮质激素药物治疗的患者，适用于滤过性手术。手术后为了控制炎症反应，防止滤道的瘢痕形成，仍可局部滴皮质类固醇，或结膜下注射，但需密切观察眼压情况。

（六）预防与调护

预防：首先注意不要滥用皮质类固醇药物，特别是对原发性开角型青光眼患者及其子女、高度近视眼以及对皮质类固醇呈高敏反应者，更应慎重。对于病情需要者，在使用皮质类固醇的同时，注意观察眼压，并选用对眼压影响较小的皮质类固醇药物，以防止发生皮质类固醇性青光眼。

二、青光眼睫状体炎综合征

(一) 病因病理

1. 西医病因病理

青-睫综合征眼压升高的原因：一般认为与房水生成增加合并房水流畅系数降低有关，亦有主张是因房水排出障碍导致眼压升高。近年来，综合国外一些研究资料，从前列腺素（简称 PG）的生物效应阐明本综合征的发病机制，动物试验证明 PG 可诱发眼压升高，可能与 PG 的血管扩张作用导致血-房水屏障通透性增加和超滤性眼压升高有关。应用能直接拮抗 PG 生物效应，保护血-房水屏障的磷酸聚根皮素，可以遏止眼压升高，说明 PG 可诱发眼压升高。另一方面，有学者对 PG 浓度的研究，特别是 PGE，在青-睫综合征发作时房水中浓度显著增高，当病情缓解后，又恢复到正常，由此可以证明 PG 是诱发青-睫综合征发作的介质。由于房水中 PG 增加，也可能通过它对去甲肾上腺素双重抑制效应，从而小梁网失去正常调节，导致房水流畅系数降低，其结果造成眼压升高。

2. 中医病因病机

本病从中医角度看属风轮范畴，病在肝经。其病因病机主要为：肝胆实热，升犯目络，或阴虚阳亢；或气血瘀滞，水湿结聚成痰，风痰为患，上壅于目，阻闭目络。

(二) 临床表现

1. 症状

本病起病急，单眼发病，可反复发作，少数病例系双眼发病，但不同时发作，多在 2 周左右自行缓解。发作时眼部轻微疼痛，视力轻度下降，虹视。

2. 体征

第一，发作性眼压升高，多在 5.3~8.0kPa（40~60mmHg）。

第二，发作时眼不充血或轻度睫状充血。

(三) 实验室及其他检查

1. 房水前列腺素检测

发作时房水前列腺素 E_1、E_{2a}，含量明显增高，缓解期降至正常。

2. 血免疫功能检测

血清免疫球蛋白的含量及淋巴细胞转化率，以观察其与免疫性疾病的关系。

3. 其他检查

①房角镜检查：房角为开角，无周围前粘连。②视神经及视野评估：眼底检查发现视盘无青光眼损害改变；视野检查，本病急性发作时可能出现血管暗影扩大。③青光眼激发试验为阴性。

（四）诊断与鉴别诊断

1. 诊断要点

第一，多见于中青年患者，多为单眼反复发作。

第二，眼压升高，多在 5.3~8.0kPa（40~60mmHg）。

2. 鉴别诊断

第一，本病应与炎症性开角型青光眼相鉴别。后者双眼发病、疼痛、睫状充血、房水混浊明显、虹膜周边前粘连。

第二，本病应与新生血管型青光眼相鉴别。后者虹膜和房角可见新生血管。

（五）治疗

1. 西医治疗

（1）吲哚美辛（消炎痛）

可以抑制 PG 的生物合成，能阻断由花生四烯酸合成 PGE2，是有效的治疗药物。每次 25~50mg，每日 3 次，饭后服。

（2）碳酸酐酶抑制剂

如甲酰唑胺 25~50mg，每日 2~3 次；或乙酰唑胺 250mg，每日 3 次。

2. 中医辨证论治

（1）肝气郁结

证候：眼压升高多与情绪有关，视物昏朦，头眼胀痛，怕光流泪，抱轮红赤，瞳神或大或不大，目珠胀硬，黄仁膨隆，可兼有口苦咽干、心烦面红。舌红、苔薄白，脉弦细。

治法：疏肝理气。

方药：逍遥散加减。若眼胀剧烈者，可选加羚羊角粉、白菊花、石决明、夏枯草、郁金以平肝解郁降压；通畅目中玄府，选加茯苓、木通、车前子以助利水泻热。

（2）阴虚阳亢

证候：反复发作头晕目胀，眼珠胀痛，兼有耳鸣，口干咽燥。舌质红或绛、苔薄，脉涩。

治法：滋阴潜阳，平肝息风。

方药：镇肝熄风汤加减。眼压高者加羚羊角、石决明、钩藤、车前子；角膜后沉着物较多者以滋阴清热为主，加生地黄、女贞子、鳖甲、知母、黄柏；反复发作者以补益肝肾为主。

3. 手术治疗

青-睫综合征一般不宜手术治疗，因手术不能阻止其复发，应严密观察。如有严重复发或与原发性或继发性开角型青光眼同时存在引起进行性视神经及视野损伤时，应考虑滤过性手术治疗。

（六）预防与调护

第一，防止情绪过激或情绪抑郁，心胸要开阔，减少诱发因素。

第二，若确诊为本病，应积极治疗原发病，降低眼压，保护视功能。

第三，注意休息，避免劳累，锻炼身体，增强体质。

三、新生血管性青光眼

（一）病因病理

1. 西医病因病理

新生血管性青光眼的病因多由于眼部缺血性疾病引起，据文献报道，最多者列出 41 种疾病能够引起新生血管性青光眼，而在其病因的疾病谱中，糖尿病性视网膜病变和视网膜中央静脉阻塞占绝大多数，在其他各种病因中，多见于颈动脉阻塞性疾病。对上述疾病通过眼底荧光血管造影显示可致视网膜毛细血管无灌注，即视网膜缺氧；而毛细血管无灌注的程度越重，新生血管形成的机会越大。当视网膜缺血、缺氧时，可产生一种有毒的代谢产物——血管形成因子或血管刺激因子，然后向前扩散，刺激虹膜产生新生血管。

当眼球前或后节缺氧时视网膜及虹膜均有新生纤维血管膜形成，且都是由间质细胞分化而来。这些新生血管开始于瞳孔缘，以后遍及整个虹膜面，并越过睫状体面及巩膜嵴而达小梁网。小梁网被纤维血管膜阻塞影响房水排出，特别是当纤维组织收缩时，房角即开始出现虹膜周边前粘连以至于房角完全闭塞，导致眼压增高。

2. 中医病因病机

本病中医病因病机多为气滞血瘀，目窍闭塞，火毒内盛，或因痰火内盛，上乘清窍循目系入脑所致。

（二）临床表现

1. 症状

发作时出现剧烈的眼胀、偏头痛、眼红、畏光、视力明显下降至指数或手动，甚至失明，也可无任何不适。

2. 体征

第一，眼压升高，可高达 6.7~8.0kPa（50~60mmHg）以上。

第二，裂隙灯检查可见角膜水肿，前房闪光（+），瞳孔散大，虹膜表面密布新生血管，纹理不清，瞳孔缘色素层外翻。

3. 并发症和后遗症

本病未经早期诊断并及时、有效治疗或病情较重者，视力、视野难以恢复，最终丧失视功能。

（三）实验室及其他检查

1. 实验室检查

针对病因进行相应化验，如血生化全项、血液流变学检查，其结果异常者，内科做相应治疗，对控制本病有一定意义。

2. 其他检查

（1）房角镜检查

了解房角新生血管范围、多少，以及房角关闭程度。

（2）眼底荧光血管造影（FFA）检查

了解视网膜异常情况，并为视网膜激光治疗做准备。

（四）诊断与鉴别诊断

1. 诊断要点

第一，有原发病史。

第二，典型的临床症状，患眼疼痛、眼红、畏光、视力下降，伴头痛。

第三，眼压升高，可高达 8.0kPa（60mmHg）以上。

2. 鉴别诊断

第一，本病应与原发性急性闭角型青光眼相鉴别。后者虹膜无新生血管，双眼前房浅、房角窄。

第二，本病应与急性虹膜睫状体炎相鉴别。后者眼压升高，前房可见大量炎症细胞、虹膜血管充血扩张，但无新生血管及瞳孔缘色素外翻，瞳孔缩小，房角为开角。

（五）治疗

1. 西医治疗

（1）碳酸酐酶抑制剂

甲酰唑胺 25~50mg，每日 2~3 次；或乙酰唑胺 250mg，每日 3 次。

（2）高渗剂

20%甘露醇 250~500mL，静脉滴注，每日 1~2 次；或 50%甘油盐水 120mL，顿服，糖尿病患者禁用。

2. 局部治疗

（1）β-受体阻滞剂

0.5%噻吗洛尔、左布诺洛尔（贝他根）或倍他洛尔（贝特舒），每日 2 次，点眼。

（2）肾上腺素能激动剂

0.2%酒石酸溴莫尼定（阿法根），每日 2 次，点眼。

（3）前列腺素药物

适利达、卢美根、苏为坦，每日 1 次，每次 1 滴，睡前滴用。

3. 手术治疗

（1）滤过性手术

手术原理参见"原发性急性闭角型青光眼"。适用于新生血管性青光眼、虹膜新生血管较少者。

（2）睫状体扁平部造瘘术

于睫状体扁平部深层巩膜做约 2mm×2mm 切口（即造瘘），一并切除其下的睫状体组织，并行玻璃体次全切除；造瘘口上的浅层巩膜瓣不缝合。手术相对简单，不容易出血，术后恢复快，降眼压效果理想；术后虹膜新生血管可以很快萎缩。适用于青光眼绝对期、新生血管性青光眼等药物降压无效者。

（六）预防与调护

第一，全视网膜光凝是预防虹膜红变和新生血管性青光眼的有效措施，使已形成的新生血管消退，可防止新生血管性青光眼的发生。

第二，对于发生青光眼的高危人群，应特别注意，要积极控制及治疗原发病并监测眼压及视功能。

四、眼钝挫伤房角后退性青光眼

（一）病因病理

1. 西医病因病理

本病损伤原因多为体育运动、交通、生产事故等。通常认为，挫伤是由于钝性物体平行运动作用于眼部，物体的冲击使角膜和前部巩膜向后移位、眼球前后压缩、外力向眼内传递，使眼球赤道扩张。由于虹膜、前房角、晶状体及其悬韧带、玻璃体不能对抗急骤的冲击力量，因此使这些组织突然扩张和撕裂。

房角后退主要表现在睫状体的环行肌和纵行肌两者之间发生撕裂和分离，因环行肌与虹膜相连，环行肌挛缩将引起虹膜根部后退，而纵行肌仍附着在原位的巩膜突，所以房角加深，同时，发生小梁组织的损害炎症、变性吸收等病变。早期因小梁组织水肿、炎症介质释放和组织碎片阻塞等，使眼压升高。伤后数月到数年发生的慢性眼压升高，多见于房角后退范围≥180°的患眼，为小梁组织损伤后产生的瘢痕修复阻碍了房水外流，导致眼压升高。

2. 中医病因病机

本病中医病因病机为因各种钝器所产生的撞击而使眼球及其附属器损伤，导致络伤出血或气血淤滞所致目络阻滞，玄府闭塞，神水滞积，发为本病。

（二）临床表现

1. 症状

患眼有外伤史，可发生在外伤后 1 年以内，或 10 年以上甚至更长时间才发生青光眼，起病常无任何症状。晚期可见受伤眼视力下降、视野损害、眼痛等。

2. 体征

第一，患眼周边前房加深，或不同象限前房深度不同；虹膜不平，房角镜下见特征性改变；虹膜根部离断且后退，睫状体带明显变宽。

第二，眼部外伤的体征：瞳孔括约肌撕裂、外伤性白内障。

（三）实验室及其他检查

（1）前房角镜检查

直接发现房角后退，并对房角后退分级。

Ⅰ度：浅层撕裂，睫状体表面色素膜小梁撕裂，睫状体带于巩膜突裸露。

Ⅱ度：中度撕裂，睫状肌撕裂，房角深而宽，睫状体带宽度为正常的 1~3 倍，后退范围超过 180°。

Ⅲ度：重度撕裂，睫状肌内有深裂隙，其尖端不能窥见。

（2）超声生物显微镜（UBM）检查：可发现房角后退病变。

（四）诊断与鉴别诊断

1. 诊断要点

第一，询问病史、眼外伤史，对诊断有重要价值。

第二，眼压升高。

第三，做前房角镜检查，可见房角后退特征。

2. 鉴别诊断

本病应与原发性开角型青光眼相鉴别。后者患者无眼外伤史，房角结构无睫状体带变宽。

（五）治疗

1. 西医治疗

（1）糖皮质激素

强的松 1~1.2mg/（kg·d），采取早晨顿服的给药方式，用药 1~2 周，眼部炎症减轻，此时应逐渐减量，再以维持量巩固疗效至停药。

（2）降低眼压

高渗剂，如 20%甘露醇 250~400mL，静脉滴注，每日 2 次；或碳酸酐酶抑制剂，如乙酰唑胺 250mg，口服，每 6 小时一次。

2. 局部治疗

第一，碳酸酐酶抑制剂：1%派立明（布林唑胺）等，每日 3 次。

第二，1%美开朗滴眼液，每日 2 次。

第三，睫状肌麻痹剂：1%阿托品滴眼液，每日 1~2 次，滴眼。

3. 手术治疗

滤过性手术效果较好。参见"原发性急性闭角型青光眼"等章节。

4. 中医辨证论治

（1）气滞血瘀

证候：视力下降，眼球胀痛，伴头痛、情志不舒、胸肋满闷。舌紫、苔白，脉弦或涩。

治法：行气活血，化瘀止痛。

方药：桃红四物汤加减。若疼痛剧烈，加乳香、没药以化瘀止痛；若角膜混浊，畏光流泪，加木贼、当归、蝉蜕、羌活、防风。

（2）脉络损伤，血溢脉外

证候：前房积血，玻璃体积血，兼见眼胀、头痛，烦躁易怒，肋痛耳鸣，口苦咽干。舌质红、苔黄，脉弦数。

治法：凉血止血祛风。

方药：十灰散合除风益损汤加减。出血较多者，加三七、生蒲黄，以凉血活血；头痛、呕吐者为肝火上冲所致，加生石决明、川芎，以清肝行气，活血止痛。

5. 针刺治疗

主穴：睛明、球后、承泣、瞳子髎、攒竹；配穴：太阳、头维、合谷、风池、外关。

方法：每次选主穴 2~3 个，配穴 3~4 个，交替应用。每日 1~2 次，留针 30min。

（六）预防与调护

加强安全意识，防止眼部外伤是预防本病发生的最佳措施。

第四节　青光眼手术

一、术前准备工作

（一）详细的全身和眼部检查

1. 全身检查

评价重要脏器如心、肺的功能，尤其合并全身疾病者（高血压、糖尿病、心脏病、肺部疾病等）对手术的耐受程度。检查项目包括血常规、尿常规、肝、肾功能、凝血功能等生化检查和血压、心率、脉搏、心电图等。

2. 眼部检查

眼部检查包括视功能检查，如视力、视野、视觉电生理检查；患眼解剖结构检查，如角膜大小、前房深度、前房角结构、虹膜形态、晶体厚度、视盘结构和视网膜神经纤维层厚度、眼轴长度。以明确青光眼的分型分期诊断，推测可能的发病机制，结合术前眼压水平、用药情况和患者自身条件，个体化制订手术方案。

（二）术前准备

1. 解释和指导

术前解释应让患者充分了解自己所患的疾病和病变程度、手术目的、利弊、预后和可能出现的并发症，以及术后视力可能的变化、术后可能仍然需要应用抗青光眼药物以获得合适的靶眼压控制，以征得患者和家属的同意和合作。同时，术者应该明确告知患者终生随访的必要性和重要性。

2. 全身准备

术前需确保患者全身状况能耐受手术，必要时需请专科医生会诊并在监护下进行手术；术前最好停用口服抗凝药物，其他术前全身准备同常规内眼手术要求。

3. 眼部准备

第一，控制高眼压，原则上青光眼患者应在眼压控制正常后才进行手术，对于眼压能控制的患者，术前尽量停用强缩瞳剂和肾上腺素及地匹福林药物，将能减少术中出血和术后炎症反应。

第二，清洁结膜囊，术前2~3天局部应用广谱抗生素滴眼液。

第三，控制眼部炎症，对于伴有前葡萄膜炎者可使用非甾体类抗炎药物和皮质类固醇激素药物。

第四，止血和镇静药术前应用同其他内眼手术。

二、麻醉

1. 球后麻醉

相对并发症较多，尤其是对晚期、小视野的青光眼患者行球后麻醉有引起一过性黑矇的危险，原因是麻醉剂误注入视神经鞘内或者蛛网膜下隙，或者是注射到球后间隙的麻醉剂经硬脑膜鞘扩散，导致视网膜中央动脉痉挛而引起暂时性失明。一旦出现这种并发症须立即进行抢救视功能治疗，暂停手术。

2. 球周麻醉、筋膜囊下和表面麻醉

相对常用且并发症较少，对于非常配合的患者，特别是晚期青光眼患者，行小梁切除术可采用筋膜囊下和表面麻醉。

3. 全身麻醉

主要适用于婴幼儿和儿童。

4. 注意事项

第一，所有局部麻醉药物中均不应加入稀释浓度的肾上腺素，因为后者不仅抵消了局部麻醉的血管扩张作用，而且可能威胁到晚期小视野青光眼患者的视神经血液供应。

第二，球后麻醉剂不宜单用利多卡因，而是采用布比卡因或者利多卡因与布比卡因的混合液，因为利多卡因对组织渗透力强、扩散快、对颅神经有较强的阻滞作用，引起一过性黑矇的危险大。

三、术后常规观察和处理

1. 术后观察内容

重点观察眼压、前房变化、滤过泡形态功能和视力，同时重视患者症状，如明显眼痛时，应注意葡萄膜炎、高眼压、感染的发生，也可能是前房出血的先兆。

2. 术后常规处理

第一，抗生素和皮质类固醇激素预防感染和抗炎治疗，术后1周局部1次/2h频用，第2周起可4次/日使用，连续用4周。

第二，除了非穿透性滤过手术、小梁切开术术后早期缩瞳外，其他青光眼手术后常规散瞳。

第三，对侧眼继续抗青光眼治疗，在眼压可控制的情况下停用口服碳酸酐酶抑制剂。

第四，术后3个月内需密切随访观察眼压和滤过泡功能，终生随访监测眼压和视神经结构功能的变化。

四、周边虹膜切除术

1. 手术原理

通过角膜缘或者透明角膜切口，在虹膜周边部切除一小块全层虹膜组织，使房水可以直接经此处流入前房，从而解除了因瞳孔阻滞导致的周边虹膜膨隆及阻塞前房角。

2. 手术方法要点

第一，在上方沿角膜缘做以穹窿部为基底的小结膜瓣，长3~5mm。

第二，在角膜缘后界前约0.5mm处，作与角膜缘平行并与眼球壁垂直的宽2~3mm，深达3/4角膜缘厚度的切口。

第三，经此切口向前穿刺入前房，扩大切口内口，使内外口宽度一致且切缘光整。

第四，见房水外涌，周边虹膜自行脱出，或者轻压切口后唇使周边虹膜脱出。

第五，显微镊提起嵌于切口外的虹膜组织，显微剪平行角膜缘并适度切除小块全层周边虹膜组织。

第六，回复虹膜，见虹膜周切口出现并且瞳孔正圆，0~10尼龙线缝合角膜缘切口一针，结膜切口烧灼闭合。

第七，术毕球结膜下注射抗生素和激素。

4. 手术并发症及处理

第一，出血及前房积血一般量少时可保守治疗，极少数须行前房冲洗术。

第二，虹膜色素上皮残留可在术后行激光穿透术。

第三，伤口渗漏或者球结膜下滤过泡形成常伴有浅前房和低眼压，需加压包扎密切观察，必要时立即重新缝合角膜缘切口。

第四，术后眼压升高常见原因为残余性青光眼、高褶虹膜综合征、混合机制性青光眼、虹膜切除口阻塞和恶性青光眼，根据不同原因选择治疗方案。

第五，反应性虹膜炎局部用皮质激素类眼液加强抗炎治疗，根据病情可用短效睫状肌麻痹剂点眼。需与感染性眼内炎相鉴别，后者需抗感染抢救治疗。

第六，眩光和单眼复视因虹膜周切口过大或者暴露在睑裂区引起，需患者逐渐适应，必要时手术修补。

五、小梁切除术

（一）小梁切除术

1. 手术原理

通过板层巩膜瓣减少房水流出量，从而防止术后早期滤过太强的并发症；通过术后巩膜瓣缝线的控制性拆除，以及滤过泡按摩，以获得合适的靶眼压控制和理想的功能性滤过泡。

2. 手术方法要点

第一，上直肌或角膜牵引缝线暴露术野。

第二，做以角膜缘或以穹窿部为基底的结膜瓣，在应用巩膜可调整缝线或抗代谢药物时，多采用以角膜缘为基底的高位结膜瓣（离角膜缘 8~10mm，宽度约 12~15mm），分层剪开球结膜、筋膜囊和表层巩膜组织。

第三，做以角膜缘为基底的 4mm×3mm 大小横长方形板层巩膜瓣，1/2~2/3 巩膜厚度。也可做 3~4mm 长的等边三角形巩膜瓣，向前剖切至透明角膜内 1~2mm。

第四，经颞侧周边透明角膜做前房穿刺。

第五，在巩膜瓣下标划出 1.5mm×1.5mm~2mm×2mm 大小待切除的内滤口组织，其前切口位于巩膜瓣的基底部（透明角膜带的最前面），后切口位于透明角膜带与灰蓝色带交界处（不含小梁组织）或者灰蓝色带与白色带交界处（包含小梁组织）。两侧切口离巩膜床两个侧边约 1.0mm。

第六，从两侧切口切穿入前房，并由此伸入显微小梁剪切除该内滤口组织。

第七，在内滤口处做一宽基底部的周边虹膜切除，其宽度超过内滤口宽度；回复虹膜，检查瞳孔复圆和虹膜周切口情况。

第八，0~10 尼龙线缝合巩膜瓣，后角处固定缝合两针（跨度较大，便于术后激光断线），两侧做可调整缝线各一针，外露活结固定于周边角膜上。若三角形巩膜瓣则顶角处一针固定缝合，两侧同样可做可调整缝线各一针。检查房水流出和前房形成情况，调整缝线松紧度。

第九，分层缝合筋膜切口，水密缝合结膜瓣。检查滤过泡形成情况。

第十，术毕球结膜下注射抗生素和激素。

3. 术后观察和处理

重点观察滤过泡形态、前房深度、前房内炎症反应程度和眼压及视力。治疗主要是预防感染、控制前葡萄膜炎症反应、维持瞳孔适度散大、避免并发症和促进功能性滤过泡形成。术后滤过泡的形态分类如下。

（1）薄壁微囊泡

相对无血管、透明、薄壁隆起，结膜上皮内有微囊样改变，有滤过功能。

（2）平坦弥散泡

弥散、半透明、泡壁较厚，可透见其下巩膜瓣，有滤过功能，随着时间迁移可能逐渐变扁平，眼压升高。

（3）包裹囊样泡

局限且边界明显、光滑圆顶"囊肿"样高隆起，泡壁厚而充血，无滤过功能，常伴有眼压升高。

（4）平坦瘢痕泡

平坦、结膜下无液腔，无滤过功能，常伴有眼压升高。

术后早期理想的情况是：①滤过泡呈相对贫血状态，无明显局限边界，轻、中度隆起。②前房恢复到术前深度或稍浅。③眼压在 8~15mmHg 之间。

术后滤过泡和眼压的观察处理：如果前房变深、滤过泡平坦且眼压高于 20mmHg，应拆除可调整缝线（通常在术后 5~14 天）；通常两根缝线先后松解、拆除，结合滤过泡按摩，以产生理想的功能性滤过泡和维持靶眼压控制。如果术后滤过太强导致前房变浅、滤过泡高隆且眼压低于 6mmHg，应加强散瞳及抗炎、滤过泡加压包扎，延期松解及拆除调整缝线，密切观察。

4. 手术并发症和处理

（1）术中并发症和处理

①结膜瓣撕裂或者小孔：0~10尼龙线水密缝合；同时更换手术切口部位，以防术后伤口渗漏。②脉络膜上腔出血或者驱逐性脉络膜出血：多发生在眼压突然过低时。一旦发现需立即关闭巩膜瓣，用平衡盐溶液、粘弹剂或者气体重建前房；若出血仍在扩展，须做后巩膜切开引流，静滴甘露醇降低眼压、稳定病情。③虹膜或者睫状体出血：维持巩膜瓣开放、表面柔和冲洗（避免血液流入前房内），通常数分钟后出血自行停止，持续出血需要前房注入粘弹剂填塞压迫止血。④中心视力突然丧失：为球后麻醉和视网膜中央动脉痉挛所致，多见于晚期小视野青光眼患眼。立即停止手术、吸氧、扩张血管、神经营养药物抢救治疗，监测血压，检查眼底情况。⑤玻璃体脱出：嵌于滤口和滤过通道的玻璃体应仔细清除干净，否则容易导致滤过泡失败。⑥晶状体损伤及不全脱位。⑦后弹力层撕裂。

（2）术后并发症和处理

①术后浅前房低眼压

常见原因为滤过功能过盛的薄壁微囊泡、结膜瓣渗漏、睫状体脉络膜脱离、睫状体低分泌。滤过功能过盛者主要通过滤过泡加压包扎、使用促进伤口愈合药物、减少皮质类固醇药物应用、滤过泡自家血注射、散瞳和必要时行滤过泡修补术处理。结膜瓣渗漏者通过Seidel荧光素钠试验可发现，应用抑制房水生成药物和促进伤口愈合药物，滤过泡加压包扎、滤过泡自家血注射处理，当伤口裂开退缩、巩膜瓣边缘外露或者持续浅前房危及到角膜内皮和晶状体时，需立即手术修复伤口。睫状体脉络膜脱离者需要局部和全身使用皮质激素治疗，通常10~14天复位，必要时采用手术引流脉络膜上腔液体、修复睫状体分离裂隙、重建前房。睫状体低分泌者立即停用碳酸酐酶抑制剂和肾上腺素能β受体阻滞剂。

②术后浅前房高眼压

见于恶性青光眼、术后瞳孔阻滞、伴有睫状体前移和房角闭合的环形脉络膜脱离和迟发性脉络膜出血。①恶性青光眼经局部使用强效睫状肌麻痹剂、抑制房水生成药物、皮质类固醇药物，全身应用高渗剂和碳酸酐酶抑制剂，50%患者有效，需密切观察；若病情控制不良，危及角膜内皮和晶状体混浊时需手术治疗，以超声乳化摘除晶状体联合后房型人工晶体植入术相对安全有效，必要时术中联合晶状体后囊切开和前段玻璃体切除术。②术后瞳孔阻滞常见原因为虹膜周切口残留色素上皮层，需激光修补。③UBM和B超检查有助于伴有睫状体前移和房角闭合的脉络膜脱离的诊断，药物治疗失败者需行扁平部睫状体-脉络膜上腔引流排液和前房重建术。④迟发性脉络膜出血与术后持续低眼压和脉络膜渗漏有关，保守治疗无效者手术行后巩膜切开引流排液。

③滤过泡失败：失败原因为滤口内部或者外部阻塞、包裹囊状泡形成，是后期最常见的并发症，约占 10%~30%。前房角镜和 UBM、前节 OCT 检查有助于明确原因和正确处理。

滤口内部阻塞：因虹膜、睫状突、未切除的后弹力膜、血凝块、炎症渗出物、玻璃体或者晶状体囊膜阻塞滤口。根据前房角镜等检查明确原因后对症治疗，激光切除阻塞物，或者手术修复。

滤口外部阻塞：巩膜瓣缝线过紧，巩膜瓣下或者结膜瓣与巩膜之间的血凝块或纤维渗出物，均可导致房水流出受阻，滤过泡按摩后仍不形成，前房角镜等检查可见滤口通畅。处理方法包括巩膜瓣可调整缝线拆除、氩激光断线、滤过泡针刺分离结膜瓣和巩膜瓣、滤过泡对侧结膜下注射 5-FU 或滤过泡旁注射干扰素、前房或滤过泡内注射组织纤维蛋白酶原激活剂（tPA）、手术修复等。

滤过泡纤维包裹：早期常发生在术后 1~4 周，后期可复发，术后 16 周内是治疗的关键时期。通过局部使用皮质类固醇药物、滤过泡按摩、囊壁针刺分离、结膜下注射 5-FU 以及囊壁切除修复术等方法处理。

④前房积血

多由于术中和术后早期虹膜或者睫状体出血、浅层巩膜出血流入前房所致。量少时待其自行吸收，量大时需做前房冲洗术，或前房内注入 tPA 有助于血凝块溶解吸收和防止滤过泡瘢痕化。

⑤白内障

2%~53%术眼术后白内障发生或混浊发展加重。

⑥低眼压性黄斑病变：长期眼压低于 4mmHg 可能发生中心视力下降，根据低眼压的病因处理。

⑦前葡萄膜炎

局部加强皮质类固醇激素点眼，眼压情况允许可用短效睫状肌麻痹剂。

⑧角膜后弹力膜脱离

少见，与手术操作和扁平前房、内皮功能不良有关。脱离范围小者保守治疗，范围大者采用前房注气、粘弹剂复位，失败者行手术缝合复位。

⑨滤过泡感染和眼内炎

可在术后数月或数年发生，一旦发现早期滤过泡感染或者前房反应时，应立即取滤过泡表面分泌物和房水、玻璃体等做病原学检查和药敏试验；同时局部和全身使用广谱抗生素；除真菌感染外，12~24h 开始眼部使用皮质类固醇激素，以防止滤过泡瘢痕化。

（10）交感性眼炎

罕见，使用睫状肌麻痹剂、皮质类固醇激素和免疫抑制剂治疗。

（二）联合抗代谢药物的小梁切除术

1. 手术原理

小梁切除术中或者术后联合应用抗代谢药物，可有效地抑制滤过区伤口活跃的生物愈合反应；同时，与巩膜瓣的暂时牢固缝合和术后巩膜缝线的可调整松解拆除，三者互相制约，扬长避短，可减少术后早期滤过太强所致的并发症，同时保证长期靶眼压的控制和功能性滤过泡的维持。

2. 手术方法要点

在小梁切除术中辅助应用抗代谢药物：将浸泡了 0.2~0.4mg/mL 丝裂霉素 C（MMC）或者 25~50mg/mL 的 5-氟尿嘧啶（5-FU）的棉片，在前房穿刺前置于结膜瓣和巩膜瓣下，1~3min 后取走并用 60~100mL 平衡盐溶液反复冲洗。其他步骤同常规小梁切除手术。可根据患眼青光眼类型、个体特性以及期望达到的靶眼压水平，灵活选择抗代谢药物的浓度、留置时间和放置部位。

小梁切除术后应用抗代谢药物：应用 5-FU5mg 在滤过泡对侧 180°球结膜下注射，隔天 1 次，共约 5~7 次。也可追加 0.01~0.02mg/mL MMC 的稀释溶液在滤过泡旁球结膜下注射。

3. 手术并发症和处理

第一，结膜切口愈合不良、贫血坏死、切口渗漏。保守治疗无效则需行滤过泡加厚或者修补术。

第二，低眼压及低眼压性黄斑病变发生率增加，通常须行滤过泡加厚或者修补术。

（三）联合结膜下植入物的小梁切除术

结膜下植入物，如可生物降解胶原基质植入物，是一个三维多孔结构支架，动物实验和临床研究已经证实，它可以引导成纤维细胞的随机生长，减少瘢痕增殖，有助于形成结构松散的功能性滤过泡，发挥对房水的储集缓冲和引流调控作用。在小梁切除术中植入在巩膜瓣上，可减少术后早期低眼压、浅前房、滤过泡渗漏的并发症，以及滤口外部阻塞和滤过泡纤维包裹的发生率，远期的眼压控制和功能性滤过泡的维持也取得了令人满意的效果。操作简单、安全。目前临床研究主要适用于难治性青光眼，可在小梁切除（应用

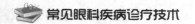

MMC）联合超声乳化白内障手术中使用。

六、非穿透性滤过手术

非穿透性滤过手术是一种发展中的青光眼滤过性手术，不同学者给了它不同的名称，如深层巩膜切除术、粘小管切开术、外部小梁切除术、非穿透性小梁手术等，这些手术共同的基础技术是深层巩膜切除和外部小梁切除两种技术的结合。非穿透性滤过手术建立了符合生理性的房水排出的通路，具有安全性高、并发症少的优点，为了进一步增强手术降眼压的效果，术中将可降解的植入物置于巩膜减压腔内，并联合抗代谢药物的应用，显著地提高了手术成功率。由粘弹剂小管扩张术改进的管道成形扩张术，利用了非穿透性小梁手术的所有优点，提供特殊压力使房水通过生理途径排出，该术式临床初步应用效果令人满意。

（一）非穿透性小梁手术

1. 手术原理

通过精细制作的具有良好渗透性的小梁-后弹力膜（TDM），房水经 TDM 窗渗入巩膜减压腔，再从巩膜瓣边缘流出到结膜下间隙，形成滤过泡。由于房水流出量及速率比小梁切除术低，而且不进入前房操作，手术安全性好。术中巩膜减压腔内植入可降解的材料和抗代谢药物的应用，有助于增强并维持降眼压的效果和功能性滤过泡的形成。该术式其他房水流出途径还包括：房水经残留巩膜组织渗入脉络膜上腔直接吸收，或者经葡萄膜-巩膜途径流出；或者经 Schlemm 管开放端，沿 Schlemm 管、外集合管和睫状前静脉流出。

2. 手术适应证和禁忌证

（1）适应证

①原发性开角型青光眼。②高度近视合并开角型青光眼。③色素性青光眼。④剥脱综合征。⑤无晶状体眼或者人工晶状体眼合并青光眼。⑥先天性青光眼。⑦Sturge-Weber 综合征。⑧葡萄膜炎继发开角型青光眼。

（2）禁忌证

①新生血管性青光眼侵犯了房角。②房角广泛粘连闭合的原发性闭角型青光眼。③ICE 综合征和葡萄膜炎继发的闭角型青光眼。

3. 手术方法要点

第一，多采用局部麻醉，表面麻醉联合球结膜下麻醉，或球周浸润麻醉。

第二，上直肌或角膜牵引缝线暴露术野，做以角膜缘或以穹窿部为基底的结膜瓣，分层剪开球结膜、筋膜囊和表层巩膜组织。

第三，做以角膜缘为基底的 6.0mm×5.5mm 大小、1/4~1/3 巩膜厚度的弧形浅层巩膜瓣，或者 5.0mm×5.0mm 大小、1/4~1/3 巩膜厚度的方形浅层巩膜瓣，其前端应剖入透明角膜内至少 1.0mm。

第四，在浅层巩膜瓣下做第二个 4.0mm×4.0mm 大小三角形（弧形浅层巩膜瓣）或方形（方形浅层巩膜瓣）深层巩膜角膜瓣，仅保留能透见其下暗黑色葡萄膜组织的薄层巩膜。巩膜瓣前端剖切至能辨认出平行角膜缘排列的亮白色巩膜嵴纤维，即为 Schlemm 管外壁、巩膜突的位置。

第五，将浸泡了 0.2~0.3mg/mL 丝裂霉素 C 溶液（MMC）的棉片，分别置于深层和浅层巩膜瓣下约 2min 后，用 60~100mL 平衡盐溶液大量冲洗。

第六，将 Schlemm 管外壁纤维掀开，可见少量房水渗出，前房深度没有变化。

第七，从深层巩膜角膜瓣两侧沿后弹力膜前角膜基质水平继续剖切该瓣的角膜部（约 1.0~1.5mm），接着完成包含 Schlemm 管外壁的深层巩膜角膜组织块切除。

第八，钝性轻柔地暴露后弹力膜，撕除 Schlemm 管内壁，保留由内部小梁和后弹力膜组成的渗透性良好的 TDM 窗。

第九，巩膜腔内植入可吸收降解的材料（如三角形的透明质酸植入物，简称 SKGEL，约 3~6 个月吸收；或者方形的胶原植入物，约 9 个月吸收），0~10 尼龙线缝合植入物一针固定于巩膜床上。

第十，间断缝合浅层巩膜瓣两针，分层缝合筋膜切口，水密缝合球结膜切口。

第十一，术毕球结膜下注射抗生素和激素。

4. 术后观察和处理

术后需要缩瞳、避免滤过泡按摩，以防止周边虹膜嵌入 TDM 窗或发生前粘连。其他观察处理基本同前述小梁切除术。

5. 手术并发症和处理

非穿透性小梁手术的并发症显著少于小梁切除术。相对常见并发症为 TDM 窗破裂、虹膜嵌入 TDM 窗和眼压升高。术中发现 TDM 窗破裂及周边虹膜脱出时应改做小梁切除术；术后应避免滤过泡按摩、用力揉术眼和外伤。前房角镜和 UBM、前节 OCT 检查有助于发现 TDM 窗是否存在周边虹膜前粘连（PAS）以及 TDM 窗的形态改变和滤过通道异常。早期眼压升高与手术操作、巩膜腔血肿和 PAS 有关，后期眼压升高与 TDM 窗、巩膜腔、巩膜瓣边缘或巩膜与结膜之间纤维组织增生有关。激光分离 PAS、TDM 窗穿刺切开或者手术修复和药物治疗等方法有助于恢复滤过通道功能、降低眼压。SKGEL 排斥是一种罕见的术后并发症，有学者曾报道过 3 例患者植入 SKGEL 后发生结膜自溶和 SKGEL 排斥现象同一课题组还对 32 例非穿透性小梁手术联合透明质酸钠生物胶植入治疗开角型青光眼的手术成功率和并发症进行了观察。术后随访时间为 3~24 个月。结果发现完全成功 21 眼，部分成功 5 眼，两者合计为 26 眼（96%）。观察到的并发症中，TDM 窗破裂 2 眼，6 眼出现术后眼压升高，其中 5 眼经局部用药可控制眼压，3 眼前房出血，浅前房 1 眼。据观察，非穿透性小梁手术联合透明质酸钠生物胶植入成功率与复合式小梁切除术接近，而术后视力恢复快，并发症发生率低，但更远期疗效还有待观察。

（二）管道成形扩张术

通过义管和粘弹剂机械性扩张全周 Schlemm 管腔，使房水经 TDM 窗渗出，经 Schlemm 管引流至集合小管和表层巩膜静脉，从而达到房水从生理通路排出的目的。

义管如 iTrack250A，是一条末端带有光纤的柔软细管，末端直径 250μm。经 Schlemm 管断端将 iTrack250A 无创性末端插入 Schlemm 管内，在插管过程中同时注射 1.4% 透明质酸钠扩张管腔，末端发光设计在插管过程中起定位、引导作用。iTrack250A 插入并扩张全周 Schlemm 管后，顺着插管的方向取出并置换为 0~10 聚丙烯缝线，在 Schlemm 管断端处将该缝线结扎，并保留一定张力向心性牵拉 Schlemm 管内壁，起到扩张管腔的作用。

该术式目前研究仅限于开角型青光眼，可单独手术或者联合超声乳化白内障摘除和人工晶状体植入手术。术后早期和 1 年随访结果令人满意，远期效果令人期待。有关术后并发症还有待于进一步研究。其他植入义管还有可膨胀水凝胶聚合物，其插入 Sehlemm 管腔吸收房水后直径可膨胀 4~5 倍，从而达到解除狭窄、扩张管腔的目的。

七、房水引流物植入术

各种房水引流物植入术在青光眼手术中的应用，使临床上各种预后不良的难治性青光眼的手术成功率得以提高，成为当代抗青光眼手术的新动向。目前常见的房水引流物，根据其有无限制房水流动的压力敏感阀（活瓣）而分为：非活瓣性房水引流物，如 Moheno、Baerveldt 引流物；活瓣性房水引流物，如 Ahmed、Krupin 引流物。本节以 Ahmed 引流物为例进行手术介绍。最近的新房水引流物，如 Ex-press 微型引流钉和 GOLD 微型金质引流器，以及类似的 Eyepass，I-stent，trabectome 等，国外已经有临床应用报道，并发症相对较少，眼压控制稳定，手术操作简单，但是价格较贵。

（一）房水引流物植入米

1. 手术原理

房水引流物由两部分组成：引流管和引流盘。前者负责将房水从前房、后房或玻璃体腔直接分流到位于眼球赤道部附近巩膜表面的引流盘；房水经过后者周围形成的纤维包裹囊腔（后部滤过泡）被动扩散或者渗透，进入眼眶周围组织间隙，由毛细血管和淋巴管组织吸收。囊壁越薄和囊腔越大则降压效果越好。

2. 手术适应证

房水引流物植入术主要适用于难治性青光眼，如：①无晶状体眼或者人工晶状体眼合并青光眼。②新生血管性青光眼。③炎症性青光眼。④有广泛虹膜前粘连的闭角型青光眼。⑤角膜缘周围结膜广泛瘢痕化的青光眼。⑥上皮植入继发性青光眼。⑦虹膜角膜内皮综合征。⑧角膜移植术后或者视网膜玻璃体术后继发性青光眼。⑨多次小梁切除术失败（尤其联合应用过抗代谢药物）的再手术眼。⑩多次小梁切开术失败或者联合小梁切除术失败的先天性青光眼。

3. 手术方法要点

第一，房水引流物的准备，用平衡盐溶液冲洗 Ahmed 引流物的引流管并测试引流物是否通畅，排出管腔内气体，确保活瓣阀门打开。

第二，在两条直肌间做以穹窿部为基底的结膜瓣，通常选择在颞上象限。

第三，沿巩膜表面潜行分离，暴露赤道部巩膜。可应用浸有 0.4mg/mL MMC 的棉片，置于赤道部巩膜表面，5min 后取出并用平衡盐溶液 60~100mL 反复冲洗。

第四，将引流盘插入巩膜表面，非吸收缝线通过其上的固定孔，固定引流盘于浅层巩膜上并使其前缘距离角膜缘 8~10mm，引流管位于两相邻直肌之间并与角膜缘垂直。

第五，确定角膜穿刺位置和引流管长度（插入前房约 2.0mm）和斜面方向，修剪引流管。

第六，23 号注射针头在角膜缘后 0.5~0.7mm 处穿刺入前房，注入适量粘弹剂维持前房深度和眼压。

第七，将引流管沿此通道插入前房，使其接近虹膜面、远离角膜内皮面，斜面向上，0~10 尼龙线将引流管固定缝合在巩膜表面。

第八，将预先制备的 4mm×6mm 大小异体巩膜片覆盖于引流管上，缝线固定之。

第九，0~10 尼龙线分层原位缝合筋膜及球结膜切口。

第十，术毕球结膜下注射抗生素和激素。也可制作以角膜缘为基底的巩膜瓣，引流管在巩膜瓣下经角膜缘穿刺通道入前房，引流管固定于巩膜瓣下面，无需异体巩膜片覆盖。

对于非活瓣性房水引流物，术中还需要结扎引流管断端，管腔内放置可去除的外部缝线（管内阻塞芯线技术），或者可吸收缝线于管外结扎，其目的是限制术后早期房水的流出量，减少术后早期浅前房、低眼压等并发症的发生。

4. 术后观察和处理

重点观察引流管在前房的位置、长度、开口方向、与角膜内皮和虹膜的关系，前房深度的变化和眼压，其他观察处理基本同前述小梁切除术。

5. 手术并发症和处理

并发症相对较多，低眼压、浅前房、前房出血、后部滤过泡渗漏和纤维包裹、瞳孔阻滞、恶性青光眼、脉络膜脱离或出血等并发症与小梁切除术相似。与引流物有关的并发症如下。

第一，术中角膜缘穿刺口过大导致管周房水渗漏，需缝合切口，重新作与管径大小一致的穿刺口。

第二，引流管损伤、接触角膜内皮、虹膜或晶状体。

第三，引流管被虹膜、炎症碎屑、纤维素、血凝块、玻璃体或者硅油阻塞，可采用激光或者手术方法清除。

第四，引流管移位和退出。

第五，植入物外露、排斥。

第六，眼外肌功能失调，复视。

（二）新的房水引流装置

1. Ex-press 微型引流钉

Ex-press 微型引流钉是一个长 2.96mm，外径约 400µm，内径约 50µm 的不锈钢钉状物，前部约 2mm 可植入眼内。它有一个宽 75µm 的侧突以防止植入过深和一个外盘以避免被排斥挤出。侧突和外盘设计成一定角度符合巩膜相应部位的解剖结构，从而避免该装置相对眼球壁发生移动。Ex-press 微型引流钉在近末端处有 3 个侧孔，当虹膜阻塞主孔道时，侧孔可以确保房水流出。根据房水不同流量有不同规格可选择，无晶体眼与有晶体眼也有不同大小规格。

Ex-press 微型引流钉前部穿刺头经 Schlemm 管插入前房，后部置于巩膜瓣下，将房水从前房引流至巩膜上腔和巩膜瓣下，因此形成的结膜滤过泡隆起较浅。手术不须要切除巩膜和小梁组织，不须要虹膜周切，仅将引流钉前部经 Schlemm 管穿刺入前房，因此操作相对简单、安全性好。通过独特的房水流出调节机制，早期低眼压和晚期高眼压的发生率较小梁切除术低，术后眼压控制较稳定、并发症少。手术适应证广，开角型和闭角型青光眼，以及新生血管性青光眼等难治性青光眼均适用。

2. GOLD 微型金质引流器（SOLX，Waltham，MA）

GOLD 微型金质引流器（SOLX）是一个长 5.2mm、宽 3.21mm、厚 68μm 的金质薄片，内部有微管设计。经巩膜切口，用特制的器械帮助将其一端植入前房，一端植入脉络膜上腔，从而将房水从前房引流至脉络膜上腔，不形成结膜滤过泡。手术操作相对简单，不须要做巩膜瓣和组织切除，安全性较好。有研究报道 28% 术眼术后早期出现前房积血，但均在术后 1 周内恢复。术后眼压控制稳定满意。可联合超声乳化白内障摘除手术，手术源性角膜散光小。

八、小梁切开术

小梁切开术包括外路（小梁切开术）和内路（前房角切开术）两种术式，常用于治疗先天性婴幼儿型青光眼。外路小梁切开术与前房角切开术比较，具有以下优点：手术成功率高；解剖定位更精确、技术操作相对较容易；前房操作较少、相对安全；无须辅助前房角镜的使用。外路小梁切开术手术成功率取决于房角异常的类型，而不取决于青光眼的严重程度，后者往往是前房角切开术成功与否的主要影响因素。因此，外路小梁切开术是治疗先天性青光眼的首选术式。

（一）小梁切开术

1. 手术原理

小梁切开术从外路切开 Schlemm 管内壁和小梁网，使房水从前房直接进入 Schlemm 管而排出。

2. 手术适应证

①单纯性小梁发育不良的先天性青光眼。②前房角切开术失败的单纯性房角发育不良的先天性青光眼。③角膜直径大于 15mm，角膜水肿或瘢痕性混浊的晚期先天性青光眼。后两种情况预后较差，可能需要联合小梁切除术或者小梁切除联合抗代谢药物治疗。

3. 手术方法要点

第一，在 12：00 方位做以穹窿或者角膜缘为基底的结膜瓣。

第二，在 12：00 方位做以角膜缘为基底的方形或三角形巩膜瓣，3.0mm×3.0mm 大小、2/3~3/4 巩膜厚度，向前剖入透明角膜内 1.0~1.5mm。

第三，于角膜缘灰蓝色带和白色带接合处，前 1.0mm 至后 1.0mm 做垂直切口。

第四，高倍显微镜下逐渐加深切口，寻找并切开 Schlemm 管外壁（位于深层的淡黑色点），暴露 1.0~2.0mm 长管腔。

第五，0~5 尼龙线插入拟定的 Schlemm 管内，证实其管腔是否真正打开。

第六，小梁切开刀的下刃插入管腔内缓慢推进 8.0mm、旋转刀柄，切开 Schlemm 管内壁、小梁网，进入前房，上刃在管外引导。

第七，同样方法切开另外一侧小梁。

第八，0~10 尼龙线缝合巩膜瓣，0~8 可吸收线缝合球结膜切口。

4. 术后观察和处理

术后常规局部使用抗生素和皮质激素药物。术后 4~6 周应全身麻醉下复查眼压、角膜直径、房角改变和眼底视盘结构。若病情控制，可在 1 个月后再复查，之后每 3~4 个月复查一次，第 2 年复查两次，第 3 年后每年复查一次。如果复查发现眼压升高、伴有角膜水肿或者直径增大、杯/盘比增大，提示青光眼病情未控制，手术失败。

5. 手术并发症和处理

第一，前房出血大多术后 2~3 天能自行吸收，极少数须行前房冲洗术。

第二，周边虹膜脱出应在术中切除脱出的虹膜组织，避免虹膜前粘连致手术失败。

第三，虹膜根部离断小梁切开刀的顶端太靠后或者过早穿破小梁进入前房，关键在于术中细心操作。

第四，角膜后弹力层撕脱小梁切开刀的顶端太靠前或者进入巩膜内假道所致，需确保切开刀真正位于管腔内，切开时注意角膜板层内是否有小气泡出现。

第五，手术失败和持续性高眼压通常可进行第二次小梁切开术，或者联合小梁切除术。

第六，结膜滤过泡形成观察，一般无须处理。

（二）前房角切开米

1. 手术原理

从内路切开阻塞房水外流的 Barkan 膜和压缩的小梁网形成的膜样组织，使房水直接经深部小梁网进入 Schlemm 管而排出；同时使虹膜后退，解除睫状肌对小梁的牵拉所致的网眼缩窄，从而增加房水排出。

2. 手术适应证

主要适用于单纯性小梁发育不良的先天性青光眼。

3. 手术方法要点

第一，患儿全麻下，用齿镊或者缝线固定眼球，角膜上皮水肿者可刮除上皮。

第二，放置前房角镜于角膜偏鼻侧部位。

第三，房角切开刀在颞侧角膜缘内 1.0~2.0mm 斜形刺进前房，与虹膜面平行越过瞳孔至对侧房角。

第四，刀尖对准并紧靠 Schwalbe 线下面的小梁网慢慢切开 60°范围小梁组织；接着同法切开相反方向的 60°小梁组织。房角镜下可见一条白色的细的小梁组织分离线，周边虹膜后退，房角隐窝加深。

第五，平稳迅速退刀。角膜切口自行闭合。

4. 术后观察和处理

与外路小梁切开术相似。

5. 手术并发症和处理

与外路小梁切开术相似。

（三）小梁切开联合小梁切除术

1. 手术原理

联合手术提供了两条引流通路，即使一条通路阻塞，眼压仍可维持正常。角膜混浊者可作为首选。

2. 手术适应证

①瘢痕样房角、虹膜小梁发育不良或者虹膜小梁角膜发育不良的先天性青光眼。②角膜直径大于 15mm，角膜水肿或瘢痕性混浊的晚期先天性青光眼。③既往两次小梁切开术或者前房角切开术失败的再手术眼。

3. 手术方法要点

第一，患儿全麻下，做以角膜缘为基底的结膜瓣。

第二，做以角膜缘为基底 4mm×5mm 大小、1/3 巩膜厚度的巩膜瓣，前端剖入透明角膜内 1.0~1.5mm。

第三，结膜瓣和巩膜瓣下放置 MMC 棉片并冲洗。

第四，同小梁切开术方法寻找 Schlemm 管并行小梁切开。

第五，切除 1.5~2.0mm 大小内滤口组织块和周边虹膜组织。

第六，0~10 尼龙线缝合巩膜瓣。

第七，分层缝合筋膜和结膜组织，切口水密关闭。

第八，术毕球结膜下注射抗生素和激素。

4. 术后观察和处理

同小梁切开术和小梁切除术。

5. 手术并发症和处理

同小梁切开术和小梁切除术。

九、睫状体破坏性手术

睫状体破坏性手术是通过不同途径破坏及减弱睫状突分泌功能，减少房水生成量，从而达到降低眼压的目的。传统的睫状体冷冻术曾经是最常用的睫状体破坏性手术方式，但是其降压效果预测性欠佳，有视力丧失和眼球萎缩的危险，近年来发展起来的激光技术，尤其是眼内镜直视下的睫状体光凝术，具有降压效果好和相对安全的优点，因此传统的手术方式逐渐被睫状体激光光凝取代。

1. 手术原理

手术原理通过冷冻的低温效应直接破坏睫状突上皮、血管和基质成分，使一定数量的睫状突上皮细胞达到轻度至中度坏死，房水生成量减少，眼压降低，但仍可维持眼的正常生理功能。手术目的为保留眼球、缓解疼痛。

2. 手术适应证

①绝对期青光眼。②其他方法治疗无效或者无条件行其他手术的难治性青光眼。③角膜过大（横径大于 15mm）、混浊，其他手术极易发生眼球穿破的婴幼儿青光眼。

3. 手术方法要点

①球后或者球周麻醉。冷冻头直径选择 2.5mm。②冷冻头位置：上方象限距离角膜缘前界后

1.5mm 处，其他象限则位于 1.0mm 处。③冷冻范围：在上方或者下方 180° 范围以内，做 1~2 排，每排 6~8 个点，两排间各点错开。④制冷温度 −80℃ ~ −70℃，冷冻头紧压巩膜，周围形成冰球区后持续冷冻 40~60min。⑤如需要再次冷冻治疗，一般相隔 1 个月后

进行，再次冷冻范围可与第一次范围重叠 1/2，总的冷冻范围不超过 300℃。

4. 术后观察和处理

重点观察眼压和前房炎症反应，术后早期应用降眼压药物，同常规观察处理、对症治疗。

5. 手术并发症和处理

（1）葡萄膜炎反应

加强皮质激素抗炎和睫状肌麻痹剂治疗。

（2）术眼疼痛

若为周围组织冻伤反应所致，一般 24h 后好转。

（3）早期高眼压

术后早期一过性高眼压常发生在术后 6h，术后常规应用抗青光眼药物，必要时静脉滴注甘露醇。观察眼压控制情况及患者自觉症状，若高于 35mmHg、持续一个月且疼痛明显者可再次追加治疗。

（4）晚期低眼压

过度冷冻所致，最终眼球萎缩。

（5）前房积血

尤其见于新生血管性青光眼，一般常规处理后数天吸收。

（6）眼前节缺血

多见于新生血管性青光眼 360°睫状体冷冻术后。

十、青光眼白内障联合手术

临床上常常遇到青光眼和白内障同时存在的情况，在某些情况下需要两者联合手术。抗青光眼手术根据病情需要可选择小梁切除术、非穿透性滤过手术和房水引流物植入术，白内障手术最常采用超声乳化白内障摘除联合人工晶体植入术，因为它角膜切口小且可位于颞侧或上方透明角膜内，术中眼压和前房相对稳定，安全性好，同时可以避开青光眼手术区域。

1. 手术原理

晶状体摘除术后，可解除多种青光眼的发病因素，前房明显加深，改变了术眼窄房角的解剖结构，去除了瞳孔阻滞性闭角型青光眼的发病基础，解除了瞳孔—晶体阻滞、晶体—睫状环阻滞因素，减少了恶性青光眼的发生率。同时，合理安排术式的入路，可以减少手术对眼组织的损伤和结膜瘢痕，从患者心理和经济的角度考虑也更容易接受。

2. 手术适应证

①药物不能控制眼压到理想水平而具备青光眼手术指征，同时患眼白内障明显，不具备两期手术条件又迫切需要改善视力的患者。②抗青光眼术后滤过泡失败、眼压控制不良的白内障患者。③晶状体膨胀期继发性或者混合性闭角型青光眼、房角粘连大于 180°者。④晶状体溶解性青光眼或过熟期白内障且房角器质性损害需要行滤过性手术者。

3. 手术方法要点

（1）手术切口分类

①经同一切口手术：即由上方巩膜隧道切口做超声乳化和小梁切除术。②经不同切口手术，即小梁切除或非穿透性小梁手术（开角型青光眼）经上方巩膜瓣下切口，超声乳化经颞侧透明角膜切口。

（2）手术注意事项

①经不同切口的联合手术，可先行超声乳化术，再行小梁切除术：为避免超声乳化植入人工晶状体后，眼球较软，也可先剥离板层巩膜瓣，再行超声乳化术。②经同一切口的联合手术，常做以穹窿部为基底的结膜瓣，并将小梁切除术改良，在巩膜隧道切口的后唇应用微型巩膜咬切器靠前切除小块角膜缘组织。③需重视充分清除残留的皮质和核碎片，因为它们可能会加重术后前葡萄膜炎症反应和影响滤过性手术的成功率。④强直性小瞳孔和瞳孔固定散大状态增加了白内障手术的难度。⑤小梁切除术或非穿透性小梁手术均可联合应用抗代谢药物和巩膜瓣缝线松解技术。⑥房水引流物植入术手术并发症相对较多，但是引流管可直接将房水从后房或玻璃体腔分流，在联合白内障、玻璃体视网膜手术治疗复杂的顽固高眼压性青光眼时具有优势。

4. 术后观察和处理

重点观察视力、眼压、滤过泡形态、前房深度、前房内炎症反应程度和角膜情况等。治疗主要是预防感染、控制前葡萄膜炎症反应、控制眼压和对症治疗。

5. 手术并发症和处理

包括抗青光眼手术和白内障手术的术后并发症。

十一、Bevacizumab（avastin）玻璃体腔内注射治疗新生血管性青光眼

（一）药物作用机制

Bevacizumab（商品名 avastin）是一种重组人源化 VEGF 单克隆抗体，分子量 l49kD，

能与 VEGF 的所有异构体及活性降解产物结合，从而阻止 VEGF 与其受体结合，抑制新生血管形成和渗出等一系列病理反应。

Bevacizumab 玻璃体腔注射可治疗眼内新生血管性疾病，最早应用于年龄相关性黄斑变性（AMD）、糖尿病视网膜病变（PDR）和视网膜中央静脉阻塞（CRVO）等。由于其快速抑制新生血管的生物学效应，近来应用在新生血管性青光眼中，可使虹膜新生血管明显消退、眼压降低，并作为新生血管性青光眼手术治疗的辅助手段，在联合 MMC 应用的小梁切除术前玻璃体腔给药，能减少术中出血，有助于抑制虹膜新生血管，控制靶眼压和维持功能性滤过泡，提高手术成功率。

（二）手术方法要点

无菌操作：经睫状体平坦部穿刺进针入玻璃体腔，常用剂量：$10 \sim 12.5 \text{mg/mL}$；联合小梁切除术者有报道术前 1 周给药，待虹膜、房角的新生血管消退后行滤过性手术，如果房角开放范围超过 $180°$，则不须行滤过性手术。

（三）术后观察和并发症

术后常规重点观察眼压、虹膜及视网膜新生血管情况，葡萄膜炎症反应情况。

与操作有关的并发症包括晶状体损伤（0.01%）、眼内炎（0.01%）和视网膜脱离（0.04%），可能与药物有关的并发症包括轻至中度葡萄膜炎（0.14%）、白内障发展（0.01%）、进展性视网膜下出血（0.06%）、视网膜色素上皮层撕裂（0.06%）等。

此外，有研究者在小梁切除术毕时，滤过泡旁结膜下注射 Bevacizumab，也取得了减少术后滤过泡瘢痕化的良好效果；还有研究者应用于滤过性手术后出现瘢痕增殖的滤过泡，经囊壁针刺分离后滤过泡旁注射 Bevacizumab 1.0mg，发现滤过泡变得弥散而且表面新生血管明显消退。虽然 Bevacizumab 玻璃体腔注射治疗新生血管性青光眼的效果令人满意，但是由于缺乏有关安全性及有效性的长期的、前瞻性随机对照研究，在给药时机、方式、剂量和重复给药等方面尚存在争议。

有学者对玻璃体内注射 Bevacizumab 联合复合式小梁切除术治疗新生血管性青光眼疗效和安全性进行了探讨。对在其所在门诊收治的闭角期新生血管性青光眼 13 例 13 眼，其中视网膜中央静脉阻塞 3 例 3 眼，视网膜中央动脉阻塞 1 例 1 眼，视网膜分支动脉阻塞 1 例 1 眼，增殖性糖尿病视网膜病变 4 例 4 眼，视网膜静脉周围炎 2 例 2 眼、慢性葡萄膜炎 1 例 1 眼、原发性闭角型青光眼绝对期 1 例 1 眼。先行玻璃体腔注射 Bevacizumab，待虹膜新生血管消退或萎缩后，再行复合式小梁切除术。观察玻璃体腔内注射 Bevacizumab 后虹膜及房角新生血管消退的时间、眼压的变化、并发症以及复合小梁切除术后眼压、滤过泡的形态、术后反应。术后随访 4~16 个月，平均 6.92±2.96 个月。结果发现注药后 13 眼中 11 眼虹膜新生血管 2~7 天完全消退，平均 3.92±2.47 天，2 眼注药后虹膜新生血管萎缩，保留少许残迹直至注药后 2 周。注药前眼压 29.0~51.0mmHg，平均 40.2±7.58mmHg，注药后 1 周眼压 25.0~50.0mmHg，平均 32.92±7.64mmHg，注药前后眼压变化无统计学意义（t=1.85，P>0.05）。复合式小梁切除术后第 1 个月眼压为 4.80~12.0mmHg，平均 8.73±2.08mmHg，第 3 个月眼压 4.0~26.0mmHg，平均 11.32±5.44mmHg，最后一次随访眼压 6.0~18.0mmHg，平均 11.57±3.19mmHg；13 眼中 12 眼（92%）形成功能性滤过泡，1 眼（8%）为非功能型滤过泡；与复合式小梁切除术前相比，最后一次随访视力提高者有 7 眼（53.85%），保持不变者有 6 眼（46.15%）。全部病例在玻璃体腔注射 Bevacizumab 及复合式小梁切除术后均未观察到严重手术并发症。由此可见，玻璃体腔注射 Bevacizumab 可使新生血管青光眼虹膜新生血管迅速消退或萎缩，再联合行复合式小梁切除术可避免术中术后出血，减轻术后炎症反应，提高手术的成功率，有益于保护残留的视功能，但应注意对原发病进行治疗。

参考文献

［1］吕天伟. 现代眼科常见疾病诊疗［M］. 江西科学技术出版社有限责任公司，2019.

［2］王桂初. 精编眼科疾病诊疗学［M］. 长春：吉林科学技术出版社，2019.

［3］黄静. 实用眼科疾病诊治［M］. 天津：天津科学技术出版社，2019.

［4］崔迎春. 眼科检查与诊断治疗技巧［M］. 长春：吉林科学技术出版社，2019.

［5］赵华奇. 眼科疾病临床实用技术［M］. 北京：科学技术文献出版社，2019.

［6］赵晓芳. 临床眼科诊疗常规［M］. 长春：吉林科学技术出版社，2019.

［7］李小丽. 临床眼科护理［M］. 长春：吉林科学技术出版社，2019.

［8］张秀果，崔怡. 五官科疾病观察与护理技能［M］. 北京：中国医药科技出版社，
2019.

［9］张爱霞. 新编眼科常见病治疗方案［M］. 南昌：江西科学技术出版社，2019.

［10］赵春玲，刘雪莲，袁圆. 眼科专科护理服务能力与管理指引［M］. 沈阳：辽宁科学
技术出版社，2019.

［11］李玲. 现代眼科疾病诊疗学［M］. 云南科学技术出版社，2020.

［12］唐维强. 眼科 CT 与 MRI 学习精要第 2 版［M］. 郑州：河南科学技术出版社，2020.

［13］魏锐利，黄潇. 眼部疾病防治一本通［M］. 北京/西安：世界图书出版公司，2020.

［14］洪晶. 病毒性眼内疾病洪晶 2020 观点［M］. 北京：科学技术文献出版社，2020.

［15］周行涛，周晓东，赵婧. 儿童和青少年眼健康筛查与近视防控［M］. 上海：上海科
学技术文献出版社，2020.

［16］刁红星，林浩添. 眼健康管理从 0 到 1［M］. 广州：中山大学出版社，2020.

［17］何伟. 白内障就医指南［M］. 北京/西安：世界图书出版公司，2020.

［18］张良，胡洁，曹丹. 糖尿病眼病临床防治［M］. 广州：广东科技出版社，2020.

［19］董喆. 白内障术后欠佳疗效的优化策略：关于屈光及非屈光的处理［M］. 北京：中
国科学技术出版社，2020.

［20］曾流芝，刘鑫．眼科临床风险告知手册［M］．北京：中医古籍出版社，2020．

［21］房修岭，赵昌涛，赵丹丹．现代眼科疾病诊疗［M］．世界图书出版有限公司，2021．

［22］蒋敬霞，门盛男，耿斐．眼科护理与临床用药［M］．成都：四川科学技术出版社，2021．

［23］邹海东．白内障［M］．2 版．北京：中国医药科技出版社，2021．

［24］杨培增．与葡萄膜炎的对话来自专业医生的实践［M］．世界图书出版有限公司，2021．

［25］段俊国，毕宏生．中西医结合眼科学［M］．4 版．北京：中国中医药出版社，2021．

［26］刘庆淮．视盘病变［M］．2 版．北京：人民卫生出版社，2021．

［27］彭清华，吴权龙．青光眼的中西医诊治［M］．北京：化学工业出版社，2021．

［28］杨文利．同仁眼超声诊断手册［M］．北京：人民卫生出版社，2021．

［29］吴飞云，史大鹏，满凤媛．头颈部影像诊断基础：眼部和神经视路卷［M］．北京：人民卫生出版社，2021．

［30］刘汉生，唐罗生．眼科功能影像检查［M］．北京：科学出版社，2021．